医学康复实践

时人杰　主编

中国纺织出版社有限公司

图书在版编目（CIP）数据

医学康复实践 / 时人杰主编. -- 北京：中国纺织
出版社有限公司, 2023.5
ISBN 978-7-5229-0448-1

Ⅰ. ①医… Ⅱ. ①时… Ⅲ. ①医学康复 Ⅳ.
①R493

中国国家版本馆CIP数据核字（2023）第052073号

责任编辑：樊雅莉　　　责任校对：高　涵　　　责任印制：王艳丽

中国纺织出版社有限公司出版发行
地址：北京市朝阳区百子湾东里A407号楼　邮政编码：100124
销售电话：010—67004422　传真：010—87155801
http://www.c-textilep.com
中国纺织出版社天猫旗舰店
官方微博 http://weibo.com/2119887771
三河市宏盛印务有限公司印刷　各地新华书店经销
2023年5月第1版第1次印刷
开本：787×1092　1/16　印张：13.25
字数：272千字　定价：88.00元

凡购本书，如有缺页、倒页、脱页，由本社图书营销中心调换

编　委　会

前　言

　　康复医学是功能医学，是提高生存质量的学科，已成为国家卫生健康委员会规定的 13 个临床一级学科之一，康复理念也逐渐深入临床医生心中。本书编者均是知名的临床医学和康复医学专家，在康复诊疗方面有坚实的理论基础和丰富的实践经验，相信此书对复杂的临床工作有很好的参考作用。

　　本书首先介绍康复医学评定基础及康复治疗技术，其次阐述脑血管疾病的康复，神经系统、呼吸系统、心脏、消化系统及风湿免疫系统疾病的康复；最后讲述骨科康复治疗方法、老年骨骼肌肉系统疾病的康复等内容。全文涵盖面广，贴近临床，科学实用，可供康复科及相关科室同仁参考使用。

　　由于参加编写的人员较多，写作水平和风格不尽一致，书中难免存在疏漏或错误之处，敬请广大读者批评指正，以便再版时修订，谢谢。

编　者

2023 年 1 月

目　录

第一章

康复评定基础

第一节　康复评定概述

康复评定是收集评定对象的病史和相关资料，提出假设，实施检查和测量，对结果进行比较、综合、分析、解释，最后形成结论和障碍学诊断的过程。康复评定的对象包括所有需要接受康复治疗的功能或能力障碍者。通过康复评定，发现和确定障碍的部位、范围或种类、性质、特征、程度以及障碍发生的原因、预后，为预防和制订明确的康复目标和康复治疗计划提供依据。广义的康复评定还包括康复目标的设定和制订治疗计划。

所谓障碍学诊断是在临床诊断基础上确定疾病或外伤所产生的后果，阐明组织、器官、系统水平的异常对于系统功能水平和对于作为一个社会人的整体功能水平影响的诊断（见下表）。障碍诊断是康复评定的核心。正确的康复治疗计划的制订以障碍学诊断为基础。

疾病诊断与障碍学诊断的区别

项目	疾病诊断	障碍学诊断
诊断性质	诊断疾病或细胞、组织、器官、系统水平异常	疾病或外伤对功能、能力和社会参与性的影响结果
诊断目的	确定疾病种类；制订疾病的治疗方案	确定患者期望水平与实际水平之间的差距即障碍的程度；制订功能障碍的康复方案
诊断种类	病因诊断、病理解剖诊断、病理生理诊断	功能障碍诊断、功能性活动即能力障碍诊断、参与障碍诊断
诊断对象	疾病或外伤患者	需要康复的患者

一、障碍学诊断的 3 个层面

根据 1980 年世界卫生组织（WHO）第 1 版《国际残损、残疾和残障分类》的分类，以及 2001 年 WHO 将上述分类修改为《国际功能、残疾和健康分类》（International Classification of Functioning, Disability and Health）即 ICF 分类，障碍被分为 3 个层面：①功能障碍（残损）；②能力障碍（残疾）；③参与障碍（残障）。康复评定涵盖上述 3 个障碍层面的内容，评定者根据患者情况，分别从不同层面对患者进行全面的评定，作出诊断。

二、康复评定与循证医学

循证医学的核心思想是：在临床医疗实践中，应最大限度地利用科学的证据指导临床实践，制订患者的诊治决策，以减少医疗实践中的不确定性。强调以证据为基础的医学应当将医疗活动置于理性、可靠、完备、严谨的学术基础之上。

康复评定是进行高质量的康复医学研究、积累最佳研究证据的必不可少的重要手段。

三、康复评定的目的

康复评定贯穿于康复治疗的全过程。在运用各种疗法进行康复治疗的过程中，不同时期的评定有着不同的目的。从总体来讲，可以归纳为以下9点：①发现和确定障碍的层面、种类和程度；②寻找和确定障碍发生的原因；③确定康复治疗项目；④指导制订康复治疗计划；⑤判定康复疗效；⑥判断预后；⑦预防障碍的发生和发展；⑧评估投资—效益比；⑨为残疾等级的划分提出依据。

四、康复评定的类型与方法

康复评定分为定性评定、半定量评定和定量评定。

1. 定性评定

定性评定的对象是反映事物"质"的规律性的描述性资料而不是"量"的资料，即研究的结果本身就是定性的描述材料，主要适用于个案研究和比较研究中的差异描述。康复评定中常用的描述性定性评定资料主要通过观察和调查访谈获得，方法包括肉眼观察和问卷调查。

2. 半定量评定

半定量评定是将定性分析评定中所描述的内容分为等级或将等级赋予分值的方法。半定量分析所产生的结果要比定性评定更加明确、突出，但分值并不精确反映实际情况或结果。临床上通常采用标准化的量表评定法。例如，偏瘫上、下肢及手的 Brunnstrom 六阶段评定法、Fugl-Meyer 总积分法等；徒手肌力检查法；日常生活活动能力的 Barthel 指数、FIM 评定等。视觉模拟尺评定也属于半定量评定。半定量评定能够发现问题所在，并能够根据评定标准大致判断障碍的程度；由于评定标准统一且操作简单，因而易于推广，是临床康复中最常用的评定方法。

3. 定量评定

定量分析的对象是"量"的资料，这些资料常通过测量获得并以数量化的方式说明其分析结果。定量分析的目的在于更精确地定性，通过定量分析可以使人们对研究对象的认识进一步精确化，以便更加科学地揭示规律、把握本质。

定量评定通常采用特定的仪器进行检查测量，如等速运动肌力测定系统、静态与动态平衡功能评定仪、步态分析系统等。定量评定将障碍的程度用数值来表示，不同的检查项目采用特定的参数进行描述。定量评定的最突出优点是将障碍的程度量化，因而所得结论客观、准确；便于进行治疗前后的比较。定量评定是监测和提高康复医疗质量、判断康复疗效的最主要的科学手段。

五、评定方法的选择与评估

信度、效度、灵敏度和特异性是考察测量工具或方法优劣的重要指标。

1. 信度

信度又称可靠性，是指测量工具或方法的稳定性、可重复性和精确性。一种测量方法的高信度在测量结果的可靠性和多次测量结果的一致性上得以体现。如果一种功能评定方法、测量工具（如评定量表、电子关节角度计）或分析方法（如步态分析系统）的重复性不好，表明该方法的信度较低。因此，在使用一种新的测量或评定方法之前，尤其是为观察治疗效果而需要进行多次评定，或在治疗过程中需要由多人进行评定时，要首先对该测量工具或方法的可信度进行检验。临床中常用的信度检验包括测试者内部信度检验和测试者间信度检验。

（1）测试者内部信度检验：是通过同一测试者在间隔一定时间后重复同样的测量来检验测量结果的可信程度。该检验是检验时间间隔对评定结果稳定性的影响，因此，重复测量时，要注意两次测量的时间间隔恰当。

（2）测试者间信度检验：是检验多个测试者采用相同的方法对同一种测试项目进行测量所得结果的一致性。在测量工具的标准化程度较低的情况下尤其要进行该检验。不同测试者的结果存在较大差异时，提示该测量方法的使用将受到质疑或限制。

一种测量方法的可信程度用信度相关系数表示，系数越大，说明测量方法的可信程度越大，测量结果越可靠、越稳定。要使一个评定量表达到高稳定性、高重复性和高精确性，设计和使用时必须做到：①评分标准要明确并具有相互排他性；②量表适用范围明确；③评定项目的定义严谨、操作方法标准；④测试者应当定期接受应用技术的培训，以确保操作熟练和一致。

2. 效度

效度又称准确性，指测量的真实性和准确性，即测量工具在多大程度上反映测量目的。效度越高，表示测量结果越能显示出所要测量的对象的真正特征。效度根据使用目的而具有特异性。以尺子为例，用尺子测量物体的长度会得到很准确的结果。然而，如果用它测量物体的重量，则因为它和待测物之间毫无关系而使得这把尺子变得无效。由此可以看出，不同测量工具用于不同的目的，测量工具的有效性也随之变化。因此，在选择测量方法时，应根据使用的独特目的选用适当的效度检验。常用效度检验的方法大体有 3 种，即效标关联效度、内容效度和构想效度。

3. 信度与效度之间的关系

信度是效度的必要条件，但不是充分条件。两者之间的关系归纳如下：①信度低，效度不可能高；②信度高，效度未必高；③效度高，信度也必然高。

4. 灵敏度

应用一种评定方法评定有某种功能障碍的人群时，可能出现真阳性（有功能障碍且评定结果也证实）和假阴性（有功能障碍但评定结果未能证实这一结论）两种情况。灵敏度是指在有功能障碍或异常的人群中，真阳性者的数量占真阳性与假阴性之和的百分比。灵敏度检验也是检验效度的一种有效方法。

5. 特异性

应用一种评定方法评定无某种功能障碍的群体时，可能出现真阴性（无功能障碍且评定结果也证实这一结论）和假阳性（无功能障碍但评定结果显示有功能障碍）两种情况。

特异性是指在无功能障碍或异常的人群中，评为真阴性者的数量占真阴性与假阳性之和的百分比。特异性检验也是检验效度的一种有效方法。

（时人杰）

第二节 日常生活活动能力评定

一、概述

1. 定义

日常生活活动（activities of daily living，ADL）的概念由 Sidney Katz 于 1963 年提出，指一个人为了满足日常生活的需要每天所进行的必要活动。ADL 分为基础性日常生活活动（basic activity of daily living，BADL）和工具性日常生活活动（instrumental activity of daily living，IADL）。

（1）基础性日常生活活动（BADL）：BADL 是指人维持最基本的生存、生活需要所必需的每日反复进行的活动，包括自理活动和功能性移动两类活动。自理活动包括进食、梳妆、洗漱、洗澡、如厕、穿衣等，功能性移动包括翻身、从床上坐起、转移、行走、驱动轮椅、上下楼梯等。

（2）工具性日常生活活动（IADL）：IADL 指人维持独立生活所必要的一些活动，包括使用电话、购物、做饭、家事处理、洗衣、服药、理财、使用交通工具、处理突发事件以及在社区内的休闲活动等。从 IADL 所包含的内容可以看出，这些活动常需要使用一些工具才能完成，是在社区环境中进行的日常活动。IADL 是在 BADL 基础上实现人的社会属性的活动，是维持残疾人自我照顾、健康并获得社会支持的基础。

2. 评定目的

（1）确立日常生活活动的独立程度。

（2）确定哪些日常生活活动需要帮助，需要何种帮助以及帮助的量。

（3）为制订康复目标和康复治疗方案提供依据。

（4）为制订环境改造方案提供依据。

（5）观察疗效，评估医疗质量。

3. 评定内容

（1）体位转移能力：①床上体位及活动能力；②坐起及坐位平衡能力；③站立及站位平衡能力。

（2）卫生自理能力：①更衣，如自己穿脱不同式样的上衣、裤子、袜子和鞋；②个人卫生，如洗脸、刷牙、修饰、洗澡、大小便及便后卫生；③进餐，如准备食物和使用餐具等。

（3）行走及乘坐交通工具能力：①室内行走；②室外行走；③上下楼梯；④上下汽车；⑤使用轮椅。

（4）交流能力：①阅读书报；②书写；③使用辅助交流用具，如交流板、图片、计算机等；④与他人交流；⑤理解能力。

（5）社会认知能力：①社会交往；②解决问题；③记忆能力。

4. 评定方法

基本的评定方法包括提问法、观察法以及量表检查法。

— 4 —

（1）提问法：提问法是通过提问的方式来收集资料和进行评价。提问有口头提问和问卷提问两种。无论是口头问答还是答卷都不一定需要面对面的接触。谈话可以在电话中进行，答卷则可以采取邮寄的方式。就某一项活动的提问，其提问内容应从宏观到微观。检查者在听取患者的描述时，应注意甄别患者所述是客观存在还是主观意志，回答是否真实、准确。当患者因体力过于虚弱、情绪低落或有认知功能障碍而不能回答问题时可以请患者的家属或陪护者回答问题。

由于在较少的时间内就可以比较全面地了解患者的 ADL 完成情况，因此提问法适用于对患者的残疾状况进行筛查。如前所述，有的患者可能并不能准确描述存在的问题；再者，如果患者并不具备医学、康复等方面的知识，也就没有能力区分出哪些因素是引起障碍的原因。因此，当评定 ADL 的目的是帮助或指导制订治疗计划时，则不宜采用提问法。尽管如此，在评定 ADL 的总体情况时，提问法仍是常选择的方法。它不仅节约时间、节约人力，也节约空间。

（2）观察法：观察法是指检查者通过直接观察患者 ADL 实际的完成情况来进行评价。观察的场所可以是实际环境，也可以是实验室。实际环境指被检查者日常生活中实施各种活动的生活环境，这里所指的环境，不仅包括地点如在家里，还包括所使用的物品如家中的浴盆、肥皂以及适当的时间等。社区康复常采用在实际环境中观察 ADL 实施情况的方法，检查者可在清晨起床后在被检查者家中的盥洗室里观察其洗漱情况。住院患者的 ADL 观察评定则通常在实验室条件下，即在模拟的家庭或工作环境中进行。需要指出的是，不同的环境会对被检查者 ADL 表现的质量产生很大的影响。实际环境与实验室环境条件下被检查者的 ADL 表现可能有所不同，因此在评定过程中应当将环境因素对于 ADL 的影响考虑在内，使观察结果更真实、准确。采用观察法评价能够使治疗师在现场仔细地审视患者活动的每一个细节，看到患者的实际表现。这一点从提问中是无法获得的，而且观察法能够克服或弥补提问评定法中存在的主观性强、可能与实际表现不符的缺陷。通过实际观察，检查人员还可以从中分析影响该作业活动完成的因素或原因。

（3）量表检查法：量表检查法是采用经过标准化设计，具有统一内容、统一评价标准的检查表评价 ADL。检查表中规定设计了 ADL 检查项目并进行系统分类，每一项活动的完成情况被予以量化并以分数表示。量表经过信度、效度及灵敏度检验，其统一和标准化的检查与评分方法使得评价结果可以对不同患者、不同疗法以及不同的医疗机构之间进行比较。因此，量表检查法是临床及科研中观察治疗前后的康复进展、研究新疗法、判断疗效等常用的手段。

二、常用评定量表

1. 量表种类

BADL 评定常用量表有 Barthel 指数、Katz 指数、PULSES、修订的 Kenny 自理评定等。IADL 常用量表有功能活动问卷（the functional activities questionary，FAQ）、快速残疾评定量表（rapid disability rating scale，RDRS）等。

2. Barthel 指数

20 世纪 50 年代中期由美国 Florence Mahoney 和 Dorothy Barthel 设计并应用于临床，是临床应用最广、研究最多的 BADL 评定方法。不仅可以用来评定患者治疗前后的 ADL 状态，也可以预测治疗效果、住院时间及预后。

3. 功能独立性测量（FIM）

FIM 是美国物理医学与康复学会 1983 年制定的"医疗康复统一数据系统"（uniform data system for medical rehabilitation，UDSMR）的核心部分，包括供成年人使用的 FIMSM 和供儿童使用的 WeeFIMSM。FIM 广泛地用于医疗康复机构，用以确定入院、出院与随访时的功能评分，可以动态地记录功能变化。通过"医疗康复统一数据系统"所收集的患者统计资料、疾病诊断、病损类别、住院日和不同的康复措施等信息可以确定患者功能丧失的严重程度、康复医学的成果，从而评定该部门或机构的效率与成果。该系统还可以作为多学科、多机构之间研讨残疾问题的共同语言，促进康复治疗组成员之间的交流，医疗保险机构可依此确定支付或拒付。

（周大勇）

第三节　肌力评定

一、概述

1. 定义

肌力是指肌肉或肌群产生张力，导致静态或动态收缩的能力，也可将其视为肌肉收缩所产生的力量。

2. 决定肌力大小的因素

（1）肌肉横截面积：每条肌纤维横断面积之和称为肌肉的生理横截面积。离体肌肉研究时，将每一根垂直横切的肌纤维切线长度相加的总和乘以肌肉的平均厚度即为肌肉的生理横截面。肌肉的横截面表明了肌肉中肌纤维的数量和肌纤维的粗细，因而可反映肌肉的发达程度。单位生理横截面积所能产生的最大肌力称为绝对肌力。肌肉的横截面积越大，肌肉收缩所产生的力量也越大。一般认为绝对肌力值在各种族人群中相对一致。

（2）运动单位募集及其释放速率：一个运动神经元连同所支配的所有肌纤维称为一个运动单位，每一运动单位所含的肌纤维均属于同一类型（即或全部为Ⅰ型纤维，或全部为Ⅱ型纤维）。运动单位的激活及其释放速率被认为是与肌力相关的重要因素之一。在肌肉开始负荷时，即需要募集一定量的运动单位；随着负荷的增加，则需要募集更多的运动单位；当负荷仍然增大时，运动单位释放速率则较释放的运动单位数量更为重要，此时，释放速率是形成肌力更为重要的机制。

（3）肌肉收缩速度：是影响肌力的重要因素之一。肌肉收缩速度越低，运动单位的募集机会就越大。在等速向心收缩低角速度测试时产生较大力矩值的结果即为此证据。

（4）肌肉的初长度：肌力的产生也有赖于肌肉收缩前的初长度。肌肉的弹性特点决定其在生理限度内若具有适宜的初长度，则收缩产生的肌力较大。一般认为肌肉收缩前的初长度为其静息长度的 1.2 倍时，产生的肌力最大。

（5）肌腱和结缔组织的完整性：肌腱和结缔组织可帮助肌肉将张力转变为外力，这些组织和结构的损害也可不同程度地导致肌力的缺失。

（6）肌肉收缩的类型：肌肉生理收缩包括等张收缩和等长收缩两大形式。不同收缩形式的最大肌力有所不同。

（7）中枢和外周神经系统调节：产生肌力的神经生理机制包括募集纤维类型的选择、中枢神经系统对运动神经元的抑制、运动单位的同步性、冲动传导及中枢神经系统的发育等。因此，肌力的大小与中枢神经系统和外周神经系统的调节密不可分。

（8）个体状况：肌力的大小与个体状况（如年龄、性别、健康水平、心理因素等）有关。一般 20～30 岁时个人的肌力水平达到峰值；女性的肌力近似为同龄男性的 2/3，男性肌力通常与雄性激素有关。

（9）其他力学因素：包括肌纤维走向、牵拉角度、力臂长度等也可造成肌力大小的改变。较大的肌肉中，部分肌纤维与肌腱形成一定的角度呈羽状连接，这种羽状连接的肌纤维越多，成角越大，也就容易产生较大的肌力。肌肉收缩产生的实际力矩输出受运动节段杠杆效率的影响，故力臂长度的改变也可造成肌力大小的改变。

3. 肌肉收缩的生理类型

（1）等张收缩：包括肌力大于阻力时产生的加速度运动和小于阻力时产生的减速度运动，运动时肌张力基本恒定，但肌肉本身发生缩短和伸长，而引起明显的关节运动，也称为动力收缩。等张收缩时，根据其肌肉的缩短和伸长情况，又可分为向心收缩和离心收缩。向心收缩时肌肉的起、止点相互靠近，肌肉缩短，上楼梯时股四头肌的收缩形式即为此类收缩。离心收缩时肌肉的起、止点被动伸长，下楼梯时股四头肌的收缩形式即为此类收缩。

（2）等长收缩：是肌力与阻力相等时的一种收缩形式，收缩时肌肉长度基本不变，不产生关节活动，也称为静力收缩。人体在维持特定体位和姿势时常采用这一收缩形式。不同的肌肉收缩形式产生不同的力量，其中离心收缩过程中产生的肌力最大，其次为等长收缩，最小的为向心收缩。

二、评定目的和临床应用

1. 目的

（1）判断有无肌力低下情况及其范围和程度。

（2）发现导致肌力低下的可能原因。

（3）提供制订康复治疗、训练计划的依据。

（4）检验康复治疗、训练的效果。

2. 适应证

（1）肌肉骨骼系统疾患：包括对伤病直接引起的肌肉功能损害、运动减少或制动造成的失用性肌力减退、骨关节疾病引起的关节源性肌力减退等的评定。同时可对拮抗肌肌力平衡情况，肌力对躯干、四肢关节稳定性的影响等相关情况进行评定。

（2）神经系统疾患：包括对神经系统（中枢神经系统和外周神经系统）损害造成神经源性肌力减退等的评定，如上、下肢代表性肌群的肌力评定可作为全面评价瘫痪严重程度的指标。

（3）其他系统、器官疾患：握力测试、腹背肌肌力测试和局部肌肉耐力等代表性肌力评定可作为体质强弱的一般性评价指标。

（4）健身水平：握力测试、腹背肌肌力测试和局部肌肉耐力等项目也可作为健身锻炼水平的评价指标。

3. 禁忌证

包括关节不稳、骨折未愈合又未作内固定、急性渗出性滑膜炎、严重疼痛、关节活动范围极度受限、急性扭伤、骨关节肿瘤等。

三、评定原则和分类

1. 原则

（1）规范化：对患者进行肌力评定时，应使测试肌肉或肌群在规范化的姿势下进行规范化的动作或运动，以此为基础观察其完成运动的动作、对抗重力或外在阻力完成运动的能力，达到评价肌力的目的。

（2）注重信度和效度：在肌力评定时应注意减少误差，提高评定准确性。

（3）易操作性：在临床工作中，应以简便、快捷的肌力评定方法为基础。

（4）安全性：在应用任何肌力评定方法时，均应注意避免患者出现症状加重或产生新的损害等情况。

2. 分类

（1）器械分类：分为徒手肌力评定（manual muscle testing，MMT）和器械肌力评定。后者又可分为简单仪器（如便携式测力计）评定和大型仪器（如等速测力装置）评定等。

（2）肌肉收缩形式分类：分为等长肌力评定、等张肌力评定和等速肌力评定，前两者为肌肉生理性收缩条件下的肌力评定，后者为肌肉在人为借助器械时非自然的肌肉收缩条件下的肌力评定。在等速肌力评定时，尚可进行等速向心收缩肌力和等速离心收缩肌力评定。

（3）评定部位分类：分为四肢肌力评定、躯干肌力评定以及对手部握力、捏力等的评定。

（4）评定目的分类：分为爆发力、局部肌肉耐力等的评定。

（卢伟娜）

第四节　肌张力评定

一、概述

1. 定义

肌张力是指肌肉组织在其静息状态下的一种持续的、微小的收缩，是维持身体各种姿势和正常活动的基础。在评定过程中，检查者通过被动活动肢体而感受到肌肉被动拉长或牵伸时的抵抗（或阻力）。肌张力评定主要包括：①肢体的物理惯性；②肌肉和结缔组织内在的机械弹性特点；③反射性肌肉收缩（紧张性牵张反射）。上运动神经元损伤的患者，肢体的物理惯性不会发生改变，因此评定肌张力过程中，一旦发现阻力增加，则表明是肌肉、肌腱的单位发生改变（如挛缩）和（或）节段反射弧内发生改变（如活动过强的牵张反射）。

2. 正常特征

正常肌张力有赖于完整的外周和中枢神经系统机制以及肌肉收缩能力、弹性、延展性等因素。

（1）近端关节周围肌肉可进行有效的同时收缩，使关节固定。

（2）具有完全抵抗肢体重力和外来阻力的运动能力。

（3）将肢体被动地置于空间某一位置时，具有保持该姿势不变的能力。

（4）能够维持主动肌和拮抗肌之间的平衡。

（5）具有随意使肢体由固定到运动和在运动过程中转换为固定姿势的能力。

（6）具有选择性完成某一肌群协同运动或某一肌肉独立运动的能力。

（7）触摸有一定的弹性，被动运动有轻度的抵抗感。

3. 分类

（1）正常肌张力的分类：处于正常肌张力状态时，被动运动可感到轻微抵抗（阻力）；当肢体运动时，无过多的沉重感；肢体下落时，可因此而使肢体保持原有的姿势。根据身体所处的不同状态，正常肌张力可分为以下3种。

1）静止性肌张力：可在肢体静息状态下，通过观察肌肉外观、触摸肌肉的硬度、被动牵伸运动时肢体活动受限的程度及其阻力来判断。

2）姿势性肌张力：可在患者变换各种姿势过程中，通过观察肌肉的阻力和肌肉的调整状态来判断。

3）运动性肌张力：可在患者完成某一动作的过程中，通过检查相应关节的被动运动阻力来判断。

（2）异常肌张力的分类：肌张力水平可由于神经系统的损害而增高或降低，因此，肌张力异常分为以下3种。

1）肌张力过强：肌张力高于正常静息水平。被动拉伸所感到的抵抗高于正常阻力。

2）肌张力过低：肌张力低于正常静息水平。被动拉伸所感到的抵抗低于正常阻力；当肢体运动时可感到柔软、沉重感；当肢体下落时，肢体无法保持原有的姿势。

3）肌张力障碍：肌张力损害或障碍。

二、肌张力异常

1. 痉挛

（1）定义：是指一种由牵张反射高兴奋性所致的、以速度依赖的紧张性牵张反射增强伴腱反射异常为特征的运动障碍，是肌张力增高的一种形式。所谓痉挛的速度依赖即为伴随肌肉牵伸速度的增加，痉挛肌的阻力（痉挛的程度）也增高。

（2）原因：是上运动神经元损伤综合征（upper motor neuron syndrome，UMNS）的主要表现之一，常见于脊髓损伤、脱髓鞘疾病、脑血管意外后、脑外伤、去皮层强直、去大脑强直和脑瘫等。

（3）特征：牵张反射异常；紧张性牵张反射的速度依赖性增加；腱反射异常；具有选择性，并由此导致肌群间失衡，进一步引发协同运动功能障碍。临床上可表现为肌张力增高、腱反射活跃或亢进、阵挛、异常的脊髓反射、被动运动阻力增加和运动协调性降低；可因姿势反射机制及挛缩、焦虑、环境温度、疼痛等外在因素发生程度的变化。

（4）特殊表现：包括巴宾斯基（Babinski）反射、折刀样反射（clasp knife reflex）、阵挛（clonus）、去大脑强直（decerebrate rigidity）和去皮层强直（decorticate rigidity）等。

（5）痉挛与肌张力过强的区别：肌张力过强时的阻力包括动态成分和静态成分，动态成分为肌肉被动拉伸时神经性（反射性）因素和非神经性（生物力学）因素所致的阻力，静态成分则是肌肉从拉长状态恢复到正常静息状态的势能，为非神经性因素。神经性因素表现为肌肉运动单位的活动由于牵张反射高兴奋性而增加，中枢神经系统损伤后的痉挛、折刀样反射和阵挛皆属于此类；非神经性因素则表现为结缔组织的弹性成分和肌肉的黏弹性成分的改变，尤其是在肌肉处于拉伸或缩短位制动时。在中枢神经系统损伤后，可因神经性因素造成肢体处于异常位置，并由此导致非神经性因素的继发性改变。因此中枢神经系统损伤后的肌张力过强是神经性因素和非神经性因素共同作用的结果，痉挛与肌张力过强并非等同。

2. 僵硬

（1）定义：是指主动肌和拮抗肌张力同时增加，导致关节被动活动的各个方向在起始和末端的抵抗感均增加的现象。

（2）原因：常为锥体外系的损害所致，帕金森病是僵硬最常见的病因，表现为齿轮样僵硬和铅管样僵硬。

（3）特征：在进行任何方向的被动运动时，整个活动范围内阻力均增加，相对持续，且不依赖牵张刺激的速度；齿轮样僵硬的特征是在僵硬的基础上存在震颤，从而导致整个关节活动范围中收缩、放松交替；铅管样僵硬的特征是存在持续的僵硬；僵硬和痉挛可在某一肌群同时存在。

3. 肌张力障碍

（1）定义：是一种以张力损害、持续和扭曲的不自主运动为特征的肌肉运动亢进性障碍。

（2）原因：肌张力障碍可由中枢神经系统缺陷所致，也可由遗传因素（如原发性、特发性肌张力障碍）所致。与其他神经退行性疾患（如肝豆状核变性）或代谢性疾患（如氨基酸或脂质代谢障碍）也有一定关系。此外，也可见于痉挛性斜颈。

（3）特征：肌肉收缩可快或慢，且表现为重复、模式化（扭曲）；张力以不可预料的形式由低到高变动。其中张力障碍性姿态为持续扭曲畸形，可持续数分钟或更久。

4. 肌张力弛缓

（1）定义：指肌张力低于正常静息水平，对关节进行被动运动时感觉阻力消失的状态。

（2）原因：①小脑或锥体束的上运动神经元损害所致，如脊髓损伤的早期脊髓休克阶段或颅脑外伤、脑血管意外早期；②末梢神经损伤所致，可伴有肌力弱、瘫痪、低反射性和肌肉萎缩等表现；③原发性肌病所致。

（3）特征：肌肉可表现为柔软、弛缓和松弛；邻近关节周围肌肉共同收缩能力减弱，导致被动关节活动范围扩大；腱反射消失或缺乏。

三、临床意义及影响因素

1. 痉挛的益处

（1）下肢的伸肌痉挛帮助患者站立和行走。

（2）活动过强的牵张反射可促进肌肉的等长和离心自主收缩。

（3）保持相对肌容积。

（4）预防骨质疏松。

（5）减轻瘫痪肢体的肿胀。

（6）充当静脉肌肉泵，降低发生深静脉血栓的危险性。

2. 痉挛的弊端

（1）髋内收肌剪刀样痉挛和屈肌痉挛影响站立平衡稳定性。

（2）下肢伸肌痉挛和阵挛影响步态的摆动期。

（3）自主运动缓慢。

（4）屈肌痉挛或伸肌痉挛导致皮肤应力增加。

（5）紧张性牵张反射亢进或屈肌痉挛易形成挛缩。

（6）自发性痉挛导致睡眠障碍。

（7）髋屈肌和内收肌痉挛影响会阴清洁以及性功能。

（8）下肢痉挛或阵挛干扰驾驶轮椅、助动车等。

（9）持续的屈肌痉挛可导致疼痛。

（10）增加骨折、异位骨化的危险性。

3. 影响肌张力的因素

（1）不良的姿势和肢体位置可使肌张力增高。

（2）中枢神经系统的状态。

（3）紧张和焦虑等不良的心理状态可使肌张力增高。

（4）患者对运动的主观作用。

（5）疾患存在的并发症问题，如尿路结石、感染、膀胱充盈、便秘、压疮、静脉血栓、疼痛、局部肢体受压及挛缩等使肌张力增高。

（6）患者的身体状况，如发热、感染、代谢和（或）电解质紊乱也可影响肌张力。

（7）药物。

（8）环境温度等。

四、肌张力评定目的和临床应用

1. 评定目的

（1）提供治疗前的基线评定结果。

（2）提供制订治疗方案和选择治疗方法的依据。

（3）评价各种治疗的疗效。

2. 适应证

适用于中枢神经系统和外周神经系统疾患，包括神经系统损害造成神经源性肌力减退等的评定，如上、下肢代表性肌群的肌张力评定可作为全面评价瘫痪严重程度的指标。

3. 禁忌证

包括关节不稳、骨折未愈合又未作内固定、急性渗出性滑膜炎、严重疼痛、关节活动范围极度受限、急性扭伤、骨关节肿瘤等。

（雷延飞）

第五节　关节活动度的评定

一、概述

1. 定义

关节活动度（range of movement，ROM）是指关节运动时所通过的运动弧。关节活动度的测量是指关节远端骨所移动的度数，而不是关节远端骨与近端骨之间的夹角。

ROM 的测量包括主动活动和被动活动度测量。

（1）主动关节活动度（active range of movement，AROM）：指作用于关节的肌肉随意收缩产生运动使关节所通过的运动弧。

（2）被动关节活动度（passive range of movement，PROM）：指由外力使关节运动时所通过的运动弧。

2. 目的

（1）确定关节活动度受限的程度。

（2）根据主动与被动关节活动度的测量情况，明确关节活动受限的特点，区别关节僵硬与关节强直。

（3）为制订或修改治疗方案提供依据。

（4）决定是否需要使用夹板和辅助用具。

（5）治疗疗效的对比。

3. 关节活动度异常的原因

（1）关节活动度减小。

1）关节内疾病：骨性病变、滑膜或软骨损伤、积血或积液、关节炎或关节畸形等。

2）关节外疾病：关节周围软组织损伤或粘连、瘢痕挛缩、肌痉挛、肌肉瘫痪等。

（2）关节活动度过大：可见于韧带断裂、韧带松弛、肌肉弛缓性麻痹等。

二、临床应用

1. 适应证

（1）骨关节与肌肉系统疾患、神经系统疾患及术后关节活动度受限患者。

（2）其他原因导致关节活动障碍的患者。

2. 禁忌证

（1）关节急性炎症期。

（2）关节内骨折未做处理。

（3）肌腱、韧带和肌肉术后早期等。

（樊　琼）

第六节　平衡功能评定

一、概述

1. 平衡

指维持身体直立姿势的能力。平衡功能正常应为：①能保持正常生理体位；②在随意运动中可调整姿势；③安全有效地对外来干扰做出反应。

2. 支持面

指人在各种体位下（卧、坐、站立、行走）保持平衡所依靠的表面（接触面）。站立时的支持面为包括两足底在内的两足间的表面。支持面的面积大小和质地均影响身体平衡，当支持面不稳定或面积小于足底面积、质地柔软或表面不平整等情况使得双足与地面接触面积减少时，身体的稳定性（稳定极限）下降。

3. 稳定极限（LOS）

是指正常人站立时身体可倾斜的最大角度，或在能够保持平衡的范围内倾斜时与垂直线形成的最大角度。在稳定极限范围内，平衡不被破坏，身体重心（COG）可安全地移动而不需要借助挪动脚步或外部支持来防止跌倒。正常人双足自然分开站在平整而坚实的地面上时，LOS前后方向的最大倾斜或摆动角度约为12.5°，左右方向为16°，围成一个椭圆形。LOS的大小取决于支持面的大小和性质。当重心偏离并超出稳定极限时，平衡便被破坏，正常人可以通过跨一步及自动姿势反应重新建立平衡；平衡功能障碍者则因为不能做出正常反应而跌倒。

二、维持平衡的生理机制

1. 概念

人体能够在各种情况下（包括来自本身和外环境的变化）保持平衡，有赖于中枢神经系统控制下的感觉系统和运动系统的参与、相互作用以及合作。躯体感觉、视觉以及前庭3个感觉系统在维持平衡的过程中各自扮演不同的角色。此外，运动系统在维持人体平衡中也起重要作用。

2. 躯体感觉系统

平衡的躯体感觉输入包括皮肤感觉（触、压觉）输入和本体感觉输入。正常人站立在固定的支持面上时，足底皮肤的触、压觉和踝关节的本体感觉输入起主导作用，当足底皮肤和下肢本体感觉输入完全消失时，人体失去感受支持面情况的能力，姿势的稳定性立刻受到严重影响，闭目站立时身体倾斜、摇晃，并容易跌倒。

（1）皮肤感受器：在维持身体平衡和姿势的过程中，与支持面相接触的皮肤触、压觉感受器向大脑皮质传递有关体重的分布情况和COG的位置。

（2）本体感受器：分布于肌梭、关节的本体感受器则向大脑皮质输入随支持面变化，如面积、硬度、稳定性以及表面平整度等而出现的有关身体各部位的空间定位和运动方向的信息。

3. 视觉系统

视觉系统在视环境静止不动的情况下准确感受环境中物体的运动以及眼睛和头部的视空间定位。当身体的平衡因躯体感觉受到干扰或破坏时，视觉系统在维持平衡中发挥重要作用，通过颈部肌肉收缩使头保持向上直立位和保持水平视线来使身体保持或恢复到原来的直立位，从而获得新的平衡。如果去除或阻断视觉输入，如闭眼或戴眼罩，姿势的稳定性将较睁眼站立时显著下降。

4. 前庭系统

头部的旋转刺激了前庭系统中壶腹嵴、迷路内的椭圆囊斑和球囊斑两个感受器。

（1）壶腹嵴：上、后、外3个半规管内的壶腹嵴为运动位置感受器，感受头部在三维空间中的运动角加（减）速度变化而引起的刺激。

（2）前庭迷路内的椭圆囊斑和球囊斑：感受静止时的地心引力和直线加（减）速度变化引起的刺激。

无论体位如何变化，通过头的调整反射改变颈部肌肉张力来保持头的直立位置是椭圆囊斑和球囊斑的主要功能，通过测知头部的位置及其运动，使身体各部随头做适当的调整和协调运动从而保持身体的平衡。在躯体感觉和视觉系统正常的情况下，前庭冲动在控制COG位置上的作用很小。只有当躯体感觉和视觉信息输入均不存在（被阻断）或输入不准确而发生冲突时，前庭感觉输入在维持平衡中才变得至关重要。

（3）综合处理：当体位或姿势变化时，为了判断COG的准确位置和支持面状况，中枢神经系统将3种感觉信息进行整合，迅速判断，选择正确定位信息的感觉输入，放弃错误的感觉输入。

5. 运动系统的作用

（1）协同运动：中枢神经系统在对多种感觉信息进行分析整合后下达运动指令，运动系统以不同的协同运动模式控制姿势变化，将身体重心调回到原范围内或重新建立新的平衡。多组肌群共同协调完成一个运动被称为协同运动。自动姿势性协同运动是下肢和躯干肌以固定的组合方式并按一定的时间顺序和强度进行收缩，用以保护站立平衡的运动模式，它是人体为回应外力或站立支持面的变化而产生的对策。

（2）姿势性协同运动模式。

1）踝关节协同运动模式（踝对策）：是指身体重心以踝关节为轴进行前后转动或摆动，类似钟摆运动。

2）髋关节协同运动模式（髋对策）：当站立者的稳定性显著下降，身体前后摆动幅度增大时，为了减少身体摆动使重心重新回到双脚范围内，人体通常采用髋关节的屈伸来调整身体重心和保持平衡。

3）跨步动作模式：外力干扰过大使身体晃动进一步增加时，重心超出其稳定极限，人体则采用自动地向用力方向快速跨出一步来重新建立身体重心的支撑点，为身体重新确定站立支持面。

三、评定目的和临床应用

1. 目的

（1）判断平衡障碍以及障碍的严重程度。

（2）分析平衡障碍的相关因素。

（3）预测发生跌倒的可能性。

（4）针对障碍的特点，指导制订康复治疗方案。

（5）评定疗效。

2. 适应证

（1）中枢神经系统损害：如脑外伤、脑血管意外、帕金森病、多发性硬化、小脑疾患、颅内肿瘤、脑瘫、脊髓损伤等。

（2）耳鼻喉科疾病：由前庭器官问题导致的眩晕症。

（3）骨关节伤病：下肢骨折及骨关节疾患、截肢、关节置换；影响姿势与姿势控制的颈部与背部损伤以及各种涉及平衡问题的运动损伤、肌肉疾患及外周神经损伤等。

（4）老年人。

（5）特殊职业人群。

3. 禁忌证

包括下肢骨折未愈合，不能负重站立，严重心肺疾病，发热、急性炎症，不能主动合作者。

（邵丽丽）

第二章

康复治疗技术

第一节　体位转移技术

体位转移是指人体从一种姿势转换到另外一种姿势的过程，或从一个地方转移到另外一个地方的过程。体位转移一般包括床上转移、卧坐转移、坐位下的转移和坐站转移等。

依据转移时力量的来源，体位转移可分为主动转移、辅助转移和被动转移3大类。主动转移是指患者独自完成、不需他人帮助的转移方法；辅助转移是指由治疗师或其他人员协助的转移方法；被动转移是指患者因瘫痪程度较重而不能对抗重力完成独立转移及辅助转移时，完全由外力将患者整个抬起，从一个地方转移到另一个地方的转移方法。体位转移技术是物理治疗师的基本功，本节重点介绍在他人帮助下如何完成被动体位转移。

一、主动转移技术

（一）主动转移基本原则

1. 等高原则

水平转移时，相互转移的两个平面之间的高度应尽可能相等，尤其对四肢瘫的患者。

2. 稳定原则

相互转移的两个平面的物体应稳定。轮椅转移时必须先制动，活动床转移时应先锁住床的脚轮，椅子转移时应将其置于最稳定的位置。

3. 靠近原则

相互转移的两个平面应尽可能靠近。若两者之间有距离，可使用转移滑板。

4. 硬度原则

床垫和椅面应有一定的硬度，一般越硬越利于转移。

5. 利用体重原则

应当教会患者利用体重转移，如利用倾斜力、翻滚力、摆动惯性等以增加起身的动量。

6. 把握时机原则

患者学习独立转移的时机要适当，太早容易失败使患者失去信心，太晚则因依赖而失去兴趣。

7. 安全容易原则

有多种转移方法可供选择时，以最安全、最容易的方法为首选。例如患者应尽量避免被家具或轮椅大轮、脚踏板碰伤肢体或臀部。在轮椅和床之间转移时，靠床一侧的扶手要拆下，轮椅脚踏板要向侧边移开或拆除，否则可能会碰到患者踝部，导致皮肤擦伤。

（二）床上转移活动

脑、脊髓及肌肉骨骼系统损伤患者的床上转移活动，包括床上翻身、床上移动及坐卧转移等活动，详见有关章节，这里不再赘述。

（三）两椅间坐位转移活动

在坐位下进行椅—椅之间转移时，不需要患者站起来。对于使用轮椅的截瘫患者，掌握了下述技术后，可以完成轮椅到床、到坐厕、到地面、到浴盆等处的转移，大大提高了生活的独立性与活动空间。为了叙述的方便及便于理解，下面将患者正在坐的椅子称为第一张椅子，将要转移过去的椅子称为第二张椅子，常用有下述4种方法。

1. 成角转移

两椅前缘之间夹角30°~45°，若是轮椅，需要拆除两轮椅间的扶手。步骤如下：①患者向椅前移动，并将双足放好；②靠近第二张椅子的扶手后握着第二张椅子最远侧或者扶手，另一只手握着第一张椅子；若两腿不能站立，在转移前，把两腿搬到第二张椅子前；③患者用两手撑起身体（腿可以辅助）将臀部摆到第二张椅子上面；④两手握着第二张椅子扶手，两脚适当调整至舒适的位置。

2. 侧方转移

两椅并排放，如果使用轮椅，两轮椅之间的扶手要拆除。步骤如下：①患者身体向第二张椅子侧斜，握着该座位的远侧扶手或座位边缘，另一只手握着第一把椅子扶手；②患者将臀部从第一把椅子横过到第二把椅子上；③调整两脚姿势慢慢坐下。

3. 滑板转移

此方法适用于两椅高度不同或两椅间有一定距离。步骤如下：①两椅并排放着，如果使用轮椅，两椅间扶手应去掉；②滑板放在两椅间，患者坐在其中一端；③将板和椅子固定住，患者横过滑板；④移到第二把椅子后，调整两腿，然后去掉滑板。

4. 错车式转移

两椅面相对，第一把椅子略偏左（或右）侧，如果使用轮椅，应将脚踏板拉向旁边或卸掉。步骤如下：①患者向椅子左（或右）侧迈双腿，使两椅尽可能靠在一起；②患者向椅前移，将左（或右）手放在第一把椅子扶手上，右（或左）手放在第二把椅子座位后面；③两手向下用力抬起臀部，然后摆过来坐到第二把椅子上，把第一把椅子搬走（如果是轮椅，可将其推开），调整两脚及臀部，使其处于舒服位置。

（四）床—椅转移技术及方法

上述椅—椅转移技术同样适用于床边到轮椅的转移，对偏瘫患者，已足够使用，但对于那些双下肢不能支撑地面的截瘫患者，完成这种床—椅转移有一定困难，需要用前向转移方法。步骤如下：①轮椅放置于床边，患者膝能接触到床边时，锁住车闸；②患者头、躯干前屈，为防止跌倒，用一手勾住扶手，另一手放在同侧下肢膝下，将该下肢抬起放在床上，用同样方法，更换另一侧，将另一侧下肢抬起放到床上；③将脚踏板搬开或卸掉，打开车闸与床边对接，再锁住车闸，两手握住扶手，患者头、躯干后倾，将身体撑起移至床上；④两手移至床上，整理坐姿或躺至床上。

二、被动转移技术与方法

功能障碍比较重、不能进行主动转移的患者，通常需要他人扶抱才能完成转移活动，称为被动转移或扶抱转移。

（一）扶抱的原则及必要准备

1. 基本原则

（1）扶抱者应分腿站稳。

（2）利用下肢肌肉承担重量，避免只用腰背力来扶抱患者。

（3）身体循着扶抱方向移动。

（4）扶抱中保持患者身体两边对称。

2. 扶抱前的准备

（1）先要计划移动方向和方法。

（2）预备足够的空间，使扶抱过程得以安全地进行。

（3）若要由床移往椅或由椅移往轮椅，要先将椅或轮椅放在适当的位置，以缩短距离及减少转换方向。

（4）对坐轮椅或在活动床上的患者要锁上轮椅或活动床，拆去阻碍移位的扶手及脚踏板。

（5）倘若扶抱过程需要两位或多位扶抱者，则每一位都必须清楚地了解整个程序。开始时，由其中一位喊口号，如"一、二、三、起"，然后同时把患者扶起。

3. 扶抱时的注意事项

（1）扶抱者在扶抱前需要了解患者的体形、体重。

（2）患者的瘫痪程度，如果患者具有一定的能力，则应告诉患者尽力维持姿势平衡。

（3）扶抱者本身的能力，并能认识到在某种情况下需要其他助手。

（4）在进行扶抱前，应作自我介绍并向被扶抱者清楚解释目的和扶抱程序。

（5）留意突然或不正常行动，如卒中患者的不随意动作。

（二）常用扶抱技术与方法

1. 床边坐起与躺下

患者侧卧位（健侧、患侧均可）两膝屈曲。扶抱者先将患者双腿放于床边，然后一手托着肩部，另一手按着患者位于上方的股骨大转子或骨盆，命令患者向上侧屈头部，扶抱者抬起下方的肩部，以骨盆为枢纽转移成坐位，在转移过程中，鼓励患者用健侧上肢支撑。此法用于偏瘫及下肢骨折患者。对于截瘫患者，扶抱者可面对患者，扶抱两肩部拉起成坐位。

2. 坐位间转移

常用以下方法。

（1）骨盆扶抱法：①患者坐在椅子前边，身体稍前倾，两足分开，健侧脚稍后放置；②扶抱者面对患者，一膝顶着患者前面的膝使之不会倾倒，另一足适当分开放置以保持稳定；③扶抱者屈曲双膝，下蹲，腰背挺直，双臂置于患者双臀下，双手置于患者双髋下；如果扶抱者双手不够长，可把一手置于髋下，另一手抓住患者腰部的衣裤和腰带；④扶抱者让患者在口令下同时站起，然后帮助患者把髋部摆向另一个位置。

（2）前臂扶抱法：①如前所述患者做好站立的准备；②扶抱者站在患者前面，顶住患者一侧膝部，腰背伸直同时抬起双臂，患者双手置于扶抱者肘上，而扶抱者把双前臂置于患者前臂下，双手置于患者肘下扶住患者；③嘱患者屈肘并听从扶抱者口令一起站起，同样地如果要从一个坐位转移至另一个坐位，扶抱者帮助患者在坐下前摆动双髋到另一个坐位。

（3）臂链扶抱法：①如前所述患者做好站立的准备工作；②扶抱者站立在患者一侧（这里以站在患侧为例），如前所述，扶抱者用膝顶着患者的膝，让患者把双手置于扶手上（可能的话），然后一手穿过患者较近侧的腋窝下，手置于患者肩胛上，另一只手稳定患者的骨盆或置于髋下帮助患者准备站立；③听扶抱者的口令一起站立。

（4）肩胛后扶抱法：①患者坐在椅子的前沿，双肘前伸，双手合在一起放在双膝之间，受累侧拇指置于最上边；②扶抱者面对患者顶住患者一侧膝部，双手置于患者肩后，双手掌置于患者肩胛骨上；③听扶抱者的口令一起站立。使用这种方法，扶抱者牵拉患者患侧肩胛骨，可以达到减轻痉挛的作用。

3. 双人帮助站立技术

两位帮助者分别站在患者两侧，每人以臂绕过患者背后支撑，另一臂在患者屈曲的肘部、前臂和手掌下扶住；患者两脚向前触地，身体微向前倾，在两个人帮助下站起。

三、抬起技术与方法

在转移过程中，患者的瘫痪程度不能对抗重力，需在帮助下转移时，扶抱者必须把患者整个抬起从一个地方转移到另一个地方。

（一）抬起前准备

1. 扶抱者准备

需要2个或以上人员帮助转移时，必须指定一个人发口令，以保持相互之间的协调。抬起患者前，两位扶抱者两手腕应相互握住，组成抬起杠杆。常用的握腕法有：①单腕握；②双腕握；③指握；④双手握持等方法。

2. 患者准备

首先应放松，对扶抱者有信心，抬起时向前看，不要看地板或扶抱者。如果病情允许，在抬起时全力保持自己身体的位置。

（二）常用抬起技术与方法

1. 标准式或椅式抬起法

这种扶抱法的优点是在整个过程中可以观察到患者的表情和反应，对胸部和上肢疼痛的患者特别适用。两位扶抱者面对面站立，尽量靠近患者，双脚前后分开，前脚向着预定移动方向，屈膝半蹲，保持腰背挺直及抬起头部。一手扶着患者背部下端，另一手腕握，承托着大腿靠近臀部部分。患者交叉双臂于胸前或绕着扶抱者的肩部，被抱起时用脚跟向床面推，伸直双腿，帮助移动。扶抱者用下肢的力量站起将患者抬离床面，循着预定的方向把患者的重量由后脚移至前脚，到达目的地后缓缓放下。

2. 穿臂抱法

这种方法要求患者的双臂或至少一只手臂或手掌较为强壮，因此偏瘫、截瘫、脑瘫患者均可适用。患者在胸前两手交叉握着自己的手腕（同上述几种握法），扶抱者或抬起者站在患者后面，两手穿过患者腋下，握着患者前臂，身体贴近他的背部。若需要两位扶抱者，则另一位扶抱者两手放在患者膝下或小腿处。使用此方法，可由一人完成患者的床上转移，两位扶抱者可完成患者床椅、厕所等两地间的转移。

3. 肩膊抬起法

这种扶抱法适用于多种情况及扶抱比较重的患者。其优点：①扶抱者只需用一只手臂进行移动，空出的手可用来稳定轮椅或开门或控制患者的头部及上身；②扶抱者可面向移动方向，所以可走较长的距离及上楼梯、巴士或坐厕等；③扶抱者与患者距离极接近，从力学上分析，这是最省力的方法。患者坐直；两位扶抱者肩对肩站立在患者的后侧，双脚前后分开，前脚向着预定移动方向；屈膝半蹲下，挺直腰背及抬起头；肩膊承托着患者腋下，让他的手臂垂于扶抱者背部，一手（腕握）承托着患者大腿靠近臀部部分，另一手可扶椅或患者背部；扶抱者利用腿部力量站起，循着预定方向把重量由后脚移往前脚将患者抬起。

四、脑瘫患儿扶抱方法

前述扶抱及抬起方法主要适用于成人瘫痪者，有些方法也可适用于痉挛型、僵直型、徐动型等脑瘫患儿，但脑瘫在婴幼儿时期有其自身的特点，因此与扶抱正常婴幼儿不同。

1. 扶抱屈曲型患儿

屈曲型患儿的身体过于卷曲，往往不能自动抬起头部或挺直腰背。扶抱时鼓励患儿控制头部位置及伸直腰背和髋部。

2. 扶抱僵直型患儿

僵直型患儿的身躯笔直，非常僵硬，不能前后弯曲。扶抱时要防止患儿猛力将身体向后弯及鼓励患儿控制头部位置，扶抱者的手可以抱着或托着患儿的膝部，或空出一只手来。

3. 扶抱偏瘫或胯臀僵硬患儿

将患儿功能较差的一只手微屈放在扶抱者的肩膊上，并且要保持患儿的手向上及向外伸，同时将其双腿分开骑跨在扶抱者的腰间。

五、借助过床板转移技术与方法

过床板由两部分构成，一部分是两块长约 90 cm、宽约 60 cm 的塑料板，质地坚硬、光滑，中间一般由皮质材料相连，方便折叠；另一部分是光滑的尼龙套，它正好套在塑料板上，可在塑料板上滑动。

1. 过床板的作用

过床板可轻松地实现瘫痪患者在卧位下从一个床转移到等高的另一个床，适用于早期的瘫痪患者或不能通过坐位转移的瘫痪严重的患者。

2. 借助过床板转移的方法

以从患者躺着的床（第一床）转移到另一床（第二床）为例来说明转移的步骤：①将第一床与第二床平行对接，两床调至等高，并将带活动轮的床锁死；②把患者从仰卧位翻到侧卧位，将过床板放到患者身下，然后让患者再回到仰卧位，使得其有一半身体置于过床板上；③把患者的两脚放于过床板上；④转移者把手置于患者的肩部和髋部，推动患者从第一床滑到第二床，若患者有颈部损伤，转移时一定要固定稳或有专人稳定头颈部；⑤再把患者从仰卧位翻到侧卧位，将过床板从患者身下拿出，并调整好患者卧姿。

六、借助升降机等机械性的转移技术

此处所指的升降机是指一种用于转移和（或）吊起四肢瘫、重度颅脑损伤等严重残疾无法用人力长期进行转移的患者的机械装置。除动力装置外，还有合适的吊带及固定的坐套，它可以将患者从一个地方转移到另一个地方，如从床上到坐厕椅或到浴池等，如果患者及其家人能正确操作使用，将会给他的生活带来极大方便。常用的升降机有移动式、固定式等类型。

（杨　丹）

第二节　关节活动技术

一、解剖及运动学

1. 关节解剖

关节由基本结构和辅助结构组成。前者包括关节面、关节囊、关节腔，后者包括滑液囊、滑膜皱襞、关节盂缘、关节内软骨和关节韧带等。依运动轴的数目和关节面的形状，关节分为单轴、双轴和多轴关节。关节的运动发生在构成关节的两骨关节面之间，是关节在不同的平面内围绕着基本轴发生的运动。人体有 3 个相互垂直的运动平面，即矢状面、额状面、水平面。与基本平面相适应，人体也有 3 个相互垂直的基本轴，即矢状轴、额状轴、垂直轴。

2. 关节运动

关节的运动方向包括屈和伸、内收和外展、旋转、翻转 4 种。根据关节运动的动力来源，关节的运动可以分为 3 种。①主动运动：关节的活动完全由肌肉收缩完成，没有任何外界的帮助。②被动运动：关节的活动完全由外力来完成，肌肉没有任何收缩。③主动助力运动：是指肌肉虽然收缩但不能做全范围的运动，需要借助外力的帮助才能完成，外力可以是徒手的或机械的，也可以是他人的或自身的健侧肢体。

根据关节运动发生的范围，关节的运动还可以分为生理运动和附属运动两类。生理运动是指关节在其自身生理允许的范围内发生的运动，通常为主动运动，如前面介绍的屈和伸、内收和外展、旋转、翻转等。附属运动是关节在生理范围之外，解剖范围之内完成的一种被动运动，是关节发挥正常功能不可缺少的运动，通常自己不能主动完成，由他人或健侧肢体帮助完成。例如，关节的分离、牵拉，相邻腕骨或跗骨间的滑动等。关节的附属运动是西方关节松动技术的基本操作手法。

3. 关节活动的末端感觉

末端感觉是指被动活动关节，在终末端时稍微施加压力所获得的感觉。

（1）正常的末端感觉：①软，由于关节两端的肌肉比较丰富，当被动活动关节到末端时，肌肉限制了其进一步活动，此时是一种软感觉，如肘关节或膝关节的屈曲；②韧，当关节活动到末端时，由于关节囊和关节周围韧带等软组织的牵拉所遇到的感觉，如肩关节和髋关节的旋转；③硬，这是关节活动到末端，骨与骨相互碰撞的感觉，如伸肘和伸膝时的感觉。

（2）异常的末端感觉：①松弛，关节活动到末端时无任何阻力，活动范围明显超过正常，常见于神经麻痹；②痉挛，当关节活动到末端时，由于肌肉痉挛而产生的一种回弹感觉，如脑卒中时的肢体痉挛；③阻滞，关节开始活动正常，突然不能活动，有一种被卡住的感觉，如关节内骨刺、游离体等；④其他异常感觉还有发条感，如半月板损伤；泥泞感，如关节内积液等。

二、关节活动异常原因

1. 关节及周围软组织疼痛

由于疼痛导致了主动和被动活动均减少，如骨折、关节炎症、手术后等。

2. 软组织病变

关节周围的肌肉、韧带、关节囊等软组织挛缩时，主动和被动活动均减少，如烧伤、肌腱移植术后、长期制动等。中枢神经系统病变引起的肌肉痉挛，常为主动活动减少，被动活动大于主动活动，如脑损伤引起的肌肉痉挛。关节或韧带损伤引起的肌肉痉挛，主动和被动活动均减少。肌肉无力时，如中枢神经系统病变、周围神经损伤，肌肉、肌腱断裂，通常都是主动活动减少，被动活动大于主动活动。

3. 关节病变

关节内渗出或有游离体时，主动活动和被动活动均减少；关节僵硬时主动和被动活动均丧失，例如，关节骨性强直、关节融合术后。

三、改善关节活动的技术与方法

1. 主动运动

最常用的是各种徒手体操。根据患者关节活动受限的方向和程度，设计一些有针对性的动作，内容可简可繁，可以个人练习，也可以把有相同关节活动障碍的患者分组集体练习。适应面广，不受场地限制，但在重度粘连和挛缩时治疗作用不太明显。

2. 主动助力运动

常用的有器械练习和悬吊练习。

（1）器械练习：是借助杠杆原理，利用器械为助力，带动活动受限的关节进行活动。应用时应根据病情及治疗目的，选择相应的器械，如体操棒、火棒、肋木，以及针对四肢不同关节活动障碍而专门设计的练习器械，如肩关节练习器、肘关节练习器、踝关节练习器等。器械练习可以个人参加，也可以小组集体治疗，由于趣味性大，患者很愿意参加。

（2）悬吊练习：利用挂钩、绳索和吊带将拟活动的肢体悬吊起来，使其在去除肢体重力的前提下进行主动活动，类似于钟摆样运动。悬吊练习的固定方法可以分为两种，一种为垂直固定，固定点位于肢体重心的上方，主要用于支持肢体；一种是轴向固定，固定点位于活动关节的上方，主要是使肢体易于活动。

（3）滑轮练习：利用滑轮和绳索，以健侧肢体帮助对侧肢体活动。

3. 被动运动

根据力量来源分为两种，一种是由经过专门培训的治疗人员完成的被动运动，如关节可动范围内的运动和关节松动技术；一种是借助外力由患者自己完成的被动运动，如滑轮练习、关节牵引、持续性被动活动等。

（1）关节可动范围运动：是治疗者根据关节运动学原理完成的关节各个方向的活动，具有维持关节现有的活动范围，预防关节挛缩的作用。

（2）关节松动技术：主要利用关节的生理运动和附属运动被动地活动患者关节，以达到维持或改善关节活动范围、缓解疼痛的目的，常用手法包括关节的牵引、滑动、滚动、挤压、旋转等。由于澳大利亚的治疗师 Maitland 发展了这一技术，故又称为"澳式手法"或"Maitland 手法"，具体操作手法参阅本章第三节。

（3）关节牵引：是应用力学中作用力与反作用力的原理，通过器械或电动牵引装置，使关节和软组织得到持续的牵伸，从而达到复位、固定，解除肌肉痉挛和挛缩，减轻神经根压迫，纠正关节畸形的目的。

牵引的治疗作用主要为：①解除肌肉痉挛，改善局部血液循环，缓解疼痛；②松解组织粘连，牵伸挛缩的关节囊和韧带，矫治关节畸形，改善或恢复关节活动范围；③增大脊柱的椎间隙和椎间孔，改变突出物（如椎间盘、骨赘）与周围组织的相互关系，减轻神经根受压，改善临床症状。

牵引的种类根据牵引部位可以分为颈椎牵引、腰椎牵引、四肢关节牵引；根据牵引的动力可分为徒手牵引、机械牵引、电动牵引；根据牵引持续的时间可分为间歇牵引和持续牵引；根据牵引的体位可分为坐位牵引、卧位牵引和直立位牵引。

（4）持续性被动活动（CPM）：利用机械或电动活动装置，使手术肢体在术后能进行早期、持续性、无疼痛范围内的被动活动，主要用于四肢关节术后及关节挛缩的治疗，例如关节内骨折和干骺端骨折，创伤性关节炎经关节囊切除或关节松解术后，类风湿关节炎和血友病性关节炎滑膜切除术后，关节外粘连松解术后，膝关节的内侧副韧带重建术后等。

（夏　鹏）

第三节　关节松动技术

关节松动技术是现代康复治疗技术中的基本技能之一，是用来治疗关节功能障碍如疼痛、活动受限或僵硬的一种非常实用、有效的手法操作技术，是运动疗法的重要组成部分，具有针对性强、见效快、患者痛苦小、容易接受等特点。

一、基本概念

关节松动技术是治疗者在关节活动允许范围内完成的一种针对性很强的手法操作技术，属于被动运动范畴，在实施时其操作手法的速度比推拿术要慢，具体应用时常选择关节的生理运动和附属运动作为治疗手段的不同程度。

1. 生理运动

关节在生理范围内完成的运动，如屈、伸、内收、外展、旋转等。生理运动可以由患者主动完成，也可以由治疗者被动完成。

2. 附属运动

关节在自身及其周围组织允许范围内完成的运动，是维持关节正常活动不可缺少的一种运动，一般不能主动完成，需要由其他人帮助才能完成。例如，一个人不能主动地使脊柱任何一个关节发生分离，或者相邻椎体发生前后移位、旋转，但他人可以很容易完成上述活动，这些活动就属于关节的附属运动。

3. 生理运动与附属运动的关系

当关节因疼痛、僵硬而限制了活动时，其生理运动和附属运动均受到影响。在生理运动恢复后，如果关节仍有疼痛或僵硬，可能附属运动尚未完全恢复正常。通常，在改善生理运动之前，先改善附属运动；而附属运动的改善，又可以促进生理运动的改善。

4. 手法等级

关节松动技术的一个最大特点是对操作者施加的手法进行分级。这种分级具有一定的客观性，不仅可以用于记录治疗结果，比较不同级别手法的疗效，也可以用于临床研究。手法分级中以澳大利亚 Maitland 的 4 级分法比较完善，应用较广。

Ⅰ级：治疗者在关节活动的起始端，小范围、节律性地来回推动关节。

Ⅱ级：治疗者在关节活动允许范围内，大范围、节律性地来回推动关节，但不接触关节活动的起始端和终末端。

Ⅲ级：治疗者在关节活动允许范围内，大范围、节律性地来回推动关节，每次均接触到关节活动的终末端，并能感觉到关节周围软组织的紧张。

Ⅳ级：治疗者在关节活动的终末端，小范围、节律性地来回推动关节，每次均接触到关节活动的终末端，并能感觉到关节周围软组织的紧张。

上述 4 级手法中，Ⅰ级、Ⅱ级用于治疗因疼痛引起的关节活动受限；Ⅲ级用于治疗关节疼痛并伴有僵硬；Ⅳ级用于治疗关节因周围组织粘连、挛缩而引起的关节活动受限。手法分级范围随着关节可动范围的大小而变化，当关节活动范围减少时，分级范围相应减小，当治疗后关节活动范围改善时，分级范围也相应增大。

二、治疗作用及临床应用

（一）治疗作用

1. 缓解疼痛

当关节因肿胀或疼痛不能进行全范围活动时，关节松动可以促进关节液的流动，增加关节软骨和软骨盘无血管区的营养，缓解疼痛；同时防止因活动减少引起的关节退变，这些是关节松动的力学作用。关节松动的神经作用表现在松动可以抑制脊髓和脑干致痛物质的释放，提高痛阈。

2. 改善关节活动范围

动物实验及临床均发现，关节不活动可以引起组织纤维增生，关节内粘连，肌腱、韧带和关节囊挛缩。关节松动技术，特别是Ⅲ级、Ⅳ级手法，由于直接牵拉了关节周围的软组织，因此，可以保持或增加其伸展性，改善关节的活动范围。

3. 增加本体反馈

目前认为，关节松动可以提供下列本体感觉信息：关节的静止位置和运动速度及其变化，关节运动的方向，肌肉张力及其变化。

（二）临床应用

1. 适应证

关节松动技术主要适用于任何因力学因素（非神经性）引起的关节功能障碍，包括关节疼痛、肌肉紧张及痉挛，可逆性关节活动降低，进行性关节活动受限，功能性关节制动。对进行性关节活动受限和功能性关节制动，关节松动技术的主要作用是维持现有的活动范围，延缓病情发展，预防因不活动引起的其他不良影响。

2. 禁忌证

关节松动技术的禁忌证为关节活动已经过度、外伤或疾病引起的关节肿胀（渗出增加）、关节的炎症、恶性疾病以及未愈合的骨折。

三、操作程序

（一）治疗前准备

1. 患者体位

治疗时，患者应处于一种舒适、放松、无疼痛的体位，通常为卧位或坐位，尽量暴露所治疗的关节并使其放松，以达到关节最大范围的被松动。

2. 治疗者位置

治疗时，治疗者应靠近所治疗的关节，一手固定关节的一端，一手松动另一端。为叙述方便，本节中凡是靠近患者身体的手称内侧手；远离患者身体的手称外侧手；靠近患者头部一侧的手为上方手；靠近患者足部一侧的手为下方手。其他位置术语与标准解剖位相同，即靠近腹部为前，靠近背部为后，靠近头部为上，靠近足部为下。

3. 治疗前评估

手法操作前，对拟治疗的关节先进行评估，分清具体的关节，找出存在的问题（疼痛、僵硬）及其程度。根据问题的主次，选择有针对性的手法。当疼痛和僵硬同时存在时，一般先用小级别手法（Ⅰ级、Ⅱ级）缓解疼痛后，再用大级别手法（Ⅲ级、Ⅳ级）改善活动。治疗中要不断询问患者的感觉，根据患者的反馈来调节手法强度。

（二）治疗中手法应用

1. 手法操作的运动方向

操作时手法运用的方向可以平行于治疗平面，也可以垂直于治疗平面。治疗平面是指垂直于关节面中点旋转轴线的平面。一般来说，关节分离垂直于治疗平面，关节滑动和长轴牵引平行于治疗平面。

2. 手法操作的程度

不论是附属运动还是生理运动，手法操作均应达到关节活动受限处。例如，治疗疼痛时，手法应达到痛点，但不超过痛点；治疗僵硬时，手法应超过僵硬点。操作中，手法要平稳，有节奏。不同的松动速度产生的效应不同，小范围、快速度可抑制疼痛；大范围、慢速度可缓解紧张或挛缩。

3. 手法操作的强度

不同部位的关节，手法操作的强度不同。一般来说，活动范围大的关节（如肩关节、髋关节、胸腰椎）手法的强度可以大一些，移动的幅度要大于活动范围小的关节，如手腕部关节和颈椎。

4. 治疗时间

治疗时每一种手法可以重复 3~4 次，每次治疗的总时间为 15~20 分钟。根据患者对治疗的反应，可以每天或隔 1~2 天治疗一次。

（三）治疗反应

一般治疗后即感到舒服，症状有不同程度的缓解，如有轻微的疼痛多为正常的治疗反应，通常在 4~6 小时应消失。如第二天仍未消失或较前加重，提示手法强度太大，应调整强度或暂停治疗一天。如果经 3~5 次的正规治疗，症状仍无缓解或反而加重，应重新评估，调整治疗方案。手法治疗有时也可以引起疼痛，轻微的疼痛为正常的治疗反应；若治疗后24 小时疼痛仍不减轻，甚至增加，说明治疗强度过大或持续时间过长，应降低治疗强度或缩短治疗时间。

四、脊柱关节松动及四肢大关节松动的操作要领

（一）脊柱

1. 颈椎

（1）分离牵引：患者去枕仰卧，头部伸出治疗床外。治疗者右手托住患者头后部，左手放在下颌，双手将头部沿长轴向后牵拉，持续数秒后放松还原。如果是上段颈椎病变，可以在颈部中立位牵引，中下段病变，头前屈 10°~15° 体位牵引。

（2）侧屈摆动：患者体位同上。向右侧屈时，治疗者右手放在枕后及颈部右侧，示指和中指放在拟发生侧屈运动的相邻椎体横突上，左手托住下颌，上身左转，使颈椎向右侧屈。向左侧屈时则相反。

（3）旋转摆动：患者体位同上。向左旋转时，治疗者右手放在枕骨上托住头部，左手放在下颌，双手同时使头部向左转动。向右旋转时则相反。

（4）后伸摆动：患者体位同上。治疗者一侧大腿向前放在患者头后部支撑。双手放在颈部两侧向上提使患者颈椎后伸。

（5）垂直按压棘突：患者去枕俯卧位，双手五指交叉，掌心向上放在前额，下颌稍内收，以减轻颈椎的生理性屈曲。治疗者双手拇指并排放在同一椎体的棘突上，将棘突向腹侧垂直推动。松动上段颈椎时指背相对，松动下段颈椎时指尖相接触。C_2 棘突在体表比较容易摸到，C_1 和 C_3 棘突则不容易摸到。操作时可以 C_2 为准，向枕骨方向移动则为 C_1 棘突，向胸部方向移动则为 C_3 棘突。如果颈部症状单侧分布或以一侧症状为重，操作时一手固定，一手推动棘突；如果症状偏向于头侧或足侧，松动手法可以相应地偏向头侧或足侧。

（6）垂直按压横突：患者体位同上。治疗者双手拇指放在同一椎体的一侧横突上，指背相接触，将横突垂直向腹侧推动。如果疼痛明显，外侧手的拇指靠近横突尖，这样，轻微的松动即可产生明显的力学效应；如果关节僵硬明显，外侧手的拇指靠近横突根部。上述手法适用于症状单侧分布的患者，如果症状双侧分布，治疗者可以将双手虎口交叉放在拟松动的脊椎上，拇指分别放在同一脊椎的两侧横突上，四指放在颈部侧方将横突向腹侧推动。双侧松动的手法强度应比单侧松动的手法强度要小，主要用于缓解疼痛。对关节僵硬者还是以单侧松动手法为好。

（7）垂直松动椎间关节：患者去枕俯卧位，双手拇指交叉放在前额上，治疗者一手拇指放在棘突上，一手拇指放在同一椎体的横突上，然后让患者向患侧转动约 30°，治疗者双手拇指同时向中间靠拢向腹侧推动。

2. 胸腰椎

（1）垂直按压棘突：患者去枕俯卧位，腹部垫一枕头，上肢放在体侧或垂于治疗床沿两侧，头转向一侧。治疗者下方手掌根部放在胸腰椎上，豌豆骨放在拟松动的棘突上，五指稍屈曲，上方手放在下方手腕背部将棘突垂直向腹侧按压。

（2）垂直按压横突：患者体位同上。治疗者双手拇指放在拟松动胸腰椎的一侧横突上，指背相接触或拇指重叠将横突向腹侧推动。

（3）旋转摆动：胸椎旋转时，患者坐在治疗床上，双上肢胸前交叉，双手分别放在对侧肩部。向右旋转时，治疗者左手放在其右肩前面，右手放在左肩后面，双上肢同时用力，使胸椎随上体向右转动；向左旋转时则相反。

腰椎旋转时，患者健侧卧位，下肢屈髋、屈膝。屈髋角度根据松动的腰椎节段而定，节段越偏上，屈髋角度越小，节段越偏下，屈髋角度越大。治疗者双手放在上方髂嵴上将髂骨向前推动。如果关节比较僵硬，治疗者可以一手放在髂嵴上，一手放在上方肩部内侧，双手同时反方向来回用力摆动，这一手法对中段腰椎病变的效果比较好。如果是下段胸腰椎病变，可以让患者将上方下肢垂于治疗床沿一侧，借助下肢的重力来增加摆动幅度。

（二）上肢

1. 肩关节

（1）分离牵引：患者仰卧，肩外展约50°内旋。治疗者外侧手托住上臂远端及肘部，内侧手四指放在腋窝下肱骨头内侧，拇指放在腋前，向外侧持续推肱骨，然后放松，重复3～5次。操作中要保持分离牵引力与关节盂的治疗平面相垂直。

（2）前屈向足侧滑动：患者仰卧，上肢前屈90°，屈肘，前臂自然下垂。治疗者双手分别从内侧和外侧握住肱骨近端，同时向足的方向牵拉肱骨。

（3）外展向足侧滑动：患者仰卧，上肢外展，屈肘，前臂旋前放在治疗者前臂内侧。治疗者外侧手握住肘关节内侧，稍向外牵引，内侧手虎口放在肱骨近端外侧，四指向下向足的方向推动肱骨。患者也可以取坐位，上肢外展90°，前臂旋前放在治疗者的前臂上。治疗者面向患者站立。外侧手托住肘关节和肱骨远端固定，内侧手放在肱骨近端，手指向内，将肱骨近端向地面方向推动。

当关节疼痛剧烈或明显僵硬，上肢不能前屈或外展，上述两种手法都难以操作时，可让患者仰卧，上肢放于体侧或外展至最大范围，肘关节伸、屈均可。治疗者双手拇指放在肩峰下肱骨头上，向足的方向推动肱骨。

（4）前后向滑动：患者仰卧，上肢休息位。治疗者下方手放在肱骨远端内侧，将肱骨托起并固定，上方手放在肱骨头上，将肱骨向后推动。如果关节疼痛明显，也可以双手拇指放在肱骨头上操作。患者也可以仰卧，上肢前屈90°，屈肘，前臂自然下垂。治疗者下方手放在肱骨近端内侧，将肱骨向外作分离牵引，上方手放在肘部，向下推动肱骨。

（5）后前向滑动：患者仰卧，上肢放在体侧，屈肘，前臂放在胸前。治疗者双手拇指放在肱骨头后方，其余四指放在肩部及肱骨前方，将肱骨头向前推动。患者也可以仰卧，上肢稍外展，屈肘，前臂放在治疗者肘窝处。治疗者站在患肩外侧，内侧手握住肱骨远端向足的方向作长轴牵引，外侧手握住肱骨近端，向前推动肱骨。

如果患者不能仰卧，可以取俯卧，患肩放在治疗床边缘，肩前方垫一毛巾，上肢外展，上臂放在治疗者内侧大腿上。治疗者外侧手放在肱骨远端后面固定，内侧手放在肱骨近端后面，向前推动肱骨。

（6）侧方滑动：患者仰卧，上肢前屈90°，屈肘，前臂自然下垂。治疗者外侧手握住肱骨远端及肘部固定，内侧手握住肱骨近端内侧并向外侧推动肱骨。如果关节僵硬明显，治疗者也可以用双手握住肱骨近端，颈肩部抵住肱骨远端外侧。松动时，双手向外，肩部向内同时推动肱骨。

（7）后前向转动：患者健侧卧位，患侧在上，肩稍内旋，稍屈肘，前臂放在身后。治疗者双手拇指放在肱骨头后面，其余四指放在肩部及肱骨近端前面，由后向前转动肱骨。

（8）前屈摆动：患者仰卧，上肢前屈至受限处，屈肘90°，治疗者外侧下肢屈髋屈膝放在床上与患侧上臂接触，内侧手握住患者腕部，外侧手握住肘部，在活动受限处摆动。

（9）外展摆动：患者仰卧位，肩外展至活动受限处，屈肘90°，前臂旋前。治疗者内侧手从肩背部后方穿过，固定肩胛骨，手指放在肩上，以防耸肩的代偿作用。外侧手托住肘部，并使肩稍外旋和后伸，将肱骨在外展终点范围内摆动。如果患者肩关节外旋没有困难，前臂能接触床面，治疗者也可以在此位置上将肱骨作外展摆动。

（10）水平内收摆动：患者坐位，肩前屈90°，屈肘，前臂旋前，手搭在对侧肩上。治疗者同侧手托住患侧肘部，对侧手握住患侧手部，将患侧上肢水平内收摆动。

（11）内旋摆动：患者仰卧，肩外展90°，屈肘90°，前臂旋前。治疗者上方手握住肘窝部固定，下方手握住前臂远端及腕部，将前臂向床面运动，使肩内旋。患者也可以取坐位，肩外展90°，屈肘90°。治疗者内侧手握住肱骨远端固定，外侧手握住前臂远端及腕部，将前臂向下后摆动，使肩内旋。

（12）外旋摆动：患者仰卧，肩外展，屈肘90°。治疗者下方手放在肱骨头前面固定肩部并稍向下加压，上方手握住前臂远端及腕部，将前臂向床面运动，使肩外旋。

（13）松动肩胛骨：患者健侧卧位，患侧在上，屈肘，前臂放在上腹部。治疗者上方手放在肩部，下方手从上臂下面穿过，拇指与四指分开，固定肩胛骨下角。双手同时向各个方面活动肩胛骨，使肩胛骨作上抬、下降、前伸（向外）、回缩（向内）运动，也可以把上述运动结合起来，作旋转运动。

2. 肘关节

（1）分离牵引：患者仰卧，屈肘90°，前臂旋后位。治疗者下方手握住前臂远端和腕部背面尺侧，上方手放在肘窝，手掌接触前臂近端，掌根靠近尺侧向足侧推动尺骨。

（2）侧方滑动：患者仰卧，肩外展，伸肘，前臂旋后。治疗者上方手放在肱骨远端外侧固定，下方手握住前臂远端尺侧向桡侧推动尺骨。

（3）屈肘摆动：患者仰卧，肩外展，屈肘，前臂旋前。治疗者上方手放在肘窝固定，下方手握住前臂远端稍作长轴牵引后再屈曲肘关节。

（4）伸肘摆动：患者仰卧，肩外展，前臂旋后。治疗者上方手放在肘窝，下方手握住前臂远端尺侧在伸肘活动受限的终点摆动。

（三）下肢

1. 髋关节

（1）长轴牵引：患者仰卧，下肢中立位，双手抓住床头，以固定身体。治疗者双手握住大腿远端，将小腿夹在内侧上肢与躯干之间。双手同时用力，身体后倾，将股骨沿长轴向足部牵拉。

（2）分离牵引：患者仰卧，患侧屈髋90°，屈膝并将小腿放在治疗者的肩上，对侧下肢伸直。双手抓住床头，以固定身体。治疗者上身稍向前弯曲，肩部放在患腿的腘窝下，双手五指交叉抱住大腿近端，上身后倾，双手同时用力将股骨向足部方向牵拉。

（3）后前向滑动：患者健侧卧位，患侧下肢屈髋屈膝，两膝之间放一枕头，使上方下肢保持水平。治疗者站在患者身后，双手拇指放在大腿近端后外侧，相当于股骨大转子处，其余四指放在大腿前面用力将股骨向腹侧推动。

（4）屈曲摆动：患者仰卧，患侧下肢屈髋屈膝，健侧下肢伸直。治疗者上方手放在膝关节上，下方手托往小腿，双手同时将大腿向腹侧摆动。

（5）旋转摆动：患者仰卧，患侧下肢分别屈髋、屈膝90°，健侧下肢伸直。治疗者上方手放在髌骨上，下方手握住足跟。内旋时，上方手向内摆动大腿，下方手向外摆动小腿；外旋时，上方手向外摆动大腿，下方手向内摆动小腿。

（6）内收内旋摆动：患者仰卧，患侧下肢屈髋屈膝，健侧下肢伸直。治疗者上方手放在患侧髋部，下方手放在患膝外侧将大腿向对侧髋部方向摆动。

（7）外展外旋摆动：患者仰卧，患侧下肢屈髋屈膝，足放在对侧膝关节上，健侧下肢伸直。治疗者上方手放在对侧骨盆上，下方手放在患侧膝关节将膝关节向下摆动。

2. 膝关节

（1）长轴牵引：患者坐在治疗床上，患肢屈膝垂于床沿，腘窝下可垫一毛巾卷，身体稍后倾，双手在床上支撑。治疗者双手握住小腿远端，身体下蹲，将小腿向足端牵拉。

（2）前后向滑动：患者仰卧，患侧下肢屈髋屈膝。治疗者上方手放在大腿远端，下方手掌根部放在小腿近端大约胫骨结节处将胫骨向背侧推动。

（3）后前向滑动：患者仰卧，患侧下肢屈髋屈膝，足平放床上，健侧下肢伸直。治疗者坐在治疗床一侧，大腿压住患者足部，双手握住小腿近端，拇指放在髌骨下缘，四指放在腘窝后方将胫骨向前推动。

（4）伸膝摆动：患者仰卧，患侧下肢稍外展，屈膝。治疗者将患侧下肢置于上方上肢与躯干之间，双手握住小腿远端稍将小腿向下牵引后向上摆动。

（5）旋转摆动：患者坐位，小腿垂于治疗床沿。治疗者面向患者坐在一矮凳上，双手握住小腿近端稍向下牵引。内旋时，双手向内转动小腿；外旋时，向外转动小腿。

（卢艳丽）

第四节　肌力训练技术

肌肉的能力包括肌力和肌肉的耐力两个方面。肌力是肌肉在收缩时表现出来的力量大小，以肌肉最大兴奋时所能负荷的重量来表示，临床上通常采用手法肌力检查或利用各类肌力测试仪（如握力计、背力计、等速肌力测试仪等）来评定。肌肉的耐力是指肌肉在产生力量时所能持续的时间，通常以固定时间后的肌力能维持的时间或下降的状况来表示。肌力与肌肉耐力训练之间的差别只是在于所能承受负荷量的大小和次数的不同。因此，本节主要介绍肌力的训练方法。

一、肌力训练原则

进行肌力训练时，应遵循下列 4 项基本原则。

1. 超负荷训练

所谓超负荷是指肌肉收缩或所发生的运动，应能对抗比平常大的阻力或负荷。对于非中枢性损伤引起的肌肉力量降低，训练时的负荷应当等于或略大于手法肌力评定的等级。例如，对肌力为 3 级的股四头肌进行肌力训练时（肌力 3 级标准：关节可以抗重力全范围活动），可以在卧位或坐位让小腿做抗适当阻力的伸膝动作（股四头肌抗阻力伸膝）。只有当肌肉或肌群在这种超负荷情况下收缩时，肌力的增进才最为有效。没有超负荷的肌肉训练，可以维持肌肉的现有肌力，但对增强肌肉的力量没有明显的作用。

2. 渐进抗阻力训练

虽然肌肉的力量训练在超负荷的环境下最为有效，但如果负荷增加得过快，则反而不利于肌肉力量的训练。因此，渐进抗阻力训练一是指在训练过程中，应根据肌力的大小逐渐增加负荷，让肌肉有一个适应的过程；二是指经过一段时间的力量训练后，如果肌肉可以比较轻松地完成所施加负荷的重量，表示肌肉力量已增加，此时可再适当增加训练的重量，反之，如果训练的肌肉或肌群对所施加的负荷很难完成或很容易疲劳，则说明施加的负荷过大，需要适当减量训练。

3. 个体化训练

在肌力训练时，应考虑患者性别、年龄、肌群分布等特点，实施因人而异，因病而异，训练方案个体化。例如，训练多组肌群时应先做大肌肉群训练再做小肌肉群训练，因为小肌肉群的训练要比大肌肉群更容易疲劳。

4. 避免"主动不足"或"被动不足"

在肌力训练中，对于多关节肌群，应避免出现"主动不足"或"被动不足"的现象。

（1）主动不足：当多关节肌收缩达到一定限度时，对其中一个关节发挥作用后，就不能再产生有效的张力，因此，对另一个（或其余）关节就不能充分发挥作用，这种现象称为多关节肌的"主动不足"（或主动肌的"主动不足"）。例如，在髋关节保持直立位或后伸位时做屈膝的动作会感到困难，这是股后肌群"主动不足"的现象。又如握拳这一动作，当腕中立位或背伸位时可以很充分，而在屈腕情况下再屈指，则感到力量不足，这是因为屈腕再屈指超过了肌肉的牵拉限度，因此限制了握拳动作，即前臂屈肌群的"主动不足"。

（2）被动不足：当多关节肌被拉长伸展时，在其中一个关节已经被拉长后，另一个（或其余）关节就不能充分被拉长，这种现象叫多关节肌的"被动不足"（或拮抗肌的"被动不足"）。例如，当仰卧位膝关节屈曲时，髋关节屈曲约达 120°，而当膝关节伸直时，髋关节屈曲的幅度就小得多，这就是股后肌群的"被动不足"现象。

二、肌力训练方法

增强肌力的方法很多，根据肌肉的收缩方式可以分为等长运动和等张运动；根据是否施加阻力分为非抗阻力运动和抗阻力运动。非抗阻力运动包括主动运动和主动助力运动；抗阻力运动包括等张性（向心性、离心性）、等长性、等速性抗阻力运动。

1. 主动助力运动

根据助力来源分为徒手助力和悬吊助力运动。

（1）徒手助力：当肌力为1级或2级时，治疗者帮助患者进行主动锻炼。随着主动运动能力的改善，治疗者逐渐减少帮助。患者也可以利用健侧肢体辅助患侧肢体运动或借助于滑轮悬吊带、滑板、水的浮力等减轻重力来运动。

（2）悬吊助力：当肌力为2~3级时，可以采用范围较大的主动助力运动。助力可以来自通过滑轮的重物或治疗者徒手施加，助力大小根据患者肢体的肌力而定。悬吊是一种比较理想的方法，利用绳索、挂钩、滑轮等简单装置，将运动肢体悬吊起来，以减轻肢体的自身重量，然后在水平面上进行运动锻炼。上下肢均可进行垂直位和水平位悬吊练习，通过肌肉的主动收缩可以维持关节的活动范围，延缓肌肉萎缩，提高肌力。

2. 主动运动

当肌力达到2+级、3-级或3级时，可以让患者将需要训练的肢体放在抗重力的位置上，进行主动运动。

3. 抗阻力运动

是克服外加阻力的主动训练方法，常用于肌力已达到3级或以上。根据肌肉收缩类型分为抗等张阻力运动（也称为动力性运动）、抗等长阻力运动（也称为静力性运动）、抗渐进阻力训练以及等速运动。

（1）抗等张阻力运动：肌肉在抵抗阻力收缩时，长度缩短（向心性）或被拉长（离心性），关节发生运动。根据肌力的大小，可采取徒手或借助器械施加阻力。抗徒手阻力运动时，治疗者施加阻力的方向与运动肢体成直角，施加阻力的大小、部位与时间应根据肌力大小、运动部位而变化。抗机械阻力运动时阻力可以用砂袋、哑铃、墙壁拉力器或专用的肌力练习器等。重物可以直接固定在关节的远端，或通过滑轮、绳索固定，这种方法一般用于肌力4级或4级以上的肌力训练。根据经验，重量大，重复次数少，有利于发展肌力；重量中等，重复次数多，有利于发展肌肉耐力。

（2）抗等长阻力运动：肌肉收缩时，没有可见的肌肉缩短或关节运动。虽然肌肉没有做功（功=力×距离），但肌肉能产生相当大的张力，由此能增加力量。由于等长运动时无关节活动，力量增加的范围只能在完成收缩的位置上。因此，为了增加关节活动全范围内的肌力，必须把关节置于不同角度的位置上训练，每次抗阻力维持5~10秒为宜。与等张运动相比，等长运动产生的张力比最大等张向心性收缩大，但小于最大等张离心性收缩。

（3）抗渐进阻力训练：也称为渐进抗阻力训练。训练前先测某一肌群对抗最大阻力完成10次动作的重量（只能完成10次，做第11次时已无力完成），这个量称为10RM（repeated maximum），以该极限量为基准，分3组训练。第1组取10RM的1/2量，重复练习10次；第2组取10RM的3/4量，重复练习10次；第3组取10RM的全量，重复练习10次。也有将上述训练分为4组，分别以10RM的1/4、1/2、3/4和全量，每组重复练习10次。每组训练之间可休息1分钟，每天训练1次。其中前几组可作为最后一组的准备活动。每周重新测定1次10RM量，作为下周训练的基准。

（4）等速运动：由美国学者Hislop和Perrine于1967年首先提出，20世纪60年代末出现等速肌力测试训练仪，其后发展迅速，至今已有多种形式。例如，Cybex、Biodex、Kincom、Lido等。等速测试系统主要由操作系统和电子计算机处理系统部分组成。操作系统可以提供肢体在预定速度下进行肌肉力量的测试；电子计算机处理系统可以记录不同运动速度下、不同关节活动范围内，某个关节周围拮抗肌群的肌肉峰力矩、爆发力、耐力、功率，达到峰力矩的时间、角度、标准位置和标准时间下的力矩、屈/伸比值、双侧同名肌肉的力量相差值、肌力占体重的百分率等一系列数据，这些数据除了等速肌力测试外，其他测试方法均难以获得。因此，适用于脊柱和四肢肌肉的力量测试和训练，运动系统损伤的辅助诊断和预防，康复训练的疗效评定等。

三、肌力训练注意事项

由于人体各关节的每一运动，都是由几组肌群分工合作，而不是由一块肌肉单独收缩完成，因此，康复治疗中的肌力训练通常是训练肌群。训练中需要注意以下事项。

1. 注意心血管反应

等长抗阻力运动，特别是抗较大阻力时，具有明显的升压反应。加之等长运动同时常伴有闭气，容易引起 Valsalva 效应，对心血管造成额外负荷。因此，有高血压、冠心病或其他心血管疾病者应禁忌在等长抗阻运动时过分用力或闭气。

2. 选择适当的训练方法

增强肌力的效果与选择的训练方法是否恰当直接有关。训练前，应先评估训练部位的关节活动范围和肌力是否受限及其程度，根据肌力等级选择运动方法。

3. 阻力施加及调整

阻力通常加在需要增强肌力的肌肉远端附着部位，以较小的力量产生较大的力矩。例如，增加三角肌前部肌纤维的力量时，阻力应加在肱骨远端。但在肌力稍弱时，也可靠近肌肉附着的近端。阻力的方向总是与肌肉收缩使关节发生运动的方向相反。每次施加的阻力应平稳，非跳动性。

4. 掌握好运动量

肌力训练的运动量以训练后第二天不感到疲劳和疼痛为宜。根据患者全身状况（素质、体力）与局部状况（关节活动、肌力强弱）选择训练方法与运动量，一般每天训练 1～2 次，每次 20～30 分钟。

（咸　瑶）

第三章

脑血管疾病的康复

第一节 概述

一、脑血管病的概述及流行病学特征

脑血管病（CVD）是指由各种血管源性脑病变引起的脑功能障碍。临床上所谓的脑卒中，又称中风或脑血管意外，是急性脑循环障碍迅速导致局限性或弥漫性脑功能缺损的临床事件。我国脑卒中的总体分布呈北高南低、西高东低的特征，近年来，CVD 的发病有年轻化的趋势。

二、脑血管病的分类

（一）简单分类

脑血管病的分类见图 3-1。

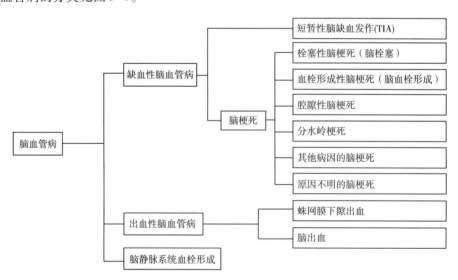

图 3-1 脑血管病的分类

（二）我国脑血管病分类草案

我国脑血管病见表3-1。

表3-1　我国脑血管病分类草案（1986，简表）

Ⅰ. 颅内出血	Ⅲ. 短暂性缺血发作
1. 蛛网膜下隙出血	1. 颈动脉系统
2. 脑出血	2. 椎—基底动脉系统
3. 硬膜外出血	Ⅳ. 脑供血不足
4. 硬膜下出血	Ⅴ. 高血压脑病
Ⅱ. 脑梗死（颈动脉系统及椎—基底动脉系统）	Ⅵ. 颅内动脉瘤
1. 脑血栓形成	Ⅶ. 颅内血管畸形
2. 脑栓塞	Ⅷ. 脑动脉炎
3. 腔隙性脑梗死	Ⅸ. 脑动脉盗血综合征
4. 血管性痴呆	Ⅹ. 颅内异常血管网症
	Ⅺ. 颅内静脉窦及脑静脉血栓形成
	Ⅻ. 脑动脉硬化症

三、脑卒中的病因及危险因素

（一）病因

脑卒中的病因见图3-2。

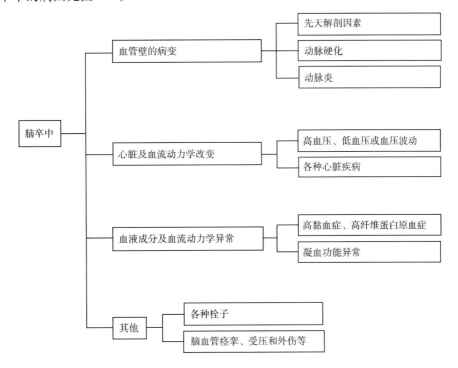

图3-2　脑卒中的病因

（二）危险因素

脑卒中的危险因素见图 3-3。

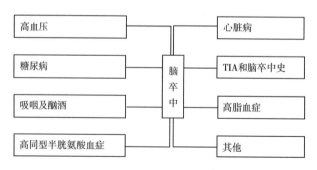

图 3-3 脑卒中的危险因素

（包欢欢）

第二节　缺血性脑血管病

一、短暂性脑缺血发作

（一）概述

短暂性脑缺血发作（TIA）是由颅内血管病变引起的一过性或短暂性、局灶性脑或视网膜功能障碍，临床症状一般持续 10～15 分钟，多在 1 小时内，不超过 24 小时。不遗留神经功能缺损症状和体征，结构性影像学（CT、MRI）检查无责任病灶。

（二）诊断要点

TIA 的诊断要点见图 3-4。

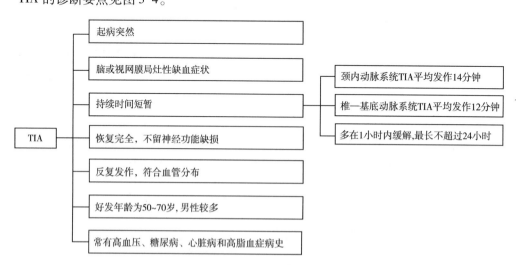

图 3-4　TIA 的诊断要点

（三）临床表现

TIA 的临床表现见表 3-2。

表 3-2　颈内动脉系统 TIA 与椎—基底动脉系统 TIA 的临床症状

	颈内动脉系统 TIA	椎—基底动脉系统 TIA
常见症状	发作性偏瘫、单瘫、轻瘫，发作性单肢或半身感觉障碍	眩晕，平衡失调
特征性症状	一侧眼动脉和对侧肢体偏瘫病变，Horner征，交叉瘫，一过性失语	跌倒发作，短暂性全面性遗忘症，双眼视力障碍发作
可能出现症状	偏身感觉障碍，同向性偏盲	吞咽障碍，构音不清，共济失调，意识障碍伴或不伴瞳孔缩小，一侧或双侧面、口周麻木，交叉性感觉障碍，眼外肌麻痹和复视，脑神经交叉性瘫痪

（四）诊治流程

TIA 的诊治流程见表 3-3、图 3-5。

表 3-3　TIA 的药物治疗

治疗项目	适应证	常用药物
抗血小板聚集剂治疗	动脉粥样硬化所致的血栓性 TIA	阿司匹林、盐酸噻氯匹定或氯吡格雷、双嘧达莫
抗凝治疗	怀疑心源性栓子引起或既往有大血管狭窄，症状频繁发作或持续时间较长	肝素、低分子肝素钙、华法林
血管扩张剂、扩容药物应用	血流动力学异常	烟酸、低分子右旋糖酐等
脑保护治疗	频繁发作的 TIA，影像学检查显示有缺血或梗死病灶	钙拮抗剂如尼莫地平、氟桂利嗪等
溶栓及降纤治疗	近期频繁发作的 TIA 患者，有高纤维蛋白原血症的患者	尿激酶、巴曲酶、蚓激酶等

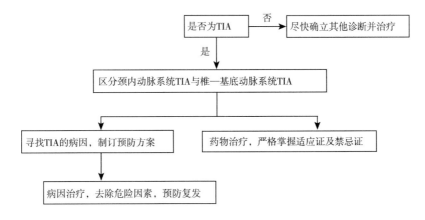

图 3-5　TIA 的诊治流程图

（五）预后

未经治疗或治疗无效的病例，约1/3发展为脑梗死，1/3继续发作，1/3可自行缓解。

二、脑梗死

（一）概述

脑梗死（CI）是缺血性卒中（CIS）的总称，是指由于脑部血液供应障碍，缺血、缺氧引起的局限性脑组织的缺血性坏死或脑软化，包括脑血栓形成、腔隙性脑梗死和脑栓塞等。

（二）病因

CI的病因见图3-6。

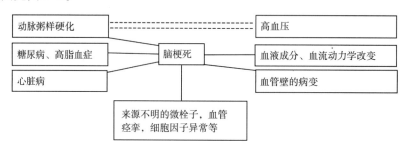

图 3-6　脑梗死的病因

（三）诊断

1. 栓塞性脑梗死

又称脑栓塞，是指各种栓子随血流进入颅内动脉系统使血管腔急性闭塞，引起相应供血区脑组织缺血坏死及脑功能障碍，约占脑梗死的15%。其诊断思路见图3-7。

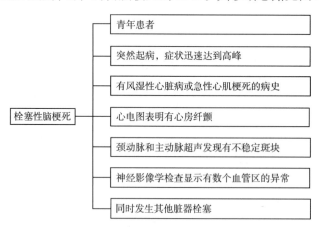

图 3-7　栓塞性脑梗死的诊断思路

2. 血栓形成性脑梗死

又称脑血栓形成（CT），通常指脑动脉的主干或其皮质支因动脉粥样硬化及各类动脉炎等血管病变，导致血管的管腔狭窄或闭塞，进而发生血栓形成。其诊断思路见图3-8。

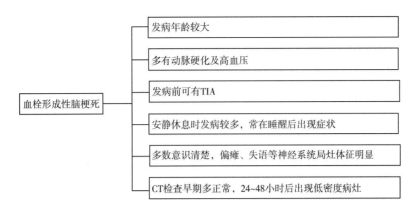

图 3-8 血栓形成性脑梗死的诊断思路

（四）脑梗死的临床综合征

1. 大脑中动脉闭塞综合征及其常见症状

大脑中动脉闭塞综合征及其常见症状详见表 3-4。

表 3-4 大脑中动脉闭塞综合征及其常见症状

闭塞部位		常见症状
主干		三偏症状，不同程度意识障碍；主侧半球可有失语症，非主侧半球可有体象障碍
皮质支	上部分支卒中	病灶对侧面部、手及上肢轻偏瘫和感觉缺失，下肢不受累，伴 Broca 失语（优势半球）和体象障碍（非优势半球）
	下部分支卒中	对侧同向性偏盲，对侧皮质感觉明显受损，优势半球受累出现失用 Wernicke 失语，非优势半球出现急性意识模糊状态
深穿支		对侧中枢性均等性偏瘫，可伴面舌瘫；对侧偏身感觉障碍，可伴对侧同向性偏盲；优势半球出现皮质下失语

2. 椎—基底动脉闭塞综合征及其临床表现

椎—基底动脉闭塞综合征及其临床表现见表 3-5。

表 3-5 椎—基底动脉闭塞综合征及其临床表现

血管闭塞部位	病变部位	常见症状
主干	脑干广泛梗死	脑神经、锥体束及小脑症状，常因病情危重而死亡
基底动脉尖综合征	中脑、丘脑、小脑上部、颞叶内侧及枕叶	眼球运动及瞳孔异常，意识障碍，皮质盲，严重记忆障碍等
中脑支	中脑	Weber 综合征（同侧动眼神经麻痹和对侧中枢性偏瘫）
脑桥支	脑桥	Millard – Gubler 综合征（展神经及面神经交叉瘫）、Foville 综合征（同侧凝视麻痹和周围性面瘫，对侧偏瘫）
小脑后下动脉或椎动脉	延髓背外侧梗死	又称延髓背外侧（Wallenberg）综合征，表现为眩晕、呕吐、眼球震颤，交叉性感觉障碍，同侧 Horner 征，吞咽困难和声音嘶哑，同侧小脑性共济失调

续表

血管闭塞部位	病变部位	常见症状
双侧脑桥支	双侧脑桥基底部梗死	又称闭锁综合征，表现为意识清楚，四肢瘫痪，不能讲话和吞咽，仅能以目示意
小脑上动脉，小脑后下、前下动脉等	小脑梗死	眩晕、恶心、呕吐、眼球震颤、共济失调、站立不稳和肌张力降低等，可有脑干受压及颅内压增高症状

3. 腔隙性脑梗死

腔隙一词首先由 Durand-Fardel（1843 年）提出，意指发生在大脑深部的小型软化灶。腔隙性脑梗死的特点详见图 3-9、表 3-6。

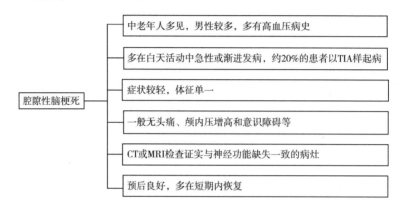

图 3-9　腔隙性脑梗死的诊断思路

表 3-6　临床经典腔隙综合征的临床表现及病变部位

腔隙综合征	临床表现	病变部位
纯运动性偏瘫（PMH）	面部及上下肢大体形同的轻度偏瘫，不伴感觉、视觉及皮质功能障碍	对侧内囊后肢或脑桥
纯感觉性卒中（PSS）	偏身感觉缺失，可伴感觉异常，无运动障碍	对侧丘脑腹后核、内囊后肢、放射冠后部及延髓背外侧病灶
共济失调性轻偏瘫（AH）	病变对侧纯运动性偏瘫伴小脑性共济失调，偏瘫以下肢重（足踝部明显），上肢轻，面部最轻，指鼻及跟膝胫不稳	对侧脑桥基底部上 1/3 与下 2/3 交界处、内囊后肢偏上处和放射冠及半卵圆中心
构音障碍—手笨拙综合征（DCHS）	构音障碍，吞咽困难，病变对侧中枢性面舌瘫，面瘫侧手无力和精细动作笨拙，指鼻不准，轻度平衡障碍	脑桥基底部上 1/3 与下 2/3 交界处或内囊膝部
感觉运动性卒中（SMS）	以偏身感觉障碍起病，继而出现轻偏瘫	丘脑腹后核及邻近内囊后肢
腔隙状态	多发性腔隙性脑梗死出现严重精神障碍、痴呆、假性延髓性麻痹、双侧锥体束征、类帕金森综合征和尿便失禁等	皮质下及基底节多发病灶

4. 分水岭梗死（CWSI）

CWSI 是相邻血管供血区分界处或分水岭区局部缺血，也称边缘带脑梗死。分水岭梗死占缺血性脑血管病的 10%，若有颈内动脉狭窄或闭塞，可占 40%。CWSI 的特点详见图 3-10、表 3-7。

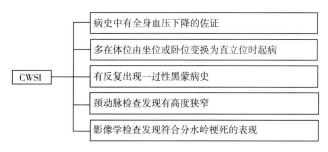

图 3-10　分水岭梗死的诊断思路

表 3-7　分水岭梗死 CT 分型及临床表现

CT 分型	病变部位	临床症状
皮质前型	大脑前、中动脉分水岭区梗死	以上肢为主的偏瘫及偏身感觉障碍、情感障碍、强握反射和局灶性癫痫，主半球病变出现经皮质运动性失语
皮质后型	大脑中、后动脉或大脑前、中、后动脉皮质支分水岭区梗死	下象限偏盲，可有皮质性感觉障碍，无偏瘫或较轻；情感淡漠、记忆力减退或 Gerstmann 综合征（角回受损），主侧病变出现经皮质感觉性失语
皮质下型	大脑前、中、后动脉皮质支与深穿支分水岭区，或大脑前动脉回返支与大脑中动脉豆纹动脉分水岭区梗死	病灶位于大脑深部白质、壳核和尾状核等处，可有记忆减退、动作迟缓、共济失调等症状，无偏瘫或较轻

（五）治疗

1. 一般治疗

CWSI 的治疗见图 3-11。

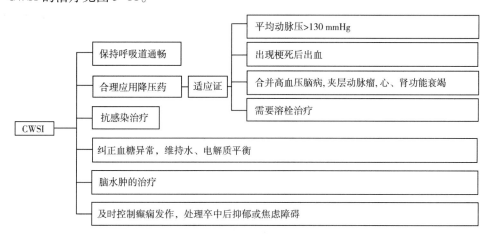

图 3-11　脑梗死的一般治疗

2. 脑梗死药物治疗适应证及常用药物

脑梗死药物治疗适应证及常用药物见表3-8。

表3-8　脑梗死药物治疗适应证及常用药物

治疗项目	适应证	常用药物
溶栓	急性脑梗死起病6小时以内	rt-PA、尿激酶
抗凝	栓塞性梗死、并发房颤或心源性栓塞高风险	肝素、低分子肝素、华法林
降纤	急性脑梗死起病超过6小时，无出血倾向	降纤酶、巴曲酶、蚓激酶
脑保护	急性缺血性卒中	钙拮抗剂、镁离子、自由基清除剂
抗血小板聚集治疗	发病48小时内急性脑梗死，缺血性卒中预防性治疗	阿司匹林、噻氯吡啶、氯吡格雷
其他	亚急性期或慢性期缺血性卒中	血管扩张剂、神经细胞营养剂、活血化瘀中药制剂等

（郭晓华）

第三节　脑血管病的康复

一、中枢性瘫痪的实质

脑卒中所致的偏瘫为上运动神经元损害，即中枢性瘫痪，其与下运动神经元损害所致的周围性瘫痪有本质的不同（表3-9、图3-12）。

表3-9　周围性瘫痪与中枢性瘫痪的区别

项目	中枢性瘫痪	周围性瘫痪
运动障碍范围	整个肢体或偏身的运动障碍	某个关节或肢体的运动障碍
恢复过程	联合反应→共同运动→分离运动→协调运动	肌力自0~5级直线式恢复
原始反射	在恢复早期出现	不出现

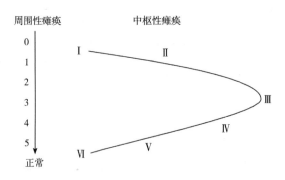

图3-12　周围性瘫痪与中枢性瘫痪的不同恢复过程

Ⅰ~Ⅵ代表 Brunnstrom 偏瘫后恢复六阶段

1. 脑卒中后的异常姿势

脑卒中后的异常姿势又称痉挛性偏瘫模式、Wernike-Mann 姿势（图3-13）。

头部姿势：头屈向患侧，面部转向健侧。

上肢姿势：肩关节内收、下垂、后缩；上臂内旋，肘关节屈曲，前臂旋前或旋后；腕关节下垂，指屈曲，握拳。

下肢姿势：骨盆上提，下肢外旋，髋关节伸展；膝关节伸展，踝关节下垂，足内翻，步行时足掌外侧落地。

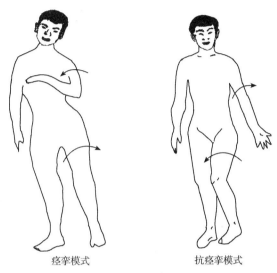

痉挛模式　　　　抗痉挛模式

图 3-13　痉挛性偏瘫模式及抗痉挛模式

2. 脑卒中后的异常运动模式

（1）联合反应：表现为患肢无随意运动，由健肢的运动引起患肢的肌肉收缩所致。它是脊髓控制的随意异常运动，在瘫痪恢复的早期出现。在上肢呈现对称性，下肢内收外展为对称性，屈伸为相反的表现。它可用于诱发患肢的活动（图3-14）。

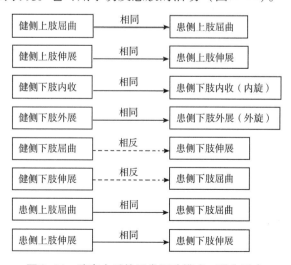

图 3-14　脑卒中后的异常运动模式：联合反应

（2）共同运动/协同运动：由意志引起但只能按一定模式的运动称为共同运动（表3-10）。其组成部分为随意运动，部分为不随意运动，是由脊髓控制的原始性运动。

共同运动在瘫痪恢复的中期出现。此时注意不要强化这种模式，不然对功能的恢复是不利的。

表3-10　脑卒中后的异常运动模式：共同运动

部位		屈肌共同运动	伸肌共同运动
上肢	肩胛带	上举后伸	前方突出
	肩关节	屈曲、外展、外旋	伸展、内收、内旋
	肘关节	屈曲	伸展
	前臂	旋后	旋前
	腕关节	掌屈	背屈
下肢	髋关节	屈曲、外展、外旋	伸展、内收、内旋
	膝关节	屈曲	伸展
	踝关节	背屈	跖屈、内翻
	足趾	伸展（背屈）	屈曲（跖屈）

（3）姿势反射：由体位改变引起四肢屈肌、伸肌张力按一定模式改变称为姿势反射（表3-11）。

表3-11　脑卒中后的异常运动模式：姿势反射

姿势反射			左上肢	右上肢	左下肢	右下肢
紧张性颈反射	非对称性	颈部左转	伸肌优势	屈肌优势		
		颈部右转	屈肌优势	伸肌优势		
	对称性	颈前屈	屈肌优势	屈肌优势	伸肌优势	伸肌优势
		颈后伸	伸肌优势	伸肌优势	屈肌优势	屈肌优势
紧张性腰反射		上半身左转	屈肌优势	伸肌优势	伸肌优势	屈肌优势
		上半身右转	伸肌优势	屈肌优势	屈肌优势	伸肌优势
其他姿势反射	侧卧位	左侧卧	屈肌优势	伸肌优势	屈肌优势	伸肌优势
		右侧卧	伸肌优势	屈肌优势	伸肌优势	屈肌优势
	站立位		屈肌优势	屈肌优势	伸肌优势	伸肌优势

二、中枢性瘫痪恢复的过程和机制

1. 恢复的过程

卒中后的运动恢复，Brunnstrom 将它分为 6 个阶段（表3-12、图3-15）。

表 3-12 Twitchell-Brunnstrom 脑卒中运动恢复阶段

阶段	上肢	下肢	手
I	无任何运动	无任何运动	无任何运动
II	仰卧位，将患肢的指尖放于近耳处，使健肢从屈肘位伸展以对抗徒手阻力，命令患者将患侧手伸到对侧腰部，可触及患侧胸大肌的收缩	仰卧位，将双侧下肢稍外展，健侧下肢内收以对抗徒手阻力，或命令患侧下肢内收，可触及内收肌群的收缩	仅有极细微的屈曲
III	仰卧位，将患肢的指尖放于近耳处，命令患者将患侧手伸到对侧腰部，可看到患侧指尖移动到从乳头至对侧腰部之间的位置；或将患手放于对侧腰部，可看到患侧指尖移动到脐至患侧耳部之间的位置	在坐位和站位上，有髋膝踝的协同性屈曲	可做钩状抓握，但不能伸指
IV	①肩0°肘屈90°的情况下，前臂可旋前旋后；②在肘伸直的情况下，肩可前屈90°；③手背可触及腰骶部	①在坐位上，可屈膝90°以上，可使足后滑到椅子下方；②在足跟不离地的情况下能背屈踝	能侧捏及松开拇指，手指有半随意的小范围的伸展
V	①肘伸直时肩可外展90°；②在肘伸直肩前屈30°~90°的情况下，前臂可旋前旋后；③肘伸直前臂中立位，臂可上举过头	①健腿站，患腿可先屈膝后伸髋；②在伸直膝的情况下可背屈踝，可将足跟放在向前迈一小步的位置上	可做球状和圆柱状抓握，手指可做集团伸展，但不能单独伸展
VI	运动协调近于正常，手指指鼻无明显辨距不良，但速度比健侧慢	在站立位上可使髋外展到超出抬起该侧骨盆所能达到的范围，在坐位上，在伸直膝的情况下可内外旋下肢，并发足的内外翻	所有抓握均能完成，但速度和准确性比健侧差

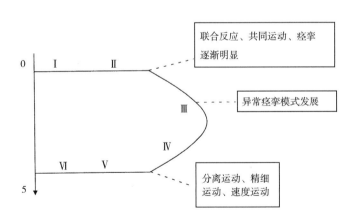

图 3-15 Brunnstrom 偏瘫后恢复六阶段理论图示

第 I 期：急性期（迟缓性），松弛性瘫痪，无活动。

第 II 期：联合反应，在共同形式下的活动，出现痉挛。

第 III 期：共同运动，主动运动出现仅见于肢体共同运动形式时，痉挛增强。

第 IV 期：部分分离运动，在共同形式活动外，出现随意运动，痉挛减轻。

第 V 期：分离运动为主，不能出现对个别或单独活动的控制。

第Ⅵ期：接近正常，恢复至接近正常活动控制。

大多数患者可以按以上形式恢复，但也可因种种原因而停留在某一时期不再进展。一般来说，第Ⅰ期持续时间 7～10 天，不超过 2 周；第Ⅱ、第Ⅲ期时间由 2 周到第 1 个月；第Ⅳ、第Ⅴ期则在 3 个月内。

严格说来，任何中枢性瘫痪都不能恢复到发病前的功能状态与程度，只是低级脊髓水平的共同运动逐渐减少，高级的脑皮质水平的分离运动逐渐增多。康复训练中如果没能抓住良好的时机或训练方法不当，都有可能强化共同运动模式，加重痉挛，难以纠正。

2. 恢复的机制

其机制至今不十分清楚，考虑为急性损伤作用的消失与脑解剖动力功能再组织，即脑的可塑性与功能再组理论有关。

三、脑血管病的急性期康复

1. 急性期康复的意义和必要性

（1）急性期或早期康复可以增加感觉信息的输入，促进潜伏通路及休眠突触的活化，由于缺血半暗带的再灌注及脑血流的改善，可降低神经功能的残疾程度。

（2）早期康复可杜绝或减轻废用综合征的发生，如压疮、肌肉萎缩、关节疼痛、关节挛缩等，并可缩短康复疗程，减少经济上的开支。

（3）急性期康复为恢复期及后期康复做好心理及生理上的准备，是使患者残存功能最大限度地恢复，减轻功能障碍，以最佳状态重返家庭与社会的基础。

2. 康复的适应证与禁忌证

脑血管病康复的适应证与禁忌证见表 3-13。

表 3-13　康复的适应证与禁忌证

适应证	禁忌证
神志清楚，没有严重精神、行为异常	深昏迷、颅内压过高、严重精神障碍、血压过高等
生命体征（血压、脉搏、呼吸、体温）平稳，没有严重的并发症	伴有严重感染、糖尿病酮症酸中毒、急性心肌梗死等
缺血性卒中在发病 48 小时后，出血性卒中在发病 10～14 天内病情不再发展	有心绞痛、房颤、急性肾功能衰竭、严重精神病和风湿病等

3. 脑血管病的早期康复原则

（1）康复应尽早进行，循序渐进，要个体化。

（2）康复的实质是带着任务锻炼，要集中、反复地学习和锻炼，以调动剩余脑组织功能重组以代替失去的功能，要求患者理解并主动、积极投入。

（3）在急性期，抑制异常的原始反射活动，重建正常运动模式，加强肌肉力量的训练。

（4）脑卒中的特点是"障碍与疾病共存"，故康复与治疗应并进。

（5）已证明有些药物，如苯丙胺、溴隐亭分别对肢体运动功能和言语恢复有效；巴氯芬对抑制痉挛状态有效。苯妥英钠、安定、苯巴比妥、氟哌啶醇对急性期运动恢复不利，应少用或不用。

4. 卒中单元的构建

（1）脑卒中的治疗流程。脑卒中完整的治疗必须包括3个环节：①急性期治疗，挽救生命，最大限度减少由处理不当或并发症所带来的不利后果；②功能锻炼，原则上应尽早进行，使功能恢复到最佳状态；③二级预防，针对不同的病因和不同危险因素进行有针对性的治疗，防止复发。上述3个环节，互为因果，构成一个环形连锁，缺一不可（图3-16）。

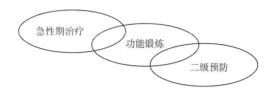

图 3-16　脑卒中的治疗流程示意图

（2）卒中单元。卒中单元是指在医院的一定区域内，一个针对脑卒中患者的、具有诊疗规范和明确治疗目标的多学科专业人员讨论治疗、护理和康复的医疗综合性服务体系。

（3）卒中单元的人员组成及其作用见图3-17、表3-14。

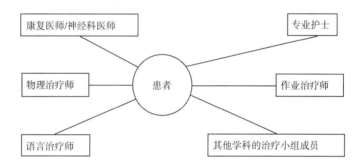

图 3-17　卒中小组的人员组成

表 3-14　卒中单元的人员组成及其作用

小组人员	作用
康复医师/神经科医师	制订诊疗及康复方案，组织小组成员对患者进行有计划、分阶段的治疗与康复，在小组中起领导和决策作用
专业护士	在医院和社区康复的所有时期，起关键作用。在脑血管病的急性期，负责观察患者的生命体征变化，检查并发症，协助和指导卧床患者的肢体摆放和体位变换方法，协助患者日常生活活动等
物理治疗师	在功能任务方面促进患者运动的控制和独立性的恢复，帮助患者选择最佳的感觉刺激，协助预防软组织挛缩、肺部感染等并发症
作业治疗师	改善患者的功能恢复，指导患者的日常生活起居活动，对患者的感性和认知损害进行评价和治疗
语言治疗师	治疗患者的语言障碍、构音障碍、吞咽障碍，改善患者的交流能力
其他学科的治疗小组成员	包括心理治疗师、假肢与矫形器师、文体治疗师、中医治疗师、营养师、社会工作者等，处理伴随卒中而来的多种损害

5. 急性期康复的方法

（1）体位变换：脑卒中患者体位变换十分重要，不仅对保持关节活动度、保持良好肢位、防止关节挛缩有利，而且对防止压疮、改善循环、预防呼吸道及泌尿道感染等也很重要。

首先应选用合适的床垫，床太硬易发生压疮；太软，身体下陷，不易变换体位，臀部下陷易发生骨关节屈曲痉挛。

急性期只要生命体征稳定，在确保呼吸道通畅的前提下，应每2~3小时变换体位一次。重症患者以侧卧位为佳，可避免仰卧位时的伸肌紧张，又有益于呼吸道分泌物的引流。可侧卧或半侧卧，健侧与患侧交替。患侧卧位可刺激肢体本体觉，有利于功能恢复。

下列情况为体位变换的禁忌：①头部轻屈即出现瞳孔散大；②玩偶眼睑征消失；③病灶侧瞳孔散大，对光反射消失；④呼吸不规则，频发呕吐，频发全身痉挛；⑤低血压，收缩压在90 mmHg以下；⑥双侧弛缓性瘫痪；⑦去皮质强直发作；⑧发病后1小时内深昏迷。

（2）良肢位的摆放：可预防关节挛缩，防止和减少痉挛发生。要针对痉挛模式的发生采取相反的摆放（抗痉挛模式）。

1）仰卧位（图3-18）：头部有枕头良好的支持，患侧的肩关节抬高向前，肩胛下放一软枕，高度适宜。患侧上肢呈外展外旋位，肘伸直，前臂旋后，手心向上，手背伸，伸指。患侧臀部下面放一软枕，膝关节略屈，下面放一圆柱状软枕，足背屈，呈中立位。健侧自由放置，舒适为度。

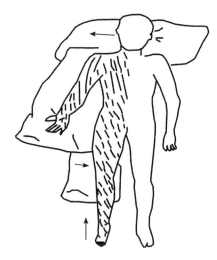

图3-18 良肢位的摆放：仰卧位

2）患侧卧位（图3-19）：头部要有良好的支持，舒适为宜。头在上颈部屈曲，避免后伸，躯干向后旋转，与床成70°~80°，后背垫一个较硬的枕头。患侧上肢要前伸，肘伸直，前臂旋后，手心向上。健侧上肢可放在身体的上部，下肢呈迈步状。患侧下肢膝关节屈曲15°~20°，健腿的髋关节和膝关节屈曲放在枕头上。

3）健侧卧位（图3-20）：患肢在上，肩关节前伸，肘、腕、指关节伸展，前臂旋前。为防止肩内收，可于上肢与胸壁间垫软枕。下肢屈髋、屈膝、踝背屈。

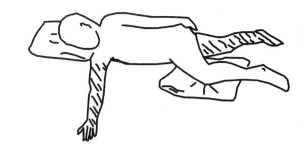

图 3-19 良肢位的摆放：患侧卧位

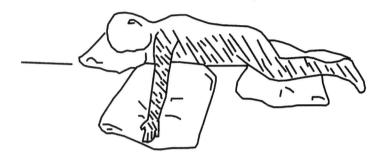

图 3-20 良肢位的摆放：健侧卧位

（3）关节被动活动：为防止失用性关节疼痛与挛缩，不能在床上主动活动的患者应尽早开始关节的被动活动。如无禁忌，发病 2~3 天内即可开始，其原则如下。

1）活动的肢体应放松，使关节活动充分。

2）应先由大关节开始，后顺序到小关节。

3）多做肩外展、外旋，前臂旋后，踝关节、指关节的伸展运动。

4）肩外展、屈曲不得超过 90°，以免肩关节因活动过度而受损，或因过度牵拉而脱位。

5）被动活动时，以不引起各关节的疼痛为原则，应避免暴力活动。

6）关节被动活动每日 2~3 次，每次每个关节至少重复活动 5~10 次。

（4）坐位训练（图 3-21~图 3-23）：坐位训练可使患者缩短卧床期，并为将来的站立作准备，其方法及注意事项如下。

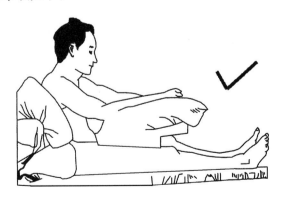

图 3-21 床上坐位的正确坐姿

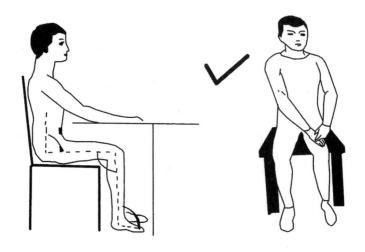

图 3-22 椅子上的正确坐姿

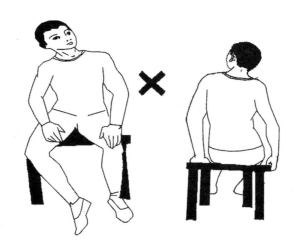

图 3-23 不正确的坐姿

1）坐位训练在脑血管病后 5 天即可进行。先取 30°~40°位，每 2~3 天增加 10°，每天持续 5~10 分钟，达到能维持 90°，持续 30 分钟后就可训练坐位耐力。

2）应尽量使患者坐直，背后放置枕头，注意不使产生痉挛体位。

3）开始训练时注意观察患者的反应，测脉搏和血压，防止发生体位性低血压。

4）在坐位时应保护肩关节以免发生半脱位。可将上肢置于平台或床前移动到餐桌上，或将上肢前臂以三角带吊起。

5）在坐位保持能力较好时可进行坐位平衡训练，即在坐稳后由两侧或前后交替推动患者，以训练调整平衡的能力。

（5）床上训练：在进行坐位训练的同时应作床上活动训练。

1）翻身。

向健侧翻身（图 3-24）：患者平卧屈肘，用健手托握住患肘，将健腿插入患腿下方，在躯干旋转的同时，用健腿抬动患腿即可转向健侧。

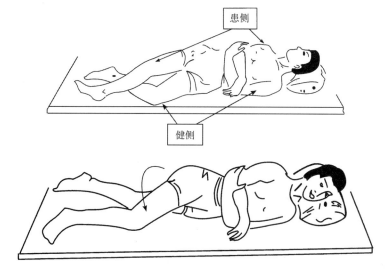

图 3-24　向健侧翻身的方法

　　向患侧翻身：在翻身的过程中，患者抬起健腿，向患侧摆动，健侧上肢也向患侧摆动，由他人帮助在患肩及患侧膝部给予支持，协助患者向患侧翻身。如果患侧上肢尚能伸肘，则由健侧手与患侧手掌相握，健侧拇指应在患侧拇指之下（Bobath 握拳，图 3-25），以便能托举起两上臂，屈膝（可由他人帮助），先将上举的双手摆向健侧，再反摆向患侧，乘摆动惯性就可翻向患侧。

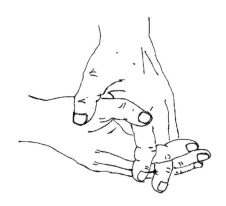

图 3-25　Bobath 握拳

　　2）移动。

　　向侧方移动：平卧，双腿屈曲，脚放在床面上，尽量抬起臀部（可由他人帮助）向侧方移动，然后将肩部、头部侧移使身体成一直线。

　　前后移动：患者在帮助下，首先把重心转移到一侧臀部，对侧向前/后移动，然后把重心转移至对侧臀部，再将另一侧臀部向前/后移动，交替进行，犹如患者用臀部行走，即可将身体前后移动。

　　3）上肢康复训练（图 3-26）：患者双手对握交叉呈 Bobath 握拳，由胸前用健侧上肢带动患侧上肢上举过头，然后屈肘返回至胸前，反复进行。也可做上肢控制能力训练。采取仰卧位，支持患肢使前屈90°，抬肩部使患手伸向屋顶方向，或使患手随工作人员手在一定范围内活动，用手摸鼻、摸前额部。也可使患肩外展成90°，在帮助下完成屈肘动作，触嘴后缓慢返回。这些动作有利于促使上肢出现分离运动。

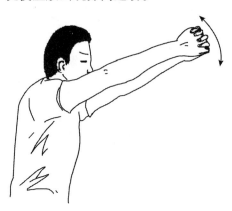

图 3-26 上肢康复训练

4）半桥运动（图3-27）：两下肢屈髋屈膝使足跟尽量接近臀部，并保持于此体位。如不能独立完成，可由家属或工作人员用手扶持，嘱患者抬起臀部，形成"桥形"。可反复进行。如下肢已有力支持，还可以训练单腿半桥运动，此动作能训练骨盆的控制能力，有利于在患者臀部下方置入便盆。还可压迫肩部使肩向前，上臂外旋，可对抗肩胛骨后撤与上臂内旋；诱发出现下肢分离动作，减轻躯干、下肢伸肌紧张与痉挛，提高床上生活自理能力。

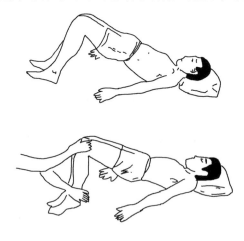

图 3-27 半桥运动

5）躯干活动训练（图3-28）：仰卧位，两下肢屈曲成90°，膝部并拢，做轻柔有节律的摆动。当向左摆时，患者头、肩向右；向右摆时，头、肩向左。

侧卧位，患侧在上，工作人员一手扶持患肩，另一手扶持患侧髋部向相反方向轻柔、有节律地推动，使患者肩部与骨盆向相反方向运动。

此种肩、髋反向运动有利于减轻躯干肌肉的痉挛。

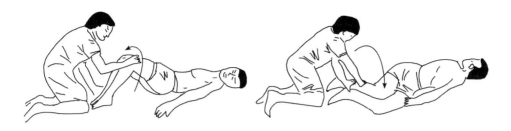

图 3-28　躯干活动训练

6）下肢屈曲动作训练：患者仰卧，双手以 Bobath 握拳将上肢举至头部上方，要求患者轻度屈髋屈膝，工作人员一手将患者患足掌面接触床面，另一手扶持患侧膝关节，使髋关节呈内收位。要求足部不离床面向后滑动，完成髋、膝关节屈曲活动，然后缓慢将下肢伸直，如此反复练习。此动作可抑制下肢伸肌异常运动模式，减缓下肢伸肌张力，促使下肢分离运动的出现，增进下肢控制能力。

7）起坐训练：由仰卧位起坐可分 4 步。①将健侧腿置于患腿下方，将患腿带至床侧（图 3-29A）。②患者转至侧卧位并以健侧前臂支撑躯干（图 3-29B）。③将头抬起至直立位（图 3-29C）。④用健侧上肢推动支撑躯干直立，坐于床边（图 3-29D）。

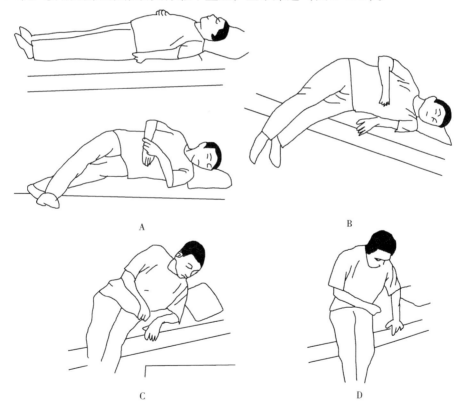

图 3-29　由仰卧位起坐的方法

在患者顺利完成上述康复进程并取得成效后，就可进入恢复期的功能训练，如言语功能、认知功能、日常生活活动能力等，还可进行站立、转移、行走等训练。训练不可间断，使患者能早日康复。

有专家近两年应用康复器材 Motomed（德国产）对中枢瘫痪上机训练，可快速降低肌张力、提高肌力，改善全身功能，提高康复效果。

四、偏瘫步态及矫正方法

1. 偏瘫步态的特点

正常步态时骨盆在 3 个平面上（冠状面、矢状面和横切面）均有轻微运动。迈步中期和迈步末期，摆动腿一侧的骨盆向前旋转，有助于增加步长。开始触地前，该侧骨盆又有稍许下降；承重反应期向后倾斜，终末站立期向前倾斜。这些动作均为被动的，并受髋部肌肉活动所控制，与躯干动作一样是极细微的、省力的。

偏瘫患者这些细微变化消失，身体倾斜，稳定性大大降低。卒中后下肢运动恢复的自然过程为痉挛步态，髋、膝关节伸展，足下垂内翻，随意运动的控制减弱或消失，患侧下肢由于不能负重而主要借助于健侧，因而步幅缩小，站立相缩短。为改善足下垂足趾拖曳，患侧髋及骨盆上提从而出现环形步态（划圈步态）（图 3-30）。

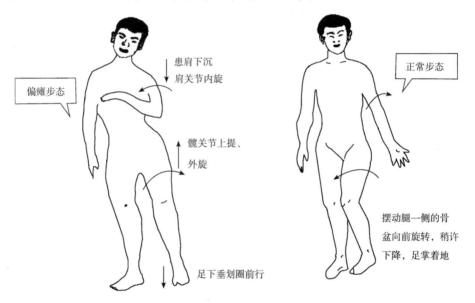

偏瘫步态

患肩下沉
肩关节内旋

髋关节上提、
外旋

足下垂划圈前行

正常步态

摆动腿一侧的骨
盆向前旋转，稍许
下降，足掌着地

图 3-30　偏瘫步态与正常步态

2. 偏瘫步态的具体表现

偏瘫步态与正常步态不同，其区别见表 3-15。

表 3-15　偏瘫步态与正常步态的区别

时相	分期	正常步态	偏瘫步态
站立相	首次着地	足跟接触地面的瞬间，为站立相的开始	缺乏足跟着地，而是前足或整个足底或足底外侧缘着地
	承重反应	一侧足跟着地后过渡至该侧全足着地，重心转移至该侧下肢，膝关节屈曲	踝关节过度跖屈、内翻，使前足尖先着地，正常足跟着地的摇滚动作丧失，膝屈曲消失

时相	分期	正常步态	偏瘫步态
站立相	站立中期	膝关节屈曲角度减小，踝关节从15°跖屈位过渡至大约10°背屈位的转移，将体重从足跟转移到前足	踝关节从跖屈位至背屈位的转移动作消失，体重转移时出现膝过伸或躯干前倾，影响了身体向前的动量和步长
	站立末期	膝关节轻度屈曲，踝关节轻度背屈，足跟离地，体重完全转移至前足掌，髋关节后伸，对侧下肢离地	由于下肢伸肌挛缩、痉挛屈曲足趾的疼痛，体重转移至前足会引起支撑不稳，故可表现为整个站立期没有踝关节背屈和足跟离地
迈步相	迈步前期	髋关节由伸展位转为中立位，膝关节屈曲角度加大，踝关节由背屈转为跖屈，前足掌蹬地	患者因站立稳定性不够，膝持久伸直而不能作迈步准备，正常的被动膝屈曲消失，而缺乏迈步前期
	迈步初期	骨盆轻微向后移动，髋关节屈曲，膝关节屈曲角度继续增大，踝关节轻度跖屈，下肢抬离地面向前方移动	代偿性患侧骨盆上提，髋关节后撤外旋，患肢向外侧绕圈，当代偿不足时出现健肢跳跃或身体向健侧倾斜，足趾拖曳向前
	迈步中期	骨盆中立位，髋关节屈曲增大，膝关节屈曲减小，踝关节中立位，下肢继续向前方移动	踝背屈肌力不足，不能使足离地，足趾继续拖曳向前，伴有足内翻
	迈步末期	骨盆向前轻微移动，髋关节、膝关节屈曲角度减小，下肢向前下方移动，踝关节中立位直至足跟着地	骨盆前移，髋关节内旋，常以踝关节跖屈、膝关节半屈的姿势着地

3. 导致偏瘫步态的原因

（1）伸肌痉挛模式：脑卒中患者的下肢伸肌痉挛模式，即骨盆上提，下肢外旋，髋关节伸展；膝关节伸展，踝关节下垂，足内翻，足趾屈曲。

（2）屈肌共同运动模式：患者常伴有注意力及体象障碍如忽视等，当患肢迈步时，以共同屈曲模式运动，该侧骨盆上提，髋关节屈曲、外展并外旋，膝关节屈曲，踝和足屈曲并内翻，足趾背屈，在足着地前，下肢在膝关节没有伸直的情况下向前，步幅很小。

（3）不能充分地把重心转移到健腿上并使偏瘫腿能够自由摆动：由于患者没有足够的力量抬起患腿，部分的体重就压在患腿上，致使患足不断地接触地面，无法为患腿摆动向前迈步做出准备，在迈步前，身体不是向健侧偏斜，就是上提患侧骨盆。

（4）膝过伸或"锁住"：患者不能主动地选择性地伸髋，因此无法把重心向前移动到偏瘫足上，当健腿向前迈步时，患侧髋部向后运动，在伸髋和伸膝以便负重的情况下，整个下肢以伸肌痉挛模式伸展，患足常以全足底着地或足下垂的状态着地，反射性地引起下肢伸肌的紧张（阳性支撑反射），使膝关节过伸或"锁住"、长期负重状态下的膝过伸引起膝关节的损伤。

4. 偏瘫步态的矫正

（1）步行前的准备：为适当的正常步态做准备，首先要练习平衡、站立和重心转移。坐位平衡反应训练的同时也包含有重心转移的训练，应首先进行，在坐位的重心转移能熟练完成后才可以进行站立位的重心转移训练，过早地练习站立则会加重下肢的痉挛，影响以后的步态（表3-16）。

表 3-16 步行前的准备训练

训练内容	训练方法	注意事项
平衡的练习	患者坐在高床边，使双脚离开地面，先进行不用双脚支撑的坐位平衡反应训练，治疗师或患者家属坐在患者的患侧给予保护，协助患者向侧方倾斜身体，然后患者再坐直，逐渐减少帮助，直到能独立完成身体的调整	治疗师或患者家属绝不能牵拉患者的患侧上肢，以免引起肩关节的损伤。在能保持好不用双脚支撑的坐位平衡时，可以让患者坐在椅子上，双脚着地，练习双脚支撑的坐位平衡反应
站立的练习	患者坐在床边或椅子上，双脚着地，患足稍在健足后方以便负重，采用 Bobath 式握手向前上方伸直双上肢，同时躯干前倾，髋部抬起	治疗师或患者家属在患者后方，双手放在患者骨盆两侧，在患者站立时，向前上拉其骨盆以协助患者站起，必要时将肩顶在患者肩后，以防止在站起时向后倾倒
重心转移的练习	可以先练习向前后迈出一小步或上下台阶，将健腿向前迈出一小步或放在台阶上，练习患腿负重，也可以将健腿放在体重秤上，患者自己可以看到当重心转移到患侧时，体重秤上的重量减少	在坐位的重心转移能熟练完成后才可以进行站立位的重心转移训练，患者家属或治疗师可以站在患者的身后，仍要避免牵拉患者的患侧上肢，应扶持患者骨盆两侧保护患者

（2）开始步行的条件：步行的三要素为负重、分离运动、重心转移，所以只有当患者具备一定的负重能力、分离运动的能力及重心转移的能力后，才能完成步行。开始步行的条件为：①下肢肌力大于或等于 3 级；②独立维持坐位平衡 30 秒；③髋关节和膝关节有一定的选择控制能力；④双下肢能完成重心转移；⑤有较好的关节位置觉。

（3）步态训练的方法：可分为站立相和迈步相（表 3-17）。

步行的训练最好在治疗师的指导下进行，循序渐进，避免急于求成、过度疲劳而使痉挛加重以及强化异常模式，从而影响运动功能的恢复。上下楼梯可使重心自动转移，帮助患者建立正常的行走模式，提高患者的步行能力。上下楼梯也是我们日常生活中经常进行的活动，因此，上下楼梯的能力也是全面康复的重要部分之一。

表 3-17 步态训练的方法

时相	训练内容	训练方法
站立相	患腿静态负重训练	让患者处于站立位，由治疗师或患者家属站在患者的身后保护患者，患者将体重转移到患侧下肢，然后将体重转移至健侧下肢，重复进行
	患腿动态负重训练	患腿站立，健腿向前和向后迈出一小步，这样患腿不仅要负重，而且在健腿运动时还要保持平衡
	患腿在负重条件下的伸屈膝	让患者以前后大踏步的姿势站立，患腿在后，将体重转移到前方的健腿上，然后练习小范围、不用力的伸屈膝
	在不屈髋条件下的屈膝	让患者采取俯卧位，治疗师被动地屈曲患腿的膝关节，当伸肌痉挛消失后让患者主动地屈伸患腿的膝关节，并让患者在关节活动范围内的不同点上进行膝关节控制训练
	髋、膝、踝痉挛的松弛训练	让患者采取站位，双脚固定，来回转动身体以松弛躯干和髋、膝、踝关节的痉挛，痉挛严重者可由治疗师被动地屈曲患者的髋、膝、踝关节，待伸肌痉挛缓解后再进行主动的训练

续表

时相	训练内容	训练方法
站立相	内收、外展和下降骨盆的训练	让患者处于站立位，健足在前，患足在后，将体重转移到健足上，让患腿练习内收、外展和下降骨盆
迈步相	迈步前的训练	患者常因为伸肌的痉挛而不能屈膝和背屈踝，此时治疗师可以托住患者的患足足底，将患侧下肢托离地面，待由伸肌痉挛产生的阻力消失后，再让患者练习抬起小腿而不使骨盆上提，在足落地时应轻柔和能控制
	迈低步的训练	由于高抬腿可能会引起痉挛，故应指导患者进行由膝关节引导的迈低步的练习，落地速度要慢
	足跟着地的训练	在足跟着地尚未负重之前，练习小范围、不费力的伸屈膝，以保持膝在再迈步时的灵活性
	侧方行走的训练	先向健侧走，再向患侧走，可以练习负重和髋关节的外展、内收
	上楼梯的训练	患者可以用健手扶持扶手，将重心转移到患足上，用健足上第一个台阶。当重心充分转移到前面的健足上时，可以由治疗师或患者家属协助患者将患足放在第二个台阶上
	下楼梯的训练	下楼梯的练习方法基本与上楼梯相同，应注意控制患者的髋膝关节，防止膝关节过伸及髋关节内收

（4）帮助改善步态的辅助方法，见表3-18。

表3-18 帮助改善步态的辅助方法

辅助方法	适应证	作用
绷带的使用	当患者不能主动控制足的运动时，可酌情使用弹性绷带帮助固定踝关节，绷带应固定在鞋外	使足保持背屈并防止内翻，注意不主张长时间使用绷带固定踝关节，应尽可能训练患者主动背屈足的能力
矫形器的使用	在对患者步行的各个阶段进行充分的训练后，足内翻仍持续存在，而且没有主动的踝背屈出现，可以使用踝足矫形器	帮助改善足内翻，使步态得以改善，应尽可能训练患者主动背屈足的能力，不能依赖于矫形器的使用
减重步行训练	在患者没有足够的肌力支撑全部体重时就可以进行	可以让患侧下肢负重练习整个步行周期，可迫使患者迈步，同时也较为安全
其他	运动兴奋型药物（苯丙胺）用于早期运动功能恢复较慢的患者	改善患者的运动功能

五、感觉障碍及康复

1. 感觉障碍对患者的影响

丘脑出血或梗死后常有发作性或持续性麻木、疼痛，患者常伴有心理障碍如焦虑或抑郁等，推迟康复进程。由于严重的位置觉和运动觉的障碍，患者常难以体会正确的运动方法，影响运动功能恢复，即使恢复也常伴有感觉性共济失调，出现协调运动障碍。痛温觉的障碍会使患者自我保护能力下降，容易擦伤、烫伤或割伤。皮质觉障碍会使患者精细运动受限，难以完成精细的活动。

2. 感觉障碍的康复

感觉障碍的康复见表 3-19。

表 3-19 感觉障碍的康复

障碍类型	康复方法
痛温觉及触觉障碍	痛温觉及触觉减退可应用针灸、功能电刺激、冷热水交替刺激、毛刷刺激等方法，增加感觉的输入，促进感觉的恢复 痛觉过敏对症应用卡马西平、安定类药物等减轻疼痛，缓解焦虑，也可以应用针灸、理疗等方法减轻疼痛
深感觉障碍	本体感觉神经肌肉促进疗法（PNF）：通过对肌腱的牵张和关节囊的挤压恢复关节位置和运动觉； 负重训练：能有效地挤压髋、膝、踝等关节，并增加对足部的感觉输入，从而促进深感觉的恢复； Frenkel 法：通过对肢体和躯干的共济运动的反复训练，能改善共济失调的症状，提高运动的协调性，增加对手掌及足底的感觉刺激，促进运动的输出
皮质觉障碍	可以反复训练患者触摸不同形状、质地的物体，用竹签或钝针在患者皮肤上划出图形或文字，增加患者的皮质感觉

六、脑血管病康复预后的预测

1. 手功能恢复的预测

手功能恢复的预测见表 3-20、表 3-21。

表 3-20 偏瘫手功能评价

设计评价的 5 个动作	场面设定
健手在患手的帮助下剪开信封	信封放在桌子上，剪时把信封从桌沿突出，但不要向患者下指示，让患者按自己的想法做，用健手把患手放到信封上，用健手使用剪子，用什么样的剪子都可以
患手拿钱包，健手从钱包中取出硬币	在空中用患手拿着钱包（不要将患手放于桌面），用健手拿出硬币。包括拉开、合上拉链
患手打伞	把伞支在空中，不要扛在肩上，要连续 10 秒以上垂直支撑。坐位完成即可
患手为健手剪指甲	把没有进行特别加工的大指甲刀（约 10 cm）用患手拿着进行
患手系衬衫袖口的纽扣	把没有涂糨糊的衬衣的一只袖子穿在健肢上，用患手系上袖口的扣子。女患者也要用男式衬衣

表 3-21 发病后不同时间手功能的状态与康复预测

出现手指屈伸运动的时间	恢复程度的预测
发病后当日	几乎全部恢复到正常手
发病后 1 个月	大部分恢复到正常手，少数停留在辅助手
发病后 3 个月内	少部分恢复到辅助手，大部分为废用手
发病后 3 个月后仅有轻度手指屈伸	几乎全为废用手

2. 下肢步行能力恢复的预测

下肢步行能力恢复的预测见表 3-22。

表 3-22 下肢步行能力的预测

发病初期仰卧位下肢可以完成的运动	可以步行（%）			不能步行（%）
	独立步行	辅助下步行	总计	
仰卧，患侧屈髋45°，然后将膝关节在10°~45°范围内屈伸	60~70	20~30	90	10
仰卧位，主动直腿抬高	45~55	35~45	90	10
仰卧位，屈髋屈膝，将病膝直立于床上	25~35	55~65	90	10
上述动作均不能完成	33	33	66	33

3. 日常生活自理能力（ADL）的预测

ADL 的预测见表 3-23。

表 3-23 改良巴氏指数评定（MBI）

项目	评分标准
大便	0 = 失禁或昏迷
	5 = 偶尔失禁（每周 <1 次）
	10 = 能控制
小便	0 = 失禁或昏迷或需由他人导尿
	5 = 偶尔失禁（每24小时 <1 次，每周 >1 次）
	10 = 能控制
修饰	0 = 需帮助
	5 = 独立洗脸、梳头、刷牙、剃须
用厕	0 = 依赖别人
	5 = 需部分帮助
	10 = 自理
吃饭	0 = 依赖
	5 = 需部分帮助（切面包、抹黄油、夹菜、盛饭）
	10 = 全面自理
转移（床↔椅）	0 = 完全依赖别人，不能坐
	5 = 需大量帮助（2 人），能坐
	10 = 需少量帮助（1 人）或指导
	15 = 自理
活动（步行，在病房及其周围，不包括走远路）	0 = 不能动
	5 = 在轮椅上独立行动
	10 = 需1人帮助步行（体力或语言指导）
	15 = 独立步行（可用辅助器）
穿衣	0 = 依赖
	5 = 需一半帮助
	10 = 自理（系、开纽扣，关、开拉链，穿鞋等）

续表

项目	评分标准
上楼梯（上下一段楼梯， 用手杖也算独立）	0 = 不能
	5 = 需帮助（体力或语言指导）
	10 = 自理
洗澡	0 = 依赖
	5 = 自理

注：MBI 总分 >95 分（总分100 分），表明能力良好，功能独立，可以回归家庭及社会；MBI 总分 >60 分，意味着回家后给予帮助，即可发挥一定的功能，可以考虑出院回归家庭；MBI 总分 <60 分，意味着日常生活自理能力中重度缺陷，需要有专人照顾。

除以上因素之外，影响康复预后的因素还有很多，如昏迷时间长、二便失禁、本体感觉障碍、认知功能障碍、抑郁和焦虑状态、缺乏亲友的关心和照顾、医疗条件差、社会保障机制不完善等，均会对患者的预后产生不良的影响。结合我国国情，应大力发展社区康复，使大多数患者能够得到持续的康复治疗，改善患者的功能障碍，减轻社会和家庭的负担。

（吕丽华）

第四章

神经系统损伤的康复

第一节 概述

中枢神经系统损伤后是具有一定的可塑性和功能代偿性的，即神经康复。神经康复学是专门研究神经系统疾病所致的功能障碍的诊断评估、功能修复和治疗的医学学科，是康复医学发展到一定程度后，与神经病学相互渗透并高度结合的新兴专科化的学科，也是神经病学的一个重要分支。神经系统疾病的康复目的是减轻甚至消除因疾病导致的功能障碍，帮助患者根据其实际需要和身体潜力，最大限度地恢复其生理、心理、职业和社会生活上的功能，提高其独立生活、学习和工作的能力，最终改善生活质量。神经康复学的形成改变了神经病学与康复医学的脱节状况，使神经系统疾病的诊断和治疗整体达到新的水平。

一、神经康复的理论基础

神经细胞一旦死亡是不能恢复的，因此，中枢神经系统损伤后的"宿命论"观点在过去的若干年来一直被大家所接受。近十余年来，已有越来越多的临床和基础科学研究证据充分显示了大脑具有"可塑性"，脑功能在损伤后可以进行重组。

脑的可塑性是指大脑可以为环境和经验所修饰，具有在外界环境和经验的作用下塑造大脑结构和功能的能力，分为结构可塑性和功能可塑性。结构可塑性是指大脑内部的突触与神经元之间的连接可以由于学习和经验的影响建立新的连接，从而影响个体的行为。功能可塑性可以理解为通过学习和训练，大脑某一代表区的功能可由邻近的脑区代替；也可以认为经过学习和训练后脑功能有一定程度的恢复。现就当前被普遍接受的神经可塑性与功能重组学说介绍如下，包括远隔功能抑制论、发芽论、替代论与突触调整论等。

（一）远隔功能抑制

远隔功能抑制又称神经功能联系不能。1914 年首先由 Monakow 提出，认为在中枢神经系统中某部被破坏时，与此有联系的远隔部分功能停止，一段时间后功能又可重新恢复。失神经超敏感与代偿性发芽被认为是远隔功能抑制消除的可能机制。通常情况下，肌纤维在神经肌肉接头处只对乙酰胆碱敏感，但一旦失神经后，接头处的敏感性下降，而其他部位的敏感性却增高，称为失神经超敏感。由此可代替原先接头部位对乙酰胆碱的反应，所以是一种代偿现象。在周围神经损伤修复中比较常见，中枢神经系统损伤后也可见到这种现象。

（二）发芽

损伤后重新生长的神经突起称为发芽。发芽是未损伤神经元的一种反应，即未损伤神经元轴索发芽，走向损伤区域以代替退变的轴索。理论上，发芽可恢复已失去的功能并建立新的连接。发芽的种类如下。

1. 再生性发芽

指发芽取代已失去的轴索，即损伤近端的轴索再生以支配靶目标。此过程需数周至数月才能完成，主要见于周围神经系统损伤。

2. 代偿性发芽

发芽见于远端，由同一神经元轴索的未损伤分支长出，扩伸以支配靶目标。此过程需数月才能完成，对神经修复有利。

3. 侧支/反应性发芽

完全完好的神经元轴索终末端在邻近另一神经元轴索损伤时长出发芽，并与之形成连接，以代替退变轴索。此过程是一种不良适应，需8小时~1个月完成，可见于中枢神经系统与周围神经系统。

（三）替代

1. 病灶周围组织替代论

对猴造成皮质感觉运动区的损伤时，猴肢体运动可迅速恢复。如果再在损伤的周围切除皮质，运动缺失现象又可重现，这种现象说明病损周围组织替代了已失去的肢体运动功能。电生理研究业已证明，在皮质病损的邻近组织有未曾启用的突触重现和突触连接，这是皮质缺损边缘轴索与树状突的重组结果，与局灶性损伤后功能的恢复密切相关。康复训练因而起着非常重要的作用。

2. 对侧半球替代论

即一侧大脑半球受损后，对侧大脑半球可代替其部分功能。如给顽固性癫痫患者进行左侧大脑半球切除术后出现的言语受损和右侧肢体运动功能障碍，经康复训练后能恢复部分功能。这说明中枢神经系统具备强大的替代能力：一部分功能的丧失，能由其他部分的功能来代替。

（四）突触调整

神经元连接的选择是神经发育中的基本战略之一。是否存在过多的连接被抑制而不是被消除。一种可能是：在正常神经系统生理上不起作用或相对作用甚小的突触强度的调整，在中枢神经系统损伤后的功能恢复上起到了积极作用。如人脑卒中后皮质某些功能的重组在数小时内即可发生，这不能以形成新连接来解释，因为时间太短。如此迅速的改变是基于先前存在的神经环路，如潜在突触活化（重现），或调节、增加环路内突触性强度以形成功能性重组。它们在解剖上可能存在，但平时在功能上不起作用，故神经可塑性并不一定需要有神经结构上的改变。

人类在截肢后，肢体失神经，触摸近端残端，可诱发局部性感觉，也可出现幻肢。Jenkins等于1990年证实反复轻刷指尖皮肤数个月，可以增加皮质图代表范围。故中枢神经系统皮质图只是反映了躯体不同部位相对应用的结果，改变周围刺激可以改变中枢神经系统的接受野，这对人类神经损伤康复具有重大的意义。目前脑可塑性研究的一个重要趋势是将分子、突触及细胞的可塑性与皮层功能映射的可塑性进行整合，研究皮层功能代表区可塑性的变化。

（五）功能神经影像与神经可塑性

一直以来大脑功能形态学的研究由于缺乏必要的手段而无法深入进行，直到神经功能成像技术（PET、SPECT、fMRI 等）的出现，人类才真正可以从功能影像学的水平直接观察到人脑在生理和病理状态下的活动，脑的可塑性和功能重组终于得到了客观和科学的证据。其中功能磁共振成像（functional magnetic resonance imaging，fMRI）是一项方便、无创和动态的检查手段，是目前使用最为广泛的脑功能成像技术，它可提供观察全脑范围内的病理生理状况的实时窗口。

神经可塑性已通过不同的 fMRI 显示的功能活动来证实，包括运动、感觉、语言和认知。虽然没有完全了解它们的共性和差异性，但这些发现突出显示了人脑功能具有动态变化的潜能。例如，脑卒中患者的 fMRI 研究显示，单侧皮质梗死后，神经中枢活动的平衡被打破，为使患肢运动功能达到最大限度的恢复而重新调整这种平衡：①激活患侧残留的运动皮质神经元；②抑制健侧已增强了的运动皮质兴奋性；③抑制梗死灶周围已增强了的皮质兴奋性；④抑制健侧已增强了的运动输出或感觉反馈；⑤抑制邻近患肢的身体部分的传入感觉信息。此外，有关训练相关性经验和康复对脑卒中恢复的影响的证据越来越多，甚至在疾病的慢性恢复期，都会发现伴随有皮质重组的临床症状的改善，这种改变有赖于干预的形式和病损的部位（皮质或皮质下）。因此，脑的可塑性和功能重组可以长期存在，脑功能的恢复也是一个长期的过程。

二、神经康复的临床意义

神经康复是经循证医学证实的降低致残率最有效的方法之一，是神经系统疾病组织化管理中不可或缺的关键环节。但是，神经康复不是随意的，只有通过规范化的康复方案才能使患者在病后最佳恢复时间内得到充分的持续康复，将患者的功能障碍降至最低水平，最大限度地获得生活自理能力。

康复治疗引入到神经系统疾病治疗的意义如下。

1. 疾病急性期

尽早开始康复治疗，可预防相关并发症。如防止脑卒中偏瘫后出现的肩痛、肩关节脱位、关节挛缩，避免卧床后的失用综合征等。

2. 疾病恢复期

即使某些疾病已造成残疾，也可采用综合康复措施帮助患者发挥其自身潜力，进行病残的代偿训练以增强功能，避免因运动减少而造成的并发症或继发障碍，从而改变无功能生命状态，降低残疾程度，减少盲目、无效用药的耗资，减少社会和家庭的经济和劳力负担。

3. 疾病后期

以医院康复为依托，制订家庭及社区康复计划和方案；对患者及其家属进行必要的康复教育；进行相关的居家及社区改造；进行相关的职业康复训练等。目的是提高患者的社会适应能力，使患者能真正回归社会。

康复的核心是建立一支专门的、相互协调的多学科专业团队，即神经康复小组，可为患者提供康复评价、康复治疗、定期复评、制订出院计划及随访工作。神经康复小组的成员包括医师、护士、物理治疗师、作业治疗师、言语治疗师、心理医师、康复辅助装置设计师、营养师以及社会工作者等。患者本人及其护理者或其他家庭成员，也应被视为康复团队中重要的一分子。神经康复小组会议是神经康复小组的主要活动形式，是小组工作的核心，其目的是使小组成员之间能就患者的状况进行交流。一般是在患者住院后 1 周进行首次康复小组会议，又称康复评定会议，之后每月举行 1 次。

（朱宏莉）

第二节　颅脑损伤

一、概述

颅脑损伤（TBI）是因外力导致大脑功能改变或者病理改变引起的暂时性或永久性神经功能障碍。TBI 发病率仅次于四肢创伤，主要见于交通事故、坠落、跌倒和运动损伤等。TBI 主要有 3 个关键要素：外界暴力、大脑功能改变和大脑病理改变的证据。

外界暴力主要包括以下事件：①头撞击到物体上；②头被物体撞击；③头部没有直接的外部创伤，但大脑处于加速或减速的运动中；④异物穿透大脑；⑤爆炸等产生的冲击力等。

大脑功能改变是有以下临床症状中的一种：①任何时期意识的丧失或下降；②受伤前或受伤后记忆的丢失；③神经损伤的症状（乏力、失去平衡、视觉改变、瘫痪、感觉缺失、失语等）；④损伤时精神状态的改变（思维减慢）。

大脑病理改变的证据主要包括视觉、神经影像学或实验室检查确认有大脑的损伤。一般来说，颅脑损伤可以根据临床标准直接诊断，但是，随着现代影像学技术的提高，有助于诊断临床症状不明显或迟发性的患者。

外力作用可导致颅骨、脑膜、脑血管和脑组织的损伤。依据伤后脑组织与外界相通与否，分为闭合性损伤和开放性损伤。撞击可造成头部加速—减速运动，致脑组织受剪力作用发生应变，使轴突、毛细血管和小血管损伤引起弥漫性脑损伤。按损伤病理机制，分为原发性损伤和继发性损伤。前者指在头部受到撞击后即刻发生的损伤，如脑震荡、脑挫裂伤；后者是在原发性损伤的基础上因颅内压增高或脑受到压迫而出现的一系列病变，如脑缺血、缺氧等。

单纯脑震荡有短暂的意识丧失，一般不超过 6～12 小时，无明显的结构变化，没有永久性的脑损伤，也不遗留神经功能障碍，患者几天后即可恢复正常的活动。脑震荡后遗症包括头痛、头晕、疲劳、轻度恶心、呕吐等，并有逆行性遗忘，神经系统检查无阳性体征。

脑挫伤常常伴有擦伤和压伤，软脑膜尚完整；脑裂伤是软脑膜、血管和脑组织同时有裂伤。脑挫裂伤的继发性改变即脑水肿和血栓形成，具有更为重要的临床意义。脑挫裂伤后立即发生意识障碍，意识障碍的程度和持续时间与脑挫裂伤的程度、范围直接相关，绝大多数在半小时以上，重者可长期持续昏迷，同时伴有阳性神经系统体征。额叶、颞叶的挫伤可能由于脑在不平的骨面上移动所致，神经功能障碍的发生率和死亡率均比脑震荡高。

颅内血肿是一种较为常见的致命的继发性损伤，其严重性在于可引起颅内压增高而导致脑疝。依部位不同，分为硬膜外血肿、硬膜下血肿及脑内血肿等。早期及时处理，可在很大程度上改善预后。

临床上常把成人昏迷时间长短看作判断伤势严重程度的指标。意识丧失期过后，大多数患者遗留躯体和认知方面的障碍，其严重程度与损伤的严重性、脑损伤的性质和临床并发症有关。行为问题包括易怒、消极状态、不能克制的状态和精神病行为。

虽然颅脑损伤可导致运动功能障碍，但精神和认知功能障碍可能更为严重。记忆丧失、智力损害、情感和行为的障碍、个性的改变等不仅对治疗的反应不良，也会对患者的日常生活、就业及参与社会能力等造成很大障碍。虽然脑外伤失语较脑卒中少见，但是在伤后 4 ~ 6 个月的失语很少能完全治愈，需要比脑卒中更长的时间才能获得功能改善。

二、康复评定

（一）颅脑损伤严重程度的评定

脑损伤的程度主要通过意识障碍的程度反映，昏迷的深度和持续时间是判断 TBI 严重程度的指标。国际上普遍采用格拉斯哥昏迷量表（Glasgow coma scale，GCS）（表 4-1）来判断急性损伤期的意识状况。该方法检查颅脑损伤患者的睁眼反应、言语反应和运动反应 3 项指标，确定这 3 项反应的计分后，再累积得分，作为判断伤情轻重的依据。GCS 能简单、客观、定量评定昏迷及其深度，而且对预后也有估测意义。

表 4-1　格拉斯哥昏迷量表（GCS）

项目	试验	患者反应	评分
睁眼反应	自发	自己睁眼	4
	言语刺激	大声向患者提问时患者睁眼	3
	疼痛刺激	捏患者时能睁眼	2
	疼痛刺激	捏患者时不睁眼	1
运动反应	口令	能执行简单命令	6
	疼痛刺激	捏痛时患者拨开医生的手	5
	疼痛刺激	捏痛时患者撤出被捏的手	4
	疼痛刺激	捏痛时患者身体呈去皮质强直（上肢屈曲，内收内旋；下肢伸直，内收内旋，踝屈曲）	3
	疼痛刺激	捏痛时患者身体呈去大脑强直（上肢伸直，内收内旋，腕指屈曲；下肢去皮质强直）	2
	疼痛刺激	捏痛时患者毫无反应	1
言语反应	言语	能正确会话，并回答医生他在哪、他是谁及年和月	5
	言语	言语错乱，定向障碍	4
	言语	说话能被理解，但无意义	3
	言语	能发出声音但不能被理解	2
	言语	不发声	1

GCS 总分为 15 分。根据 GCS 计分和昏迷时间长短分为以下 3 种。

轻度脑损伤：13 ~ 15 分，昏迷时间在 20 分钟以内。

中度脑损伤：9 ~ 12 分，伤后昏迷时间为 20 分钟 ~ 6 小时。

重度脑损伤：≤8 分，伤后昏迷时间在 6 小时以上；或在伤后 24 小时内出现意识恶化并昏迷 6 小时以上。

在重度脑损伤中，持续性植物状态占 10%，是大脑广泛性缺血性损害而脑干功能仍然保留的结果。持续性植物状态的诊断标准：①认知功能丧失，无意识活动，不能执行指令；②保持自主呼吸和血压；③有睡眠—觉醒周期；④不能理解和表达言语；⑤能自动睁眼或刺痛睁眼；⑥可有无目的性的眼球跟踪活动；⑦下丘脑及脑功能基本正常。以上 7 个条件持续 1 个月以上。

最小意识状态是植物状态和觉醒之间的状态，指患者仍有严重意识障碍，但既不符合昏迷也不符合植物状态的诊断，存在部分意识，如视追踪、听觉、疼痛觉、情感等反应，预后较植物状态好。最小意识状态的诊断标准：①遵从简单的指令；②不管正确性如何，可以用姿势或语言来回答是或否；③可被理解的语言；④有目的性的行为，包括偶然出现的与环境刺激有关的动作和情绪反应，而不是不自主动作。以上 1 种或多种行为反复或持续存在。

（二）认知功能障碍的评定

认知功能主要涉及记忆、注意、理解、思维、推理、智力和心理活动等，属于大脑皮质高级活动的范畴。认知功能障碍包括意识改变、记忆障碍、听力理解异常、空间辨别障碍、失用症、失认症、忽略症、体象障碍、皮质盲和智能障碍等。

（三）行为障碍的评定

主要依据症状判断，如攻击、冲动、丧失自制力、无积极性及严重的强迫观念、癔症等。

（四）言语障碍的评定

颅脑损伤患者言语障碍的特点是：①言语错乱，在失定向阶段主要为错乱性言语，表现为失定向，对人物、时间、地点等不能辨认，答非所问，但没有明显的词汇和语法错误，不配合检查，且意识不到自己回答的问题是否正确；②构音障碍常见；③命名障碍也常见，而且持续很久；④失语，除非直接伤及言语中枢，真正的失语较少见，在失语者中约有 50% 为命名性失语。另外对复杂资料理解差也很常见。

（五）运动障碍的评定

颅脑损伤可所致的运动障碍可以多种多样。肌力下降、关节活动受限影响运动功能，肌张力异常会影响运动控制，还可以有平衡与协调障碍、共济失调、震颤、运动反应迟钝等。

（六）日常生活活动能力的评定

由于脑损伤患者多有认知功能障碍，所以在评定日常生活活动能力时，宜采用包含有认知项目的评定，如独立生活能力评定。

（七）颅脑损伤结局的评定

采用格拉斯哥预后评分（Glasgow outcome scale，GOS）（表 4-2）预测颅脑损伤的结局。

表 4-2 格拉斯哥预后评分（GOS）

分级	简写	特征
Ⅰ. 死亡	D	死亡
Ⅱ. 持续性植物状态（persistent vegetable state）	PVS	无意识、无言语、无反应，有心跳呼吸，在睡眠觉醒阶段偶有睁眼，偶有呵欠、吸吮等，无意识动作，从行为判断大脑皮质无功能 特点：无意识但仍存活
Ⅲ. 严重残疾（severe disability）	SD	有意识，但由于精神、躯体残疾或由于精神残疾而躯体尚好而不能自理生活。记忆、注意、思维、言语均有严重残疾，24 小时均需他人照顾 特点：有意识但不能独立
Ⅳ. 中度残疾（moderate disability）	MD	有记忆、思维、言语障碍，极轻偏瘫，共济失调等，可勉强利用交通工具，在日常生活、家庭中尚能独立，可在庇护性工厂中参加一些工作 特点：残疾，但能独立
Ⅴ. 恢复良好（good recover）	GR	能重新进入正常社交生活，并能恢复工作，但可遗留各种轻的神经学和病理学缺陷 特点：恢复良好，但仍有缺陷

三、康复治疗

TBI 患者的康复应是全面康复，从急诊外科手术、ICU 阶段开始，一直到康复中心、社区康复和家庭的康复指导，应帮助患者安排从康复机构到社区的过渡。在每个阶段均应帮助患者及家庭面对伤病现实、精神和社会能力方面的变化。重度颅脑损伤患者的康复需要持续许多年，一些患者需要长期照顾。

TBI 的康复治疗可以分 3 个阶段进行：早期、恢复期和后遗症期康复治疗。早期指的是患者生命体征稳定、神经功能缺损症状稳定后 48 小时内，以综合医院为主的康复治疗；恢复期主要是在康复中心、门诊或家庭的康复治疗；后遗症期是指以社区及家庭重新融入性训练为主的康复指导。

（一）早期康复治疗

颅脑损伤后，无论手术与否，适当的非手术治疗均不可缺少。所以非手术治疗在治疗中占据着十分重要的地位，并且应采取综合性治疗措施。早期康复处理有助于预防并发症，如挛缩、压疮、异位骨化以及神经源性肠道和膀胱等问题。这些并发症如不积极防止，将给运动功能的恢复造成极大的困难，甚至成为不可逆的状态，严重阻碍存活患者以后的康复。

1. 康复目标

稳定病情，提高患者的觉醒能力，促进健忘症康复，预防并发症，促进功能康复。

2. 康复治疗方法

（1）药物和外科手术治疗：目的是减少脑水肿、治疗脑积水、清除血肿及监测脑压和脑灌注等。一般说来，一旦患者病情（包括基础疾患、原发疾患、并发症等）稳定 48~72 小时，即使患者仍处于意识尚未恢复的状态，也应考虑加以康复治疗。

（2）支持疗法：给予高蛋白、高热量饮食，避免低蛋白血症，提高机体的免疫力，促进创伤的恢复及神经组织的修复和功能重建。所提供的热量宜根据功能状态和消化功能情况逐步增加，蛋白质供应量为每天每千克体重 1 g 以上，可从静脉输入高营养物质，如复方氨基酸、白蛋白等，同时保持水和电解质平衡。当患者逐渐恢复主动进食功能时，应鼓励和训练患者吞咽和咀嚼。

（3）保持良姿位：让患者处于感觉舒适、对抗痉挛模式、防止挛缩的体位。头的位置不宜过低，以利于颅内静脉回流；偏瘫侧上肢保持肩胛骨向前、肩前伸、肘伸展，下肢保持髋、膝微屈，踝中立位。要定时翻身、变换体位，预防压疮、肿胀和挛缩。可使用气垫床、充气垫圈，预防压疮的发生。每日至少 1 次全身热水擦身，大小便后用热毛巾擦干净。

（4）促醒治疗：昏迷是一种丧失意识的状态，既不能被唤醒也没有注意力，眼睛闭合，因而缺乏睡眠/清醒周期，对指令没有运动反应，也没有语言。昏迷存在于损伤的早期阶段，通常持续不超过 3~4 周。植物状态是患者没有认知的体征，但可回到清醒状态，语言刺激时眼睛可睁开，尽管有睡眠/清醒周期、正常的血压和正常的呼吸，但患者不能进行语言交流及产生有组织的、分离的运动反应。

严重颅脑损伤的恢复首先从昏迷和无意识开始，功能恢复的大致顺序为：自发睁眼→觉醒周期性变化→逐渐能听从命令→开始说话。意识障碍的促醒治疗包括康复治疗、高压氧治疗、药物治疗及针灸治疗等。可以应用各种神经肌肉促进和刺激方法加速其恢复的进程，帮助患者苏醒、恢复意识。应对昏迷的 TBI 患者安排适宜的环境，有计划地让患者接受自然环境发出的刺激，让患者的家庭成员参与并对其教育和指导，定期和患者语言交流。家庭成员和治疗小组成员须了解与患者说话的重要性，在床边交谈时须考虑患者的感觉，尊重患者的人格，并提供特定的输入，鼓励患者主动的反应。家庭成员应提供一些重要的信息如患者喜欢的名字、兴趣爱好和憎恶等，还可以让患者听喜爱和熟悉的歌曲、音乐等。通过患者的面部表情或脉搏、呼吸、睁眼等变化观察其对各种刺激的反应。

直立姿势训练、肢体按摩、被动运动及快速擦刷、拍打、挤压、冰刺激偏瘫侧肢体皮肤，对大脑有一定的刺激作用，同时有助于维持与恢复关节的活动范围。还可利用一些不断变化的五彩灯光刺激视网膜、大脑皮质等。利用针灸刺激头部和躯干的相应腧穴，如感觉区、运动区、百会、四神聪、神庭、人中、合谷、内关、三阴交、劳宫、涌泉、十宣等，可促进认知和运动功能的恢复。

（5）排痰引流，保持呼吸道通畅：每次翻身时用空掌从患者背部肺底部顺序向上拍打至肺尖部，帮助患者排痰；指导患者做体位排痰引流。

（6）维持肌肉和其他软组织的弹性，防止挛缩或关节畸形：进行被动关节活动范围的练习，对易于缩短的肌群和其他软组织进行伸展练习，每天 2 次以保持关节、软组织的柔韧性。

（7）尽早活动：一旦生命体征稳定、神志清醒，应尽早帮助患者进行深呼吸、肢体主动运动、床上活动和坐位、站位练习，循序渐进。可应用起立床对患者进行训练，逐渐递增起立床的角度，使患者逐渐适应，预防体位性低血压。在直立练习中应注意观察患者的呼吸、心率和血压变化。应让患者在其能耐受的情况下站立足够长的时间，以牵拉易于缩短的软组织，使身体负重，防止骨质疏松及尿路感染。站立姿势有利于预防各种并发症，对保持器官的良好功能很重要。①刺激内脏功能，如肠蠕动和膀胱排空。②改善通气（腹部器官向下移动给肺足够的扩张空间、重新分布气流到基底肺叶，并改变通气/血流比值）。③如果自动调节正常，由于脑静脉回流增加，可降低增高的颅内压（如果自动调节受损，患者站立期间，应监测血压和颅内压，因为直立位可导致脑血流的大幅度减少）。此外，站立还可以改善患者的心理等。

（8）物理治疗：对弛缓性瘫痪患者，可利用低频脉冲电刺激疗法增强肌张力、兴奋支配肌肉的运动或感觉神经，以增强肢体运动功能。

（9）矫形支具的应用：如果运动和训练不能使肌肉足够主动拉长，应使用矫形器固定关节于功能位；对肌力较弱者给予助力，使其维持正常运动。

（10）高压氧治疗：颅脑损伤后及时改善脑循环，保持脑血流相对稳定，防止灌注不足或过多，将有利于减轻继发性损害，促进脑功能恢复，高压氧在这方面有不可低估的作用。

高压氧的基本原理和对神经系统的作用：①提高血氧张力，增加血氧含量；②增加脑组织、脑脊液的氧含量和储氧量；③提高血氧弥散，增加有效弥散距离；④减少脑皮质血流，降低脑耗氧量，增强脑缺血的代偿反应，改善脑缺氧所致的脑功能障碍，促进脑功能的恢复；⑤收缩脑血管，减轻脑水肿，降低颅内压，改变血脑屏障的通透性；⑥改善脑电活动，促进觉醒状态。

高压氧的治疗方法：可按常规方案进行，临床治疗一般应用 2 ~ 3 个绝对大气压（ATA），面罩间歇吸氧，即呼吸纯氧20分钟，换吸空气10分钟，如此反复4次，总共吸氧80分钟，每天1次，10次为1个疗程。纯氧舱持续吸氧不超过1.5小时。高压氧治疗过程中，结合药物治疗可以提高治疗效果。

（二）恢复期康复治疗

脑是高级神经中枢，是学习的重要器官。不同程度的脑损伤后，出现不同程度的认知功能障碍，以致学习困难。随着损伤的修复，经过训练，仍可以学习新的东西。康复治疗也是学习的过程。

1. 康复目标

减少患者的定向障碍和言语错乱，提高记忆、注意、思维、组织和学习能力；最大限度地恢复感觉、运动、认知、语言功能和生活自理能力，提高生存质量。

2. 康复治疗方法

TBI 是一种弥漫性、多部位的损伤，因此在躯体运动、认知、行为和人格方面的残损，因损伤方式、范围和严重程度的差异而有很多不同。而认知和行为的相互作用，更增加其复杂性。

在颅脑损伤的康复中，有运动、语言、心理等治疗，本节主要介绍认知功能、知觉和行为障碍的治疗。

（1）认知功能障碍的治疗：处于恢复期的患者一般都具有一定程度的运动和认知功能障碍。除有运动功能障碍外，常伴有记忆困难、注意力不集中、思维理解困难和判断力降低等认知功能障碍，认知功能训练是提高智能的训练，应贯穿于治疗的全过程。目前针对 TBI 的认知康复方法主要有作业疗法、电脑辅助和虚拟认知康复、电磁刺激等。对认知功能障碍的训练治疗，没有一个统一固定的模式和方法，因为患者的认知功能障碍表现是复杂多样的，所以必须根据患者的具体情况采取灵活多变的方法，同时尽可能多地利用周围有益的环境因素给予患者良性刺激，以促进其认知功能的改善。

1）记忆训练：记忆是过去感知过、体验过和做过的事物在大脑中留下的痕迹，是过去的经验在人脑中的反映，是大脑对信息的接收、储存及提取过程。短期记忆是指保持信息

1分钟至1小时的能力；长期记忆是保持信息1小时或更长时间的能力。改善记忆功能可辅助用尼莫地平（尼莫通）30 mg，每日3次；或石杉碱甲（哈伯因）100 μg，每日3次。进行记忆训练时，注意进度要慢，训练从简单到复杂，将记忆作业化整为零，然后逐步串接。每次训练的时间要短，开始要求患者记住的信息量要少，信息呈现的时间要长，以后逐步增加信息量。患者成功时应及时强化，给予鼓励，增强信心。如此反复刺激，反复训练，提高记忆能力。

2）注意训练：注意是心理活动对一定事物的指向和集中。TBI患者往往不能注意或集中足够的时间去处理一项活动任务，容易受到外界环境因素的干扰而精力分散。

3）思维训练：思维是心理活动最复杂的形式，是认知过程的最高阶段，是脑对客观事物概括和间接反映。思维包括推理、分析、综合、比较、抽象、概括等多种过程，而这些过程往往表现在人类对问题的解决中。根据患者存在的思维障碍进行有针对性的训练。

（2）知觉障碍的治疗：知觉障碍治疗法有3种，即功能训练法、转换训练法和感觉运动法。

1）功能训练法：在功能训练中，治疗是一个学习的过程，要考虑每个患者的能力与局限性，将治疗重点放在纠正患者的功能问题上，而不是放在引起这些问题的病因上，使用方法是代偿和适应。要对存在的问题进行代偿，首先要让患者了解自己存在的缺陷及其含义，然后教会其使用健存的感知觉功能的技巧。适应指的是对环境的改进。训练中应注意用简单易懂的指令，并建立常规方法，用同样的顺序和方式做每个活动，并不断重复练习。

2）转移训练法：是需要一定知觉参与的活动练习，对其他具有相同知觉要求的活动能力有改善作用。使用特定的知觉活动，如样本复制、二维和三维积木、谜语这类活动可以促进ADL的改善。

3）感觉运动法：通过给予特定的感觉刺激并控制随后产生的运动，可以对大脑感觉输入方式产生影响。①单侧忽略：主要出现在左侧。进行一些刺激忽略侧的活动、改变环境，使患者注意偏瘫侧，如将食物、电灯、电话、电视机置于患者偏瘫侧，站在患者偏瘫侧与其交谈，进行躯体和视觉越过中线的活动，让患者知道它的存在。②视觉空间失认：在抽屉内、床头柜上只放少数最常用的物品，对其中最多用的再用鲜艳的颜色标出，使用语言性提示和触摸，多次重复进行练习，并练习从多种物品中找出特定的物品；练习对外形相似的物体进行辨认，并示范其用途。③空间关系辨认：适当的分级活动可帮助患者恢复掌握空间关系的能力，先练习从包含2项内容的绘画中选择1项适当的内容，再练习从包含3项内容的绘画中选择1项适当的内容，最后练习从一整幅绘画中选择1项适当的内容。逐渐升级到较为正常的刺激水平。④空间位置：练习将钢笔放入杯中，按照要求摆放物品，并描述两种物品的不同位置。经过针对性的训练，患者的知觉功能将有所改善。

（3）行为障碍的治疗：TBI患者的行为障碍是多种多样的。行为异常的治疗目的是设法消除他们不正常、不为社会所接受的行为，促进其亲社会行为。治疗方法如下。

1）创造适合于行为治疗的环境：环境安排应能保证增加适当行为出现的概率，尽量降低不适当行为发生的概率。稳定、限制的住所与结构化的环境，是改变不良行为的关键。

2）药物治疗：一些药物对患者的运动控制、运动速度、认知能力和情感都有一定效果。多应用对改善行为和抑制伤后癫痫发作有效而不良反应小的药物，如卡马西平、乙酰唑胺、氯巴占等。

3）行为治疗：行为障碍可分为正性行为障碍和负性行为障碍。正性行为障碍常表现为攻击他人，而负性行为障碍常表现为情绪低落、感情淡漠，对一些能完成的事不愿意做。治疗原则是：①对所有恰当的行为给予鼓励；②拒绝奖励目前仍在继续的不恰当行为；③在每次不恰当行为发生后的短时间内，杜绝一切奖励性刺激；④在不恰当行为发生后应用预先声明的惩罚；⑤在极严重或顽固的不良行为发生之后，给患者以其厌恶的刺激。

（三）后遗症期康复治疗

TBI 患者经过临床处理和正规的早期和恢复期的康复治疗后，各种功能已有不同程度的改善，但部分患者仍遗留不同程度的功能障碍。因此后遗症期康复以社区康复、家庭康复、职业康复、社会康复等为主。

1. 康复目标

使患者学会应对功能不全的状况，学会用新的方法代偿功能不全，增强患者在各种环境中的独立和适应能力，回归社会。以最终提高 ADL 能力、社会参与能力、职业技能、生活质量为主要目标。

2. 康复治疗方法

（1）日常生活活动能力训练：利用家庭或社区环境继续加强日常生活活动能力的训练，强化患者自我照料生活的能力，逐步与外界社会直接接触。学习乘坐交通工具、购物、看电影等。

（2）职业训练：TBI 患者中大部分是青壮年，其中不少在功能康复后尚需重返工作岗位，部分可能要变换工作。应尽可能对患者进行有关工作技能的训练。

（3）矫形器和辅助器具的应用：有些患者需要应用矫形器改善功能。对运动障碍患者可能需要使用各种助行工具；自理生活困难时，可能需要使用各种自助辅具等。

（宋颖达）

第三节 脊髓损伤

一、概述

脊髓损伤（SCI）是指由于各种原因引起的脊髓结构、功能的损害，造成损伤平面以下的运动、感觉、自主神经功能障碍。脊髓损伤分外伤性和非外伤性。颈脊髓损伤造成上肢、躯干、下肢及盆腔脏器的功能损害时称四肢瘫；胸段以下脊髓损伤造成躯干、下肢及盆腔脏器功能障碍而未累及上肢时称截瘫。截瘫包括马尾和圆锥损伤，但不包括骶丛病变和椎管外周围神经损伤。

（一）流行病学

外伤性脊髓损伤的发病率因各国情况不同而有差别，发达国家比发展中国家发病率高。美国的发病率为（20～45）/100 万，患病率为900/100 万。中国北京地区的调查资料显示，年发病率为68/100 万左右。各国统计资料显示脊髓损伤均以青壮年为主，年龄在 40 岁以下者约占80%，男性为女性的 4 倍左右。国外 SCI 的主要原因是车祸、运动损伤等，我国则为高处坠落、砸伤、交通事故等。

（二）病理生理

不完全性脊髓损伤伤后 3 小时灰质中出血较少，白质无改变，此时病变呈非进行性、可逆；至伤后 6～10 小时，出血灶扩大不多；24～48 小时后神经组织水肿逐渐消退。完全性脊髓损伤伤后 3 小时脊髓灰质中呈多灶性出血，白质尚正常；伤后 6 小时灰质中出血增多，白质水肿；12 小时后白质中出现出血灶，神经轴突开始变性，灰质中神经细胞变性坏死；24 小时后灰质中心出现坏死，白质中多处轴突变性。完全性脊髓损伤脊髓内的病变呈进行性加重，所以脊髓损伤的急救治疗是很重要的，通常脊髓损伤后 6 小时内是抢救的黄金时期。

（三）脊髓损伤引起的一系列变化和功能障碍（图 4-1）

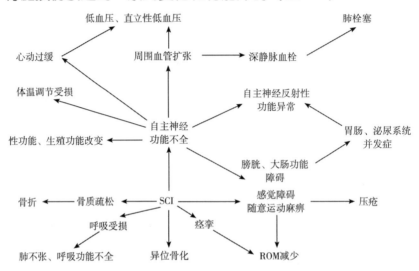

图 4-1　脊髓损伤对机体功能的影响

（四）临床表现

脊髓损伤的主要临床特征是脊髓休克、运动障碍（四肢瘫或截瘫）、感觉障碍、体温控制障碍、痉挛、排便功能障碍、性功能障碍等。不完全性脊髓损伤具有以下特殊的表现。

1. 中央束综合征

常见于颈脊髓血管损伤。血管损伤时，脊髓中央先开始发生损害，再向外周扩散。上肢的运动神经偏于脊髓的中央，而下肢的运动神经偏于脊髓的外周，造成上肢神经受累重于下肢，因此上肢功能障碍比下肢明显。患者有可能可以步行，但上肢部分或完全麻痹。

2. 半切综合征

半切综合征常见于刀伤或枪伤。只损伤脊髓半侧，由于温痛觉神经在脊髓发生交叉，因而造成损伤同侧肢体本体感觉和运动丧失，对侧痛温觉丧失。

3. 前束综合征

脊髓前部损伤，造成损伤平面以下的运动和痛温觉丧失，而本体感觉存在。

4. 后束综合征

脊髓后部损伤，造成损伤平面以下的本体感觉丧失，而运动和痛温觉存在。

5. 脊髓圆锥综合征

主要为脊髓骶段圆锥损伤，可引起膀胱、肠道和下肢反射消失，偶尔可以保留骶段反射。

6. 马尾综合征

椎管内腰骶神经根损伤，可引起膀胱、肠道及下肢反射消失。马尾的性质实际上是外周神经，因此有可能出现神经再生而导致神经功能逐步恢复。马尾损伤后神经功能的恢复有可能需要 2 年左右的时间。

7. 脊髓震荡

指暂时性和可逆性的脊髓或马尾神经生理功能丧失，可见于只有单纯性压缩骨折，甚至 X 线检查阴性的患者。脊髓并未受到机械性压迫，也没有解剖结构上的损害。另一种假设认为，脊髓功能丧失是由于短时间压力波所致，缓慢的恢复过程提示反应性脊髓水肿的消退。此型患者可见反射亢进，但没有肌肉痉挛。

二、康复评定

（一）关于损伤的评定

1. 神经平面的评定

神经平面是指身体双侧有正常的运动和感觉功能的最低脊髓节段，该平面以上感觉和运动功能完全正常。例如 C_6 损伤，意味着 $C_1 \sim C_6$ 节段仍然完好，$C_7 \sim S_5$ 节段有损伤。确定损伤平面时应注意以下问题。

（1）脊髓损伤神经平面主要以运动损伤平面为依据，但 $T_2 \sim L_1$ 节段的运动损伤平面难以确定，故主要以感觉损伤平面来确定。

（2）运动损伤平面和感觉损伤平面是通过检查关键肌的徒手肌力及关键感觉点的痛觉（针刺）和轻触觉来确定的。美国脊椎损伤协会（ASIA）和国际脊髓学会（ISCoS）根据神经支配的特点，选出一些关键肌和关键感觉点，通过对这些肌肉和感觉点的检查，可迅速确定损伤平面。根据 2013 版《脊髓损伤神经学分类国际标准》规定，在检查时患者应取仰卧位（肛诊可取侧卧位）。

（3）确定损伤平面时，该平面关键肌的肌力必须≥3 级，该平面以上关键肌的肌力必须正常。如脊髓 C_7 节段发出的神经纤维（根）主要支配肱三头肌，在检查 SCI 患者时，若肱三头肌肌力≥3 级，C_6 节段支配的伸腕肌肌力 5 级，则可判断损伤平面为 C_7。

（4）损伤平面的记录。由于身体两侧的损伤水平可能不一致，评定时需同时检查身体两侧的运动损伤平面和感觉损伤平面，并分别记录（右—运动，左—运动；右—感觉，左—感觉）。

2. 患者无法进行检查时神经平面的评定

当关键点或关键肌因某种原因无法检查时（如石膏固定、烧伤、截肢或患者无法感知面部感觉），检查者将记录"NT"（无法检查）来代替评分。这种情况下将无法评估治疗过程中该点的感觉运动评分以及受累侧的感觉运动总分。另外，伴有脑外伤、臂丛神经损伤、四肢骨折等相关损伤时，可影响神经系统的检查，但仍应尽可能准确地评定神经损伤平面，且感觉/运动评分和分级可根据相隔一段时间（如 4 周）后的再次检查来进行。

（二）感觉功能的评定

采用 ASIA 和 ISCoS 的感觉评分（sensory scores，SS）来评定感觉功能。

1. 关键感觉点

感觉检查的必查部分是检查身体左右侧各 28 个皮节的关键点（$C_2 \sim S_{4 \sim 5}$）。关键点是容易定位的骨性解剖标志点。每个关键点要检查 2 种感觉：轻触觉和针刺觉（锐/钝区分）。感觉正常（与面颊部感觉一致）得 2 分，异常（减退或过敏）得 1 分，消失为 0 分。每侧每点每种感觉最高为 2 分，每种感觉一侧最高为 56 分，左右两侧最高共计 112 分。两种感觉得分之和最高可达 224 分。分数越高表示感觉越接近正常。

轻触觉检查需要在患者闭眼或视觉遮挡的情况下，使用棉棒末端的细丝触碰皮肤，接触范围不超过 1 cm。针刺觉（锐/钝区分）常用打开的一次性安全大头针的两端进行检查：尖端检查锐觉，圆端检查钝觉。在检查针刺觉时，检查者应确定患者可以准确可靠地区分每个关键点的锐性和钝性感觉。如存在可疑情况时，应以 10 次中 8 次正确为判定的标准，因这一标准可以将猜测的概率降低到 5% 以下。无法区分锐性和钝性感觉者（包括触碰时无感觉者）为 0 分，若锐/钝感知发生改变则为 1 分。这种情况下患者可以可靠地区分锐性和钝性感觉，但关键点的针刺程度不同于面部正常的针刺强度，其强度可以大于也可以小于面部感觉。

2. 肛门深部压觉（DAP）

DAP 检查方法是检查者用示指插入患者肛门后对肛门直肠壁轻轻施压（该处由阴部神经 $S_{4 \sim 5}$ 的躯体感觉部分支配），还可以使用拇指配合示指对肛门施加压力。感知的结果可以为存在或缺失（在记录表上填是或否）。该部分检查如发现肛门处任何可以重复感知的压觉即意味着患者为感觉不完全损伤。在 $S_{4 \sim 5}$ 有轻触觉或针刺觉者，DAP 评估不是必须检查的项目，因患者已经可以判定为感觉不完全损伤。即便如此，仍建议完成该项目的检查。

3. 感觉平面确定

感觉平面为针刺觉和轻触觉两者的最低正常皮节。皮节从 C_2 开始，向下至第一个轻触觉或针刺觉小于 2 分的节段。感觉平面由一个 2 分（正常或完整）的皮节确定，在轻触觉或针刺觉受损或缺失的第一个皮节平面之上的正常皮节即为感觉平面。因左右侧可能不同，感觉平面应左右分开确定。检查结果将产生 4 个感觉平面：R—针刺觉、R—轻触觉、L—针刺觉、L—轻触觉。所有平面中最高者为单个感觉平面。例如 C_2 感觉异常，而面部感觉正常，则感觉平面为 C_1。若身体一侧 C_2 至 $S_{4 \sim 5}$ 轻触觉和针刺觉均正常，则该侧感觉平面应记录为"INT"，即"完整"，而不是 S_5。

（三）运动功能的评定

1. 运动检查的必查部分

通过检查 10 对肌节（$C_5 \sim T_1$ 及 $L_2 \sim S_1$）对应的肌肉功能来完成。推荐每块肌肉按照从上到下的顺序检查，使用标准的仰卧位及标准的肌肉固定方法。体位及固定方法不当会导致其他肌肉代偿，并影响肌肉功能检查的准确性。

肌肉的肌力分为 6 级。

0 级：完全瘫痪。

1 级：可触及或可见肌收缩。

2 级：去重力状态下进行全关节活动范围（ROM）的主动活动。

3 级：对抗重力下进行全 ROM 的主动活动。

4 级：肌肉特殊体位的中等阻力情况下进行全 ROM 的主动活动。

5 级（正常）：肌肉特殊体位的最大阻力情况下进行全 ROM 的主动活动（最大阻力根据患者功能假定为正常的情况进行估计）。

5^* 级（正常）：假定抑制因素（即疼痛、废用）不存在情况下，对抗重力和足够阻力情况下进行全 ROM 的主动活动，即认为正常。

NT = 无法检查（即由于制动、导致无法分级的严重疼痛、截肢或大于 50% ROM 的关节挛缩等因素导致）。国际标准检查的肌力分级不使用正负评分法，也不推荐在比较不同机构的数据时使用该方法。

某些病例如因关节挛缩导致 ROM 受限大于正常值的 50%，则肌力检查可以参照 0 ~ 5 级的分级方法，如 ROM 小于正常值的 50%，则应记录为"NT"。

适宜应用上述肌力分级法检查的肌肉（双侧）见表 4-3。选择这些肌肉是因为它们与相应节段的神经支配相一致，至少接受 2 个脊髓节段的神经支配，每块肌肉都有其功能上的重要性，并且便于仰卧位检查。

表 4-3 人体 10 组关键肌肉

平面	关键肌
C_5	屈肘肌（肱二头肌、肱肌）
C_6	伸腕肌（桡侧伸腕长肌、桡侧伸腕短肌）
C_7	伸肘肌（肱三头肌）
C_8	中指屈指肌（指深屈肌）
T_1	小指外展肌（小指外展肌）
L_2	屈髋肌（髂腰肌）
L_3	伸膝肌（股四头肌）
L_4	踝背伸肌（胫前肌）
L_5	足踇长伸趾肌（踇长伸肌）
S_1	踝跖屈肌（腓肠肌、比目鱼肌）

根据 ASIA 发布的 2013 版脊髓损伤神经学分类国际标准要求，在检查 4 级或 5 级肌力时应使用特殊体位。

C_5：屈肘 90°，上肢置于身体一侧，前臂旋后。

C_6：充分伸腕。

C_7：肩内收、屈曲 90°、无旋转，肘屈曲 45°。

C_8：指间关节近端固定于伸展位，指远端充分屈曲。

T_1：手指充分外展。

L_2：髋屈曲 90°。

L_3：膝屈曲 15°。

L_4：踝充分背伸。

L_5：第 1 足趾充分伸展。

S_1：髋旋转中立位、屈/伸中立位、外展/内收中立位，膝充分伸展，踝充分跖屈。

对脊柱不稳的患者，进行徒手肌力检查时要小心。对 T_8 以下水平怀疑有急性创伤的患者髋主动或被动屈曲均不应超过 90°，以降低对腰椎的后突应力。检测时应保持等长收缩并单侧检查，这样对侧髋部就可以保持伸展位以稳定骨盆。

2. 肛门自主收缩（VAC）评定

肛门外括约肌由 $S_{2~4}$ 阴部神经的躯体运动部分支配。检查应在检查者手指能重复感受到自主收缩的基础上，将结果分为存在和缺失（即检查表中记录为是或否）。给患者的指令应为"像阻止排便运动一样挤压我的手指"。若 VAC 存在，则为运动不完全损伤。要注意将 VAC 与反射性肛门收缩鉴别。若仅在 Valsalva 动作时出现收缩，则为反射性收缩，应记录为缺失。

3. 脊髓损伤运动评定

可包括其他非关键肌的检查，如膈肌、三角肌、指伸肌、髋内收肌及腘绳肌，非关键肌检查结果可记录在检查表评注部分。虽然这些肌肉功能不用于确定运动平面或评分，但 2013 版国际标准允许使用非关键肌功能来确定运动不完全损伤状态，评价 ASIA 残损分级为 B 级还是 C 级（见后）。

4. 运动评分

脊髓损伤的肌力评定不同于单块肌肉，需要综合进行。评定时分左、右两侧进行。评定标准：采用 MMT 法测定肌力，每一组肌肉所得分值与测得的肌力级别相同，从 1 分至 5 分不等。如测得肌力为 1 级则评 1 分，5 级则评 5 分。上肢双侧相加最高 50 分，下肢双侧相加最高 50 分，共 100 分。评分越高表示肌肉功能越佳，据此可评定运动功能。

5. 运动平面确定

运动平面通过身体一侧 10 块关键肌的检查确定，肌力为 3 级及以上（仰卧位 MMT）的最低关键肌即代表运动平面，前提是代表其上节段的关键肌功能正常（5 级）。身体左右两侧可以不同，二者中的最高者为单个运动平面。

运动平面确定后要进一步考虑每个节段的神经（根）支配一块以上的肌肉，同样大多数肌肉接受 1 个以上的神经节段支配（常为 2 个节段）。因此，用一块肌肉或一组肌肉（即关键肌）代表一个脊神经节段支配旨在简化检查。某一块肌肉在丧失一个神经节段支配但仍有另一神经节段支配时肌力减弱。按常规，如果一块肌肉肌力在 3 级以上，则该肌节的上一个肌节存在完整的神经支配。在确定运动平面时，相邻的上一个关键肌肌力必定是 5 级，因为预计这块肌肉受 2 个完整的神经节段支配。例如，C_7 支配的关键肌无任何活动，C_6 支配的肌肉肌力为 3 级，若 C_5 支配的肌肉肌力为 5 级，那么，该侧的运动平面在 C_6。

检查者的判断依赖于确定其所检查的肌力低于正常（5 级）的肌肉是否有完整的神经支配。许多因素可以抑制患者充分用力，如疼痛、体位、肌张力过高或废用等，任何上述或其他因素妨碍肌力检查时，该肌肉的肌力应被认为是无法检查（NT）。然而，如果这些因素不妨碍患者充分用力，检查者的最佳判断为排除这些因素后患者肌肉肌力为正常（仰卧位 MMT 为 5 级），那么，该肌肉肌力评级为 5* 级。对于那些临床应用徒手肌力检查法无法检查的肌节，如 $C_1 \sim C_4$、$T_2 \sim L_1$ 及 $S_2 \sim S_5$ 运动平面可参考感觉平面来确定。如果这些节段的感觉是正常的，推测其运动功能也正常。

6. 痉挛评定

目前临床上多用改良的 Ashworth 痉挛评定量表。评定时检查者徒手牵伸痉挛肌进行全关节活动范围内的被动运动，通过感觉到的阻力及其变化情况把痉挛分成 0~4 级。

（四）损伤程度评定

1. ASIA 残损分级（AIS）

损伤一般根据鞍区功能的保留程度分为神经学"完全损伤"和"不完全损伤"。"鞍区保留"指查体发现最低段鞍区存在感觉或运动功能（即 $S_{4~5}$ 存在轻触觉或针刺觉，或肛门括约肌自主收缩）。完全损伤指鞍区保留 [即最低骶段 $S_{4~5}$ 感觉和运动功能] 不存在；不完全损伤指鞍区保留 [即最低骶段 $S_{4~5}$ 感觉和（或）运动功能] 存在。ASIA 残损分级用于对残损程度进行分级评定，见表 4-4。

表 4-4　ASIA 残损分级

级别	程度	临床表现
A	完全损伤	鞍区 $S_{4~5}$ 无任何感觉和运动功能保留
B	不完全感觉损伤	神经平面以下包括鞍区 $S_{4~5}$ 无运动但有感觉功能保留，且身体任何一侧运动平面以下无 3 个节段以上的运动功能保留
C	不完全运动损伤	神经平面*以下有运动功能保留，且单个神经损伤平面以下超过一半的关键肌肌力小于 3 级（0~2 级）
D	不完全运动损伤	神经平面*以下有运动功能保留，且单个神经损伤平面以下至少有一半以上（一半或更多）的关键肌肌力大于或等于 3 级
E	正常	检查所有节段的感觉和运动功能均正常，且患者既往有神经功能障碍，则分级为 E。既往无 SCI 者不能评为 E 级

注：* 如患者需要评为 C 级或 D 级，即不完全运动损伤，则需要满足下列条件之一：①肛门括约肌自主收缩；②鞍区感觉保留，同时身体一侧运动平面以下有 3 个节段以上的运动功能保留。允许根据运动平面以下非关键肌是否保留运动功能来确定运动损伤完全与否（确定 ASIA 残损分级为 B 级还是 C 级）。当根据平面以下运动功能保留的程度来区分 ASIA 残损分级为 B 级或 C 级的时候，需要使用的平面为身体一侧的运动平面；而区分 C 级和 D 级的时候，使用的平面为单个神经平面。

2. 部分保留带（ZPP）

ZPP 仅用于完全损伤（ASIA 为 A 级），指感觉和运动平面以下保留部分神经支配的皮节和肌节，保留部分感觉或运动功能的节段即为相应的感觉或运动 ZPP，且应按右侧和左侧以及感觉和运动分别记录。例如，右侧感觉平面为 C_5，从 C_6 至 C_8 有感觉保留，则检查表中右侧感觉 ZPP 应记录为"C_8"。

记录 ZPP 时，运动功能与感觉功能不一定一致，且运动平面以下记录为 ZPP 的肌肉运动应为主动收缩。ZPP 中不包括非关键肌。ZPP 不适用于不完全损伤，因此在不完全损伤者的检查表中应记录"N/A"。

（五）脊髓休克的评定

当脊髓与高位中枢离断时，脊髓暂时丧失反射活动能力而进入无反应状态的现象称为脊髓休克。脊髓休克时，横断面以下节段脊髓支配的骨骼肌紧张性降低或消失，外周血管扩张，血压下降，发汗反射消失，膀胱充盈，直肠内大便积聚，表明躯体及内脏反射减退或消失。脊髓休克为一种暂时现象，以后各种反射可逐渐恢复。临床上常用球海绵体反射是否出现来判断脊髓休克是否结束，此反射的消失为休克期，反射的再出现表示脊髓休克结束。但需注意的是极少数正常人不出现该反射，圆锥损伤时也不出现该反射。具体检查方法：用戴手套的示指插入肛门，另一手刺激龟头（女性刺激阴蒂），阳性时手指可以明显感觉到肛门外括约肌的收缩。脊髓休克结束的另一指征是损伤平面以下出现感觉、运动或肌肉张力升高与痉挛。

（六）ADL 能力评定

截瘫患者可用改良的 Barthel 指数，四肢瘫患者用四肢瘫功能指数（QIF）来评定。QIF评定的内容有转移、梳洗、洗澡、进食、穿脱衣服、轮椅活动、床上活动、膀胱功能、直肠功能、护理知识，共 10 项，评分采用 0～4 分的 5 级制，每项最高得分为 4 分，经权重处理后得出总分。

（七）功能恢复的预测

对完全性脊髓损伤的患者，根据不同的损伤平面预测其功能恢复情况（表4-5）。

表4-5　损伤平面与功能恢复的关系

损伤部位	不能步行，在轮椅上仍需依赖程度				在轮椅上独立程度		有步行的可能性用矫形器加拐杖或独立步行
	完全依赖	大部分依赖	中度依赖	小部分依赖	基本独立	完全独立	
$C_{1\sim3}$	√						
C_4		√					
C_5			√				
C_6				√			
$C_7\sim T_1$					√		
$T_2\sim T_5$						√	
$T_6\sim T_{12}$							√①
$L_1\sim L_3$							√②
$L_4\sim S_1$							√③

注：①可进行治疗性步行；②可进行家庭功能性步行；③可进行社区功能性步行。

（八）其他

对脊髓损伤的患者，还需进行神经源性膀胱与神经源性肠的评定、性功能障碍的评定、心肺功能的评定、心理障碍的评定。

三、康复治疗

脊髓损伤的康复治疗包括急性期的康复治疗和恢复期的康复治疗，采用物理治疗、作业治疗、辅具、心理治疗等康复措施，并需注意及时处理并发症。

（一）急性期的康复治疗

急性期一般指患者伤后在脊柱外科（骨科）住院时，当临床抢救告一段落，患者生命体征和病情基本平稳、脊柱稳定即可开始康复训练。急性期主要采取床边训练的方法，主要目的是及时处理并发症，防止废用综合征，为以后的康复治疗创造条件。训练内容包括以下8个方面。

1. 体位摆放

患者卧床时应注意保持肢体处于功能位置。

脊髓损伤的搬运和急救：对脊柱受伤的患者如怀疑脊髓损伤时应立即制动体位稳定，制动体位有两种：①保持受伤时的姿势制动、搬运；②使伤员保持平卧位制动、搬运。前者可防止因体位变动而导致脊髓二次损伤。制动固定后立即转运至医院尽早开始救治工作。

常用的临床措施包括伤后早期内应用糖皮质激素治疗，特别是甲泼尼龙大剂量疗法，尝试高压氧治疗，尽早手术治疗，对脊柱骨折脱位进行复位固定，解除脊髓压迫，重建脊柱的稳定性。

2. 关节被动运动

对瘫痪肢体进行关节被动运动训练，每日 1 ~ 2 次，每一关节在各轴向活动 20 次即可，以防止关节挛缩和僵直的发生。

3. 体位变换

对卧床患者应定时变换体位，一般每 2 小时翻身一次，以防止压疮形成。

4. 早期坐起训练

对脊髓损伤已行内固定手术、脊柱稳定性良好者应早期（伤后或术后 1 周左右）开始坐位训练，每日 2 次，每次 30 分钟。开始时将床头摇起 30°，如无不良反应，则每天将床头升高 15°，逐渐增加到 90°，并维持继续训练。一般情况下，从平卧位到直立位需 1 周的适应时间，适应时间长短与损伤平面有关。坐起时，往往穿戴矫形器保护。

5. 站立训练

患者经过坐起训练后无直立性低血压等不良反应即可考虑进行站立训练。训练时应保持脊柱的稳定性，佩戴矫形器或腰围，训练起立和站立活动。患者站起立床，从倾斜 20° 开始，角度渐增，8 周后达到 90°，如发生不良反应，应及时降低起立床的角度。

6. 呼吸及排痰训练

对颈髓损伤、呼吸肌无力的患者应训练其腹式呼吸，咳嗽、咳痰能力以及进行体位排痰训练，以预防及治疗呼吸系统并发症，并促进呼吸功能的恢复。对四肢瘫患者，早期康复的重要内容之一是预防和治疗肺部感染，防止分泌物阻塞气道导致窒息。气管切开后需做好气道管理。

7. 二便的处理

SCI 早期多采用留置导尿的方法。脊髓休克期内不进行导尿管夹管训练，休克期结束后根据患者的情况逐渐增加夹管时间，并保证每天进水量达到 2 500 ~ 3 000 mL，记录出入水量。之后可采用间歇清洁导尿术，配合个体化饮水计划进行排尿训练。便秘的患者首先要改变饮食结构，改变大便性状，其次可用润滑剂、缓泻剂与灌肠等方法处理。

8. 药物的使用

急性期神经营养等药物可根据实际情况应用。

（二）恢复期的康复治疗

恢复期的康复治疗指患者进入康复医学科住院或门诊后，依患者病情进行的训练。进入恢复期的时间可早可迟，骨折部位稳定、神经损害或压迫症状稳定、呼吸平稳后即可进入恢复期治疗。

1. 肌力训练

完全性脊髓损伤患者肌力训练的重点是肩和肩胛带的肌肉，特别是背阔肌、上肢肌肉和腹肌。不完全性脊髓损伤患者，应对肌力残留的肌肉一并训练。肌力达 3 级时，可以采用主动运动；肌力 2 级时可以采用助力运动、主动运动；肌力 1 级时采用功能性电刺激、被动运动、生物反馈等方法进行训练。肌力训练的目标是使肌力达到 3 级以上。脊髓损伤患者为了应用轮椅、拐或助行器，在卧床、坐位时均要重视训练肩带肌力，包括上肢支撑力训练、肱三头肌和肱二头肌训练和握力训练。

对使用低靠背轮椅者，还需要进行腰背肌的训练。卧位时可采用举重、支撑；坐位时利用支撑架等。

2. 垫上训练

治疗垫上可进行的训练有：①翻身训练，适用于早期未完全掌握翻身动作技巧的患者继续练习；②牵伸训练，主要牵伸下肢的腘绳肌、内收肌和跟腱，牵伸腘绳肌是为了使患者直腿抬高大于 90°，以实现独立长腿坐；牵伸内收肌是为了避免患者因内收肌痉挛而造成会阴部清洁困难；牵伸跟腱是为了防止跟腱挛缩，以利于步行训练；牵伸训练可以帮助患者降低肌肉张力，从而对痉挛有一定的治疗作用；③垫上移动训练；④手膝位负重及移行训练。

3. 坐位训练

可在垫上及床上进行。坐位可分为长坐位（膝关节伸直）和端坐位（膝关节屈曲 90°）。进行坐位训练前患者的躯干需有一定的控制能力，双侧下肢各关节需要一定的活动范围，特别是双侧髋关节活动范围需接近正常。坐位训练可分别在长坐位和端坐位两种姿势下进行。实现长坐才能进行穿裤、穿袜和穿鞋的训练。坐位训练还包括坐位静态平衡训练，躯干向前、向后、向左、向右侧以及旋转活动时的动态平衡训练。在坐位平衡训练中，还需逐步从睁眼状态下的平衡训练过渡到闭眼状态下的平衡训练。

4. 转移训练

转移是 SCI 患者必须掌握的技能，包括帮助转移和独立转移。帮助转移分为 3 人帮助、2 人帮助和 1 人帮助。独立转移则由患者独立完成转移动作。转移训练包括床与轮椅之间的转移、轮椅与坐便器之间的转移、轮椅与汽车之间的转移及轮椅与地之间的转移等。在转移训练时可以借助辅助器具，如滑板等。

5. 步行训练

步行训练的目标如下。

（1）治疗性步行：佩戴截瘫步行器，借助双腋拐进行短暂步行，一般适合于 $T_6 \sim T_{12}$ 平面损伤的患者。

（2）家庭功能性行走：可在室内行走，但行走距离不能达到 900 m，一般见于 $L_1 \sim L_3$ 平面损伤的患者。

（3）社区功能性行走：L_4 以下平面损伤患者穿戴踝足矫形器，能上下楼，能独立进行日常生活活动，能连续行走 900 m 以上。

完全性脊髓损伤者步行的基本条件是上肢有足够的支撑力和控制力，不完全性脊髓损伤患者，则要根据残留肌力的情况确定步行能力。步行训练分为平行杠内步行训练和拐杖步行训练。先在平行杠内练习站立及行走，包括摆至步、摆过步和四点步，逐步过渡到平衡训练和持双拐行走训练。助动功能步行器 RGO、ARGO、外骨骼机器人的出现使 SCI 患者步行功能得到更大改善。行走训练时要求上体正直，步态稳定，步速均匀。耐力增强之后可以练习跨越障碍、上下台阶、摔倒及摔倒后起立等训练。目前减重步行训练装置及康复机器人的应用使脊髓损伤患者步行训练变得更容易。

6. 轮椅训练

伤后 2~3 个月患者脊柱稳定性良好，坐位训练已完成，可独立坐 15 分钟以上时，开始进行轮椅训练。上肢力量及耐力是良好轮椅操控的前提。轮椅训练包括向前驱动、向后驱动、左右转训练、前轮翘起行走和旋转训练、上斜坡训练和跨越障碍训练、上楼梯训练和下楼梯训练、越过马路镶边石的训练、过狭窄门廊的训练及安全跌倒和重新坐直的训练。注意每坐 30 分钟，必须用上肢撑起躯干，或侧倾躯干，使臀部离开椅面以减轻压力，避免坐骨结节处发生压疮。

7. 矫形器的使用配用

适当的下肢步行矫形器为很多截瘫患者站立步行所必需。通常 L_3 平面以下损伤的患者建议选用踝足矫形器，L_{1-3} 平面损伤的患者建议选用膝踝足矫形器，T_8 ~ T_{12} 平面损伤的患者建议选用 Walkabout，T_4 平面以下损伤患者可选用往复式截瘫矫形器（ARGO）或向心的往复式截瘫矫形器（IRGO）。康复工程技术的快速发展，已可以使 C_5 以下 SCI 患者通过装配新型的站立架或 ARGO 来帮助站立或短距离行走，而外骨骼机器人、截瘫行走架及其他行走装置将对 SCI 患者行走提供极大的支持。

8. 日常生活活动能力的训练

SCI 患者特别是四肢瘫患者，训练日常生活活动能力尤为重要。自理活动，如吃饭、梳洗、上肢穿衣等，在床上可进行时，就应过渡到轮椅上进行。洗澡可在床上或洗澡椅上给予帮助完成，借助一些自助器具有利于动作的完成。环境控制系统及护理机器人可极大地帮助四肢瘫患者生活自理。此外，ADL 训练应与手功能训练结合进行。

9. 物理因子的应用

功能性电刺激（FES）可克服肢体不活动的危害，使肢体产生活动。SCI 后下肢易发生深静脉血栓，电刺激小腿肌肉可降低发生率。FES 可产生下肢功能性活动，如站立和行走。应用超短波、紫外线等物理因子治疗可减轻损伤部位的炎症反应，改善神经功能。

10. 心理治疗

脊髓损伤在精神上给患者带来了难以描述的痛苦，但大多数患者经过一段时间的心理治疗会勇敢地面对现实。康复的目的是帮助患者重新回到尽可能正常的生活中去。康复工作绝不仅限于功能训练，还要强调患者在心理社会方面的适应，这包括在悲伤的时候提供必需的社会支持和帮助，重塑自身形象，形成新的生活方式和对世界的认识，重新设计未来的计划，帮助患者在社会中找到自己的位置。

11. 其他

SCI 患者根据条件和恢复情况，可进行文体训练及职业康复训练。

（三）并发症的处理

脊髓损伤后两种最严重的并发症为压疮并发败血症、尿路感染并发肾功能不全，最危急的情况是自主神经反射亢进，肺部感染、深静脉血栓、痉挛、关节挛缩、异位骨化也不少见，因此对并发症的处理很重要。

1. 自主神经反射亢进

自主神经反射亢进又称自主神经过反射，是脊髓损伤特有的威胁患者生命的严重并发症，多见于 T_6 以上脊髓损伤的患者。主要症状是头痛，主要体征是突发性高血压，其次是脉搏缓慢或加快，有面部潮红、多汗，最重要也是最有效的治疗方法是尽快找出致病因素并尽快处理，大多数患者在去除致病因素后，症状均能立即好转。最常见的致病因素是膀胱及肠道的过度膨胀，故当出现此症时，均应立即检查导尿管是否通畅，膀胱是否过度膨胀，并针对症状和体征立即进行相应的处理。

2. 深静脉血栓

脊髓损伤患者中，深静脉血栓的发生率较高。如一侧肢体突然发生肿胀，伴有胀痛、体温升高、肢体局部温度升高，都应考虑下肢深静脉血栓形成。未发现和未处理的深静脉血栓可导致肺栓塞和突然死亡。彩色超声多普勒检查有助于确诊。预防和治疗措施包括卧床休息、抬高患肢；病情允许时，应穿着医用弹力袜或缠弹力绷带；应用合适的抗凝药物，如低分子肝素、香豆素衍化物（华法林）等；必要时转介入血管外科进行滤网植入。

3. 异位骨化

异位骨化通常指在软组织中形成骨组织，在 SCI 后的发生率为 16% ~ 58%，发病机制不明。SCI 后的运动治疗与此病的发生关系不大，因此休息不动并不能减少异位骨化的发生。此症好发于髋关节，其次为膝关节、肩关节、肘关节及脊柱，一般发生于伤后 1 ~ 4 个月，通常发生在损伤水平以下，局部多有炎症反应，伴随全身低热，任何 SCI 患者如有不明原因的低热均应考虑此症。治疗措施包括应用消炎止痛药和其他药物、冷敷，避免过度用力挤压瘫痪的肢体。若骨化限制关节活动则需手术摘除。

（王　傲）

第四节　小儿脑性瘫痪

一、概述

（一）定义

2006 年世界工作小组公布了脑性瘫痪（cerebral palsy，CP）又称脑瘫的定义，全国儿童康复会议、全国小儿脑瘫康复学术会议于 2014 年 4 月通过了我国脑性瘫痪定义：脑性瘫痪是一组持续存在的中枢性运动和姿势发育障碍、活动受限综合征，这种综合征是由于发育中的胎儿或婴幼儿脑部非进行性损伤所致。脑性瘫痪的运动障碍常伴有感觉、知觉、认知、交流和行为障碍，以及癫痫和继发性肌肉、骨骼问题。

（二）高危因素

脑瘫的主要危险因素是早产儿、低体重儿、胎儿宫内窘迫、出生窒息、高胆红素血症等。神经影像学可以发现脑室周围脑白质软化、脑室内出血或先天性脑畸形。

（三）患病率

脑瘫患病率在发达国家为 0.1% ~ 0.4%，我国为 0.15% ~ 0.5%。

（四）临床分型

脑瘫根据运动障碍的性质可分为痉挛型、共济失调型、手足徐动型和混合型；根据肢体障碍的性质可分为单肢瘫、偏瘫、三肢瘫、四肢瘫、截瘫、双瘫；根据疾病严重程度可分为轻、中、重（表4-6）。

表4-6　脑瘫严重程度的分级

程度	粗大运动	精细运动	智商	言语	整体
轻	独立行走	不受限	>70	>2 字	独立
中	爬或支撑行走	受限	50~70	单字	需帮助
重	无活动能力	无	<50	严重受损	需完全照顾

二、康复评定

（一）评定目的

确立脑瘫发病高危因素的存在，了解患儿发育水平及与年龄相对应的功能水平状态，明确脑瘫的严重程度，从而制订规范化和个体化的康复计划。

（二）评定方法

粗大运动功能量表（GMFM）及粗大运动功能分级量表是脑瘫儿童最常用到的粗大运动评估工具。另外，还有小儿发育水平测定（表4-7），主要评定脑瘫患儿的发育水平较正常同龄儿落后的程度；躯体功能评定，如肌力、肌张力、关节活动度、原始反射或姿势性反射（表4-8）、平衡反应、协调能力、站立和步行能力（步态）评定；心理、智力及行为评定；言语功能评定；感觉、知觉功能评定；日常生活活动能力以及功能独立能力的评定。

表4-7　发育里程碑的评估

工具	评估
DDST－丹佛发育筛查测验	政府机关实施的筛选测试，用时 2~15 分钟
PEDS－儿童发育评估	包括一些问题和一些（如 DDST）小的测试特异任务的项目
ASQ－年龄及阶段问卷	
CDI－儿童发育调查表	
Bayley 婴儿神经发育筛查	评估 3~24 个月高危儿的详尽发育测试
Peabody 运动发育测试	评估从出生到 83 个月儿童粗大及精细运动的量表
B&Q－Bruininks－Oseretsky	评估 4.5~14.5 岁儿童运动熟练度的量表

表4-8　小儿原始反射、姿势性反射和自动反应

内容	时间
原始反射	
交叉性伸肌反射	出生时~2 个月
Galant 反射（躯干侧弯反射）	出生时~2 个月
Moro 反射（拥抱反射）	出生时~6 个月
抓握反射	出生时~6 个月

内容	时间
姿势性反射	
紧张性迷路反射	出生时 ~ 6 个月
非对称性紧张性颈反射	出生 2 ~ 4 个月
对称性紧张性颈反射	出生 4 ~ 10 个月
自动反应	
放置反应	出生时 ~ 2 个月
平衡反应	
倾斜反应	出生 6 个月 ~ 终身
坐位平衡反应	出生 6 个月 ~ 终身
立位平衡反应	出生 12 个月 ~ 终身
Landau 反应	出生 6 ~ 30 个月
降落伞反应	出生 6 个月 ~ 终身
自动步行反应	出生时 ~ 3 个月

三、康复治疗

（一）康复治疗原则

应遵循早发现、早确诊、早治疗的原则。任何单一的治疗都是有限的，应采用综合的康复治疗手段，如医学康复中的运动疗法、作业疗法、言语治疗、药物治疗、手术治疗等，结合心理康复、教育康复和社会康复，尽可能最大限度地降低患儿残疾程度，提高其生活活动自理能力。治疗中，多采用适合儿童年龄及发育特点，多变化、有趣味，家庭共同参与的方式，提高治疗效果，从而达到预期目的。

（二）物理治疗

1. 运动疗法

是根据运动学、神经生理学和神经发育学的理论，借助器具或徒手的方法，对脑瘫患儿实施的运动治疗。其目的是改善其运动功能，尽可能使其正常化，提高生活活动自理能力。近年来，针对小儿脑瘫的运动疗法学说发展较多，包括 Bobath 法、Vojta 法、Temple Fay 法、Ayre 感觉整合治疗、Doman-Delacato 法、Collis 法、Rood 法、PNF 法和运动学习等。各种方法各有其特点，下面重点介绍常用的 2 种方法。

（1）运动学习法：20 世纪 80 年代以来，以 Carr 和 Shepherd 教授为代表的一些学者以大量研究成果为依据，将运动控制和运动学习的理论和方法进一步丰富完善，形成以运动神经网络控制理论、生物力学和行为学为基础的功能性治疗体系，成功地应用于成人脑卒中偏瘫等各种运动功能障碍的康复治疗中，称为运动再学习。将该理论用于脑瘫儿童的治疗时，称为运动学习。运动学习法以实际生活技能为训练目标，功能性治疗应采用任务导向性训练的原则；从多系统角度进行个体化分析和解决问题，使动作达到或接近正常的力学对线；并遵循运动技能学习过程的特点进行训练，以难易恰当的主动运动为主；反复强化训练；肌张力调整的同时注意必要的肌力训练和耐力训练；指导家长参与等。

（2）Bobath 法：根据神经发育学的理论，小儿脑瘫是由于脑损伤影响了脑的正常发育，从而使运动发育落后或停滞，以及异常姿势反射活动的释放而出现异常的姿势运动模式。因此，运动治疗方法之一的英国 Bobath 法，是根据上述原理，针对瘫痪患者，采用抑制异常反射活动、纠正异常姿势、促进正常运动功能的出现和发展、提高活动或移动能力的治疗原则。痉挛性脑瘫的治疗原则是缓解肌肉紧张和僵硬，使患儿躯干充分伸展，避免痉挛姿势的运动，尽早诱导出正常运动模式；手足徐动型脑瘫的治疗原则是抑制上部躯干肌紧张，对短缩肌进行牵伸性训练，促进抗重力姿势的稳定性和动态平衡，对徐动的上肢可行调节训练。

2. 引导式教育

是综合、多途径、多手段对脑瘫等神经系统障碍的患儿提供的一种治疗手段。此方法于 20 世纪 40 年代左右由匈牙利 Andras Peto 提出。其治疗目的是刺激多发残疾的患儿的全面发育和恢复。引导式教育更多的是针对患儿本身，而非只关心某一局部问题。它是通过合格的训练人员（又称引导员），根据患儿的活动能力、言语、认知或智力、社会交往及行为、情感等发育的状况和问题制订相应的、系统的、相互关联的训练计划，可以是个体单独接受训练，更多的是以小组的形式，采取有节律、有韵律、活动目的强的训练手法或指令，应用特殊的训练用具，如条床、梯背椅等，使患儿在愉快的训练环境中，积极主动地学会和完成不同阶段目标的功能性技巧性活动，以逐步达到生活活动能力的提高和自理。

高危新生儿早期干预：随着围生医学的发展，使得高危新生儿存活率大大提高，高危新生儿的早期干预成为脑瘫治疗的新热点。高危新生儿是指出生后数天或数月，有高危病史，表现为运动发育滞后、肌张力异常等。大脑的可塑性是高危新生儿早期干预的理论基础，正常发育运动模式的强化、肌张力的调整、神经发育阶段中的动作技巧的反复练习是干预治疗的要点。国内外报道高危新生儿早期干预可以减少脑瘫的发病率。

3. 物理治疗

可配合低频脉冲电疗法（如神经功能电刺激），促进肌肉功能、延缓肌肉萎缩、改善和增加局部血液循环。每日治疗 1 次，10 ~ 15 次为 1 个疗程。水疗法是有利于脑瘫患儿全身或局部肌肉张力降低、运动能力提高的一种治疗方法，它是利用水的冲撞和温热缓解痉挛状态，利用水的浮力，在减轻自身重量时训练运动控制能力。水中活动也是患儿喜爱的活动方式。在有条件的地区，可采用水疗法对患儿进行训练。

（三）作业治疗

作业治疗中最为重要的是日常生活活动能力训练。训练前后对患儿的日常生活活动能力的评定，是制订针对性训练方案和判定治疗效果的参考依据。脑瘫患儿的日常生活活动能力的评定应包括进食与饮水，如厕，穿衣与脱衣，梳理，淋浴/盆浴，坐、体位转换，上床与下床，站立与步行，精细的手眼协调和高级运动功能。

1. 进食功能训练

应包括不同难度的进食方法：①用手或汤匙进食，训练患儿自行进食，主要是训练上肢的主动伸展、眼手协调、抓握与放开、手口协调、咬切、合唇、吞咽和咀嚼等动作或作业的完成；②用筷子进食，在掌握用手或用汤匙进食后，可逐渐训练用筷子自行进食，重点是训练手指协调与灵活、前臂的旋前/旋后。

除训练患儿进食功能外，还应进行自行饮水训练，主要是训练抓握与放开、手眼协调、手口协调、肘固定、合唇和吞咽。

2. 如厕功能训练

①扶扶手向下蹲坐在便盆上：训练患儿站立平衡，头的控制，身体的对称性，抓握和放开，髋的活动能力，膝的屈伸，踝背屈，腘绳肌群牵伸，从站到蹲的体位转换，重心转移，脱裤子；认识身体的部位：手、膝、髋、足，学习"分开"的概念。②坐在便盆上：坐位平衡，头的控制，身体的对称性，肘伸直，持续抓紧，躯干伸展，髋屈曲，踝关节背屈，下肢外展。③从坐在便盆上起立：体位转换，运动中头的控制，运动中身体的对称性，抓握和分开，肘伸直，躯干伸直，髋关节活动能力，膝伸直，下肢负重，重心转移，提上裤子。④大小便控制：大小便控制和便后自我清洁。

3. 穿、脱衣功能训练

①穿、脱上衣：训练患儿坐位平衡，双手协调，抓握和拉取时拇指伸展和外展，认识衣服的里、外及不同季节的衣服。②穿、脱裤子：基本体位的转换，侧卧→仰卧、坐，站。③穿脱袜子：坐位平衡，学习袜子的概念。④穿脱鞋：学习左、右鞋的概念。

4. 梳理训练

①洗手：训练患儿中线对位，手于中线位，学习手放平。②洗脸：拧毛巾，手至脸的活动，肘屈伸。③刷牙：一手固定，一手活动，手越过中线，腕关节活动。④梳头：同刷牙，肩关节屈曲和伸展。

5. 淋浴/盆浴训练

应包括患儿进/出洗浴区，坐位平衡，上肢运动，手眼协调。体位转换训练患儿的身体重心转移，下肢负重，髋、膝活动和稳定性等。上、下床训练头的控制，上肢抬高，肢体的外展，躯干旋转，侧行等。

6. 高级手部功能训练

包括训练手的各种功能，如抓、握、捏不同质地、不同大小的物体，书写（文字说明和各种形状），双手协调活动如玩球、叠纸等。

7. 高级运动功能训练

包括步行，如侧行、倒行，跨越不同障碍，跳（不同高度、单腿、原地跳绳等），踢球等。

（四）言语矫治

脑瘫发生言语障碍多见两类，即构音障碍和言语发育迟缓。对构音障碍患儿的言语训练包括基本言语运动功能的刺激和促进，改善呼吸，增加面部的活动（如笑、哭）等，以提高患儿的言语功能；对言语发育迟缓的患儿要根据儿童的年龄、训练频率、康复的效果设定短期及长期目标，促进语言发音，使用语言符号，理解语言概念和含义，逐步训练患儿具有语言交往能力。

（五）文体治疗

根据小儿活泼、喜欢嬉戏的特点，通过游戏、模仿体育竞赛等形式充分调动患儿主动参与的积极性，提高身体的协调性、灵活性、耐力等运动技能，与人交往、团结协作等言语、行为能力，在娱乐中促进患儿全面发展。还有一些娱乐活动也是适合的，它取决于现有资源和社会所提供的支持；骑马运动可以作为娱乐项目，同样也可以作为治疗手段。计算机可以提供很多娱乐机会，有严重功能障碍的儿童可以通过互联网与其他人相互交流、相互影响。

（六）矫形器应用

应用矫形器或其他辅助支具的目的：①保持肢体的功能位；②加强肢体的承重能力；③预防或纠正畸形；④促进运动功能发育，从而提高生活活动自理能力。踝足矫形器（AFO）可以在行走中帮助控制马蹄足或内翻畸形。带关节的踝足矫形器包括踝关节可以使足背屈。踝足矫形器可以降低痉挛儿童的异常反射，不能行走的儿童穿戴踝足矫形器可以预防小腿后部肌群的挛缩，并且在站立时提供支持。还有一些支持设备如站立架、俯卧板等可以矫正身体某一部分的不正确体位或姿势，经矫正后而使之与其他身体部位以正确的体位或姿势积极参与主动活动中。例如，一些下肢痉挛较严重的患儿常常表现双下肢内收畸形，坐、跪或站的基底平面很窄，使之平衡能力较差，可通过在外展短裤型矫形器或在站立架上训练外展后，头、躯干、髋等部位姿势稳定性就易达到，更能获得功能性技巧。

（七）心理康复

由于身体缺陷和周围环境的影响，脑瘫患儿常在心理上有一定的障碍，常常表现为自闭、少语、自信较差，甚至自我否定，因此心理康复对脑瘫患儿尤为重要，心理康复不仅帮助他们尽快树立起自信心，更能促进他们在躯体功能、认知智力、言语表达等方面的恢复。心理康复要针对不同年龄阶段的脑瘫患儿予以不同的治疗方法。婴儿期，要帮助患儿父母、家人等认识孩子的运动障碍，使之多理解，更多满足婴儿的需要，促进婴儿更多潜能的发展。对于幼儿期，这一阶段处于积极探索，是运动和智力发育最快、最佳的阶段，康复人员和患儿家长应理解在此阶段容易出现的不良情绪，如攻击行为、恐惧等，可以提供安全的方式让患儿发泄情绪，多给以抚摸，温柔的语言传递情感，多做一些游戏帮助患儿建立愉快的心情。在学龄前期，孩子有了初步的感知，基本理解简单概念，想象非常丰富，在此阶段，帮助他们认识自己的身体状况，多与正常儿童交往，扮演不同的角色，摆脱忧虑、恐惧，给予精神上的最大支持。对于形成较强的推理和逻辑思维能力的青少年期，交流和自理非常重要。这一时期，自我意向、自我价值和性是关心的主要问题，否认、愤怒、恐惧和抑郁更加突出，处理和治疗患者的自我否定，帮助他们建立活动独立、就业等是此期的重点。总之，在儿童生长、发育的整个阶段，关注不同时期心理问题，制定对策和治疗计划，使患儿从身、心、智全面发展。

（八）其他治疗

1. 手术治疗

手术大多针对痉挛性脑瘫或骨、关节畸形严重的脑瘫患儿，其目的是解除严重、不可逆的肢体痉挛，降低肌张力，恢复和改善肌肉平衡；矫正骨、关节及软组织的挛缩畸形，为功能训练创造条件。手术可分为神经手术和矫形手术。神经手术中多选择脊神经后根切断术，它可以减少对运动神经元的兴奋输入，从而解除肢体痉挛。这个手术包括椎板切除和马尾暴露，对后根进行电刺激，对更多引起异常反射的神经纤维根切断。矫形手术是分别针对足、膝、髋或上肢等畸形进行的矫正手术。手术后需要进行强化的物理因子治疗和作业治疗恢复肌力，并且将功能发挥到最大水平。

2. 药物治疗

对痉挛型脑瘫常采用肌肉松弛剂，对手足徐动型脑瘫常配合多巴胺类药物。药物在必要时使用，配合康复功能训练，以减缓临床症状。近年来，局部肌肉肉毒素注射治疗可以缓解痉挛型脑瘫肢体痉挛，促进运动功能。肉毒素注射可引起运动神经功能的突触前抑制。注射后 2~4 周肌张力降到最低，效果可以持续 3~6 个月。可以应用多种定位注射方法，如通过肉眼定位运动点、B 超引导下定位、电刺激下定位、肌电图引导下定位等。年龄小的儿童或需要多点注射的儿童应用镇静剂或全身麻醉。

3. 针灸治疗

针灸对脑瘫的恢复有一定的疗效，可配合应用。

四、其他问题

（一）教育康复

脑瘫患儿中有 50% 以上合并智力低下，提供有系统、有计划、有评估的教育系统，可使其获得学习机会，有助于将来成长后达到生活或工作独立。因此，教育康复是非常重要、必不可少的。对脑瘫患儿的教育要个体化与生活化相结合，学习活动要有趣味和变化，根据不同年龄组的特点，制订相应的学习计划。学习环境也要多样化，可变化不同场景进行学习。学习内容要适中，不要太难，以免儿童对学习失去信心和兴趣，学习内容也不要一成不变，过于单调和简单。学习中要不断地复习和重复，以加深记忆。学习中一定多采用正性鼓励。

（二）社会服务

社会服务是协助脑瘫患儿解决重返社会时可能遇到的问题，例如患儿生活、医疗、就业等方面可能遇到的问题，社会能提供物质、政策或精神等方面的帮助和支持。

（刘　宁）

第五章

呼吸系统疾病的康复

呼吸系统疾病是临床最常见的疾病之一，尤其是其中的慢性阻塞性肺疾病、肺心病、支气管哮喘及肺纤维化等疾病，由于长期患病、反复发作和进行性加重，不仅给患者的呼吸功能、心理功能、日常生活活动、学习和工作带来严重影响，而且给家庭、单位和社会带来沉重的负担。所以，本章主要介绍慢性阻塞性肺疾病及呼吸衰竭等严重影响患者功能疾病的康复。

第一节　慢性阻塞性肺疾病

慢性阻塞性肺疾病（COPD）是指一组呼吸道病症，包括具有气流阻塞特征的慢性支气管炎及合并的肺气肿。气流受限不完全可逆，呈进行性发展。传统的 COPD 包括慢性支气管炎、阻塞性肺气肿和部分气道阻塞不可逆的支气管哮喘患者，是三种慢性呼吸系统疾病的综合与重叠。

气道狭窄、阻塞，肺泡膨胀、失去弹性，肺血管增生、纤维化及肺动脉高压是 COPD 的主要病理改变。吸烟和吸入有害气体及颗粒引起肺部炎症反应，导致了 COPD 典型的病理过程。除炎症外，蛋白酶/抗蛋白酶失衡和氧化应激在 COPD 的发病中也起重要作用。COPD 特征性的病理学改变存在于中央气道、外周气道、肺实质和肺的血管系统，COPD 的生理学异常表现为黏液过度分泌和纤毛功能障碍、气流受限和过度充气、气体交换障碍、肺动脉高压以及系统性效应。呼气气流受限，是 COPD 病理生理改变的标志，是疾病诊断的关键，主要是由气道固定性阻塞及随之发生的气道阻力增加所致。COPD 晚期出现的肺动脉高压是 COPD 重要的心血管并发症，并进而产生慢性肺源性心脏病及右心衰竭，提示预后不良。

由于 COPD 患病人数众多，病死率高，社会经济负担重，已成为一个重要的公共卫生问题。在全球范围内，COPD 居当前死亡原因的第 4 位。根据世界银行/世界卫生组织发表的研究，2020 年 COPD 已上升为世界经济负担第 5 位的疾病。在我国，COPD 同样是严重危害人民健康的重要慢性呼吸系统疾病，近年来对我国北部及中部地区农村 102 230 名成年人群调查，COPD 约占 15 岁以上人口的 3.17%，据此估计全国有 2 500 万人患有此病，45 岁以后随年龄增加而增加。每年由 COPD 造成的死亡可达 100 万人，致残人数达500 万 ~ 1 000万。

一、临床表现

（一）症状和体征

1. 病史

COPD 患病过程多有以下特征。

（1）吸烟史：多有长期较大量吸烟史。

（2）职业性或环境有害物质接触史：如较长期粉尘、烟雾、有害颗粒或有害气体接触史。

（3）家族史：COPD 有家族聚集倾向。

（4）发病年龄及好发季节：多于中年以后发病，症状好发于秋冬寒冷季节，常有反复呼吸道感染及急性加重史。随病情进展，急性加重愈渐频繁。

（5）慢性肺源性心脏病史：COPD 后期出现低氧血症和（或）高碳酸血症，可并发慢性肺源性心脏病和右心衰竭。

2. 临床表现

（1）慢性咳嗽：通常为首发症状。初起咳嗽呈间歇性，早晨较重，以后早晚或整日均有咳嗽，但夜间咳嗽并不显著。少数病例咳嗽不伴咳痰，也有少数病例虽有明显气流受限但无咳嗽症状。

（2）咳痰：咳嗽后通常咳少量黏液性痰，部分患者在清晨较多；合并感染时痰量增多，常有脓性痰。

（3）呼吸困难：这是 COPD 的标志性症状。主要表现为气短或气促，是使患者焦虑不安的主要原因，早期仅于劳力时出现，后逐渐加重，以致日常活动甚至休息时也感气短。

（4）喘息和胸闷：不是 COPD 的特异性症状。部分患者特别是重度患者有喘息；胸部紧闷感通常于劳力后发生，与呼吸费力、肋间肌等容性收缩有关。

（5）其他症状：晚期患者常有体重下降、食欲减退、精神抑郁和（或）焦虑等，合并感染时可咳血痰或咯血。

3. 体征

COPD 早期体征可不明显。随疾病进展，常有以下体征。

（1）视诊及触诊：胸廓形态异常，包括胸部过度膨胀、前后径增大、剑突下胸骨下角（腹上角）增宽及腹部膨凸等；常见呼吸变浅、频率增快，辅助呼吸肌如斜角肌及胸锁乳突肌参加呼吸运动，重症可见胸腹矛盾运动；患者不时采用缩唇呼吸以增加呼出气量；呼吸困难加重时常采取前倾坐位；低氧血症者可出现黏膜及皮肤发绀，伴右心衰者可见下肢水肿、肝脏增大。

（2）叩诊：由于肺过度充气使心浊音界缩小，肺肝界降低，肺叩诊可呈过度清音。

（3）听诊：两肺呼吸音可减低，呼气延长，平静呼吸时可闻及干性啰音，两肺底或其他肺野可闻湿性啰音；心音遥远，剑突部心音较清晰响亮。

（二）实验室检查

1. 肺功能检查

肺功能检查对诊断 COPD、评价其严重程度、了解疾病进展、评估预后及治疗反应等有重要意义。检查指标包括静态肺功能、动态肺功能、弥散功能等检测。具体指标及意义详见康复评定。

2. 血气检查

合并呼吸衰竭或右心衰的COPD患者应做血气检查。早期血气异常可表现为低氧血症，随着病情逐渐加重，可出现呼吸衰竭，并出现高碳酸血症。

3. 其他实验室检查

并发感染时血常规可见白细胞增加，中性粒细胞占比增加，痰涂片可查见大量中性粒细胞，痰涂片及培养可检出相应的病原菌。长期低氧血症患者，血红蛋白及红细胞可增高。

（三）影像学检查

COPD患者胸部X线检查早期可无明显变化，后期可出现肺纹理增多、紊乱等非特征性改变；出现肺过度充气征，呈现肺野透亮度增高，肋骨走向变平，横膈位置低平，心脏悬垂狭长，肺门血管纹理呈残根状，肺野外周血管纹理纤细稀少等，有时可见肺大疱形成。对COPD患者CT检查一般不作为常规检查。

二、康复评定

（一）生理功能评定

一般评定包括职业史、个人生活史、吸烟史、营养状况、生活习惯、活动及工作能力、家族史、既往的用药治疗情况、现病史、症状、体征、实验室检查（如血常规、生化检查、动脉血气分析、痰培养、药物敏感试验、胸部X线检查及CT检查）等。

1. 呼吸功能评定

（1）肺功能检查：肺功能检查是判断气流受限增高且重复性好的客观指标，对COPD的诊断、严重度评价、疾病进展、预后及治疗反应等均有重要意义。通常采用动态肺容量进行评定。动态肺容量是以用力呼出肺活量为基础，来测定单位时间的呼气流速，能较好地反映气道阻力。

气流受限是用时间肺活量1秒率降低进行判定的。即以第1秒用力呼气量（FEV_1）与用力肺活量（FVC）之比（FEV_1/FVC）降低来确定的，FEV_1/FVC是COPD的一项敏感指标，可检出轻度气流受限。FEV_1占预计值的百分比是中重度气流受限的良好指标，它变异性小，易于操作，应作为COPD肺功能检查的基本项目。吸入支气管舒张剂后$FEV_1 < 80\%$预计值且$FEV_1/FVC < 7\%$者，可确定为不完全可逆的气流受限。呼气峰流速（PEF）及最大呼气流量/容积曲线（MEFV）也可作为气流受限的参考指标，但COPD时PEF与FEV_1的相关性不够强，PEF有可能低估气流阻塞的程度。气流受限可导致肺过度充气，使肺总量（TLC）、功能残气量（FRC）和残气容积（RV）增高，肺活量（Vc）减低。TLC增加不及RV增加的程度大，故RV/TLC增高。肺泡隔破坏及肺毛细血管床丧失可使肺弥散功能受损，一氧化碳弥散量（DLCO）降低，DLCO与肺泡通气量（VA）之比（DLCO/VA）比单纯DLCO更敏感。

支气管舒张试验作为辅助检查有一定价值。该检查有利于鉴别COPD与支气管哮喘，可预测患者对支气管舒张剂和吸入皮质激素的治疗反应，获知患者能达到的最佳肺功能状态，与预后有更好的相关性。肺功能检查的特征性表现为进行性的用力呼气量减少，另外还有残气量的增加。

肺功能检查应在患者处于坐位或站立位时进行，为了使结果重复性好，要求患者应最大限度地给予配合。

（2）呼吸困难评定：呼吸困难是 COPD 患者呼吸功能障碍最主要的表现，也是影响患者工作、生活质量的最重要因素。因此，对呼吸困难程度评定是评价患者呼吸功能的基本方法。康复医学中的呼吸功能测定方法包括主观呼吸功能障碍感受分级和客观检查，从简单的呼吸量测定至比较高级的呼吸生理试验均有。这里主要介绍南京医科大学根据 Borg's 量表计分法改进的呼吸困难评分法，该方法根据患者完成一般性活动后，主观劳累程度，即呼吸时气短、气急症状的程度进行评定，共分 5 级。

Ⅰ级：无气短、气急。

Ⅱ级：稍感气短、气急。

Ⅲ级：轻度气短、气急。

Ⅳ级：明显气短、气急。

Ⅴ级：气短、气急严重，不能耐受。

（3）呼吸功能恶化程度评定：0，不变；1，加重；3，中等加重；5，明显加重。

（4）夜间呼吸评定：COPD 患者常引起低通气，睡眠时呼吸更困难。可采用睡眠研究的方法对其睡眠深度、气流、胸壁运动频率和深度等进行评定。睡眠研究方法可判断病变性质及严重程度，还可鉴别阻塞性或中枢性抑制性病变。

（5）支气管分泌物清除能力的评定：坐位或卧位，要求患者咳嗽或辅助（腹部加压等）咳嗽，测定其最大呼气压，如 ≥ 0.88 kPa（90 mmH$_2$O）表示具有咳嗽排痰能力。

2. 运动功能评定

通过运动试验，可评估 COPD 患者的心肺功能和运动能力，掌握患者运动能力的大小，了解其在运动时是否需要氧疗，为 COPD 患者制订安全、适量、个体化的运动治疗方案。试验中逐渐增加运动强度，直至患者的耐受极限，为确保安全，试验过程中应严密监测患者的生命体征。

（1）活动平板或功率自行车运动试验：通过活动平板或功率自行车运动试验，进行运动试验获得最大吸氧量、最大心率、最大 METs 值、运动时间等相关量化指标评定患者运动能力。也通过活动平板或功率自行车运动试验、患者主观劳累程度分级等半定量指标来评定患者运动能力。

（2）6 分钟行走距离测定：对不能进行活动平板运动试验的患者，可以进行 6 分钟行走距离（中途可休息）测定，即让患者以尽可能快的速度步行 6 分钟，然后记录其在规定时间内所能行走的最长距离。同时可监测心电图、血氧饱和度，以判断患者的运动能力及运动中发生低氧血症的可能性。

评定方法：在平坦的地面划出一段长达 30.5 m（100 英尺）的直线距离，两端各置一椅作为标志。患者在其间往返走动，步速缓急由患者根据自己的体能决定。在旁监测的人员每 2 分钟报时一次，并记录患者可能发生的气促、胸痛等不适。如患者体力难支可暂时休息或中止试验。6 分钟后试验结束，监护人员统计患者步行距离进行结果评估。

分级方法：美国较早进行这项试验的专家将患者步行的距离划为 4 个等级，级别越低心肺功能越差，达到 3 级与 4 级者，心肺功能接近或已达到正常。

1 级：患者步行的距离少于 300 m。

2 级：患者步行的距离为 300～375 m。

3 级：患者步行的距离为 375～450 m。

4 级：患者步行的距离超过 450 m。

美国心血管健康研究显示，68 岁以上的老年人 6 分钟步行距离为 344 m±88 m。

（3）呼吸肌力测定：呼吸肌是肺通气功能的动力泵，主要由膈肌、肋间肌和腹肌组成。呼吸肌力测定是呼吸肌功能评定 3 项指标中最重要的一项，包括最大吸气压（MIP 或 PIMAX），最大呼气压（MEP 或 PEMAX）以及跨膈压的测量。它反映吸气和呼气期间可产生的最大能力，代表全部吸气肌和呼气肌的最大功能，也可作为咳嗽和排痰能力的一个指标。

（二）日常生活活动能力评定

根据自我照顾、日常活动、家庭劳动及购物等活动，将呼吸功能障碍患者的日常生活活动能力分为 6 级。

0 级：虽存在不同程度的肺气肿，但是活动如常人，对日常生活无影响、无气短。

1 级：一般劳动时出现气短。

2 级：平地步行无气短，速度较快或上楼、上坡时，同行的同龄健康人不觉气短而自己感觉气短。

3 级：慢走不到百步即有气短。

4 级：讲话或穿衣等轻微活动时也有气短。

5 级：安静时出现气短，无法平卧。

三、功能障碍

患者主观上希望通过限制活动来减轻症状，造成患者体力和适应能力的进一步下降，日常生活不能自理。活动减少使疾病加重，疾病加重又使活动进一步受限，导致恶性循环。使低氧血症、红细胞增多症、肺源性心脏病和充血性心力衰竭等并发症相继发生。因此，认识 COPD 对功能的影响十分重要。

（一）生理功能障碍

1. 呼吸功能障碍

主要表现为呼吸困难（气短、气促，或以呼气困难为特征的异常呼吸模式），和（或）病理性呼吸模式形成，和（或）呼吸肌无力，和（或）能耗增加。最严重的呼吸功能障碍是呼吸衰竭。

呼吸困难主要是由于肺通气量与换气量下降、有效呼吸减少所致。COPD 患者气道狭窄、肺泡弹性及肺循环障碍使患者在呼吸过程中的有效通气量与换气量降低；长期慢性炎症，呼吸道分泌物的引流不畅，呼气末残留在肺部的气体增加，影响了气体的吸入和肺部充分的气体交换；不少慢性支气管炎患者年龄偏大，有不同程度的驼背，支撑胸廓的肌肉、韧带松弛导致胸廓塌陷，加之肋软骨有不同程度的钙化，都会限制胸廓的活动，影响肺通气和有效呼吸；临床上患者表现为劳力性气短、气促、呼吸困难或出现缺氧症状等，典型者表现为以呼气困难为特征的异常呼吸模式，给患者带来极大的痛苦。

病理性呼吸模式：由于肺气肿的病理变化，限制了膈肌的活动范围，影响了患者平静呼吸过程中膈肌的上下移动，减少了肺通气量。患者为了弥补呼吸量的不足，往往在安静状态以胸式呼吸为主，甚至动用辅助呼吸肌，即形成了病理性呼吸模式。这种病理性呼吸模式不仅造成正常的腹式呼吸模式无法建立，而且使气道更加狭窄，肺泡通气量进一步下降、解剖无效腔和呼吸耗能增加、肺通气与换气功能障碍加重和患者的有效呼吸的降低，进而加重缺氧和二氧化碳潴留进一步增加，最终导致呼吸衰竭。

呼吸肌无力：肺通气量下降、有效呼吸减少、呼吸困难及病理性呼吸模式的产生导致活动量减少、运动能力降低，进而影响膈肌、肋间肌、腹肌等呼吸肌的运动功能，使呼吸肌的运动功能减退，产生呼吸肌无力。

能耗增加：由于患者病理性呼吸模式和呼吸肌无力，使许多不该参与呼吸的肌群参与活动，气喘、气短、气促、咳嗽常使患者精神和颈背部乃至全身肌群紧张，增加体能消耗，呼吸本身所需耗氧量占机体总耗氧量从正常的20%增加到近50%，有效通气量减少的同时伴随体内耗氧量增加，进一步造成患者的缺氧状态。

2. 循环功能障碍

主要表现在肺循环功能障碍和全身循环功能障碍。肺循环功能障碍以肺泡换气功能障碍或换气功能障碍加右心衰为特征性表现；全身循环功能障碍表现为末梢循环差、肢冷、发绀和杵状指等。

3. 运动功能障碍

主要表现为肌力、肌耐力减退，肢体运动功能下降、运动减少，而运动减少又使心肺功能适应性下降，进一步加重运动障碍，形成恶性循环。同时，COPD患者常常继发骨质疏松和骨关节退行性改变，也是引起运动障碍的原因之一。

（二）心理功能障碍

沮丧和焦虑是COPD患者最常见的心理障碍，沮丧常出现在中度到重度的COPD患者中。挫败感在健康不良和无能去参加活动的患者中表现为异常的激惹性，使患者变得更悲观并且改变对他人的态度。绝望和自卑常出现在COPD的后期，并且呈进行性增加。但最棘手的COPD患者是成年人，多伴随个性障碍，或有酒精或药物滥用史，使其心理问题更加复杂和顽固。

不少COPD患者因呼吸困难等症状的困扰，对疾病产生恐惧、焦虑、抑郁，精神负担加重。患者因心理因素惧怕出现劳力性气短，不愿意参与体能活动。由于长期处于供氧不足状态、精神紧张、烦躁不安，咯血、胸闷、气短、气促等症状，严重干扰患者的休息、睡眠，反过来又增加了患者体能消耗，造成一种恶性循环，给患者带来极大的心理压力和精神负担。甚至由于长期患病，反复入院，导致抑郁、绝望等不良心理。

（三）日常生活活动能力受限

由于呼吸困难和体能下降，多数患者日常生活活动受到不同程度的限制。表现为ADL活动能力减退。同时，患者因心理因素惧怕出现劳力性气短，限制了患者的活动能力，迫使一些患者长期卧床，丧失了日常生活能力。此外，患者在呼吸急促、气短时，会动用辅助呼吸肌参与呼吸，而一些辅助呼吸肌是上肢肩带肌的一部分，参与上肢的功能活动，患者活动上肢时就影响了辅助呼吸肌协助呼吸运动，易引起患者气短、气急，造成患者害怕进行上肢活动，使日常活动受到明显限制。

（四）社会参与能力受限

COPD 患者的社会参与能力常常表现为不同程度的受限。如社会交往、社区活动及休闲活动的参与常常受到部分或全部限制，大多数 COPD 患者职业能力受到不同程度限制，许多患者甚至完全不能参加工作。

四、康复治疗

COPD 的整体治疗不能仅限于急性发作期的成功抢救和对症治疗，而应通过循序渐进的康复治疗来减轻病痛和改善功能。康复治疗原则包括个体化原则（以 COPD 的不同阶段、不同并发症和全身情况为依据）、整体化原则（不仅针对呼吸功能，而且要结合心脏功能、全身体能、心理功能和环境因素）、严密观察原则（注意运动强度、运动时及运动后反应，严防呼吸性酸中毒和呼吸衰竭）和循序渐进、持之以恒的原则，方可有效而安全。制订康复方案最重要的原则是必须根据患者的具体情况和个体化原则，应充分考虑患者肺疾病类型、严重程度、其他伴随疾病、社会背景、家庭情况、职业情况和教育水平等因素，同时还要注意患者是否有参加康复的积极要求、必要的经济条件以及家庭其他成员的支持。因为患者是康复治疗的中心和关键，决定康复方案成败的是患者对疾病的了解、态度和个人需要达到的目标，康复过程自始至终都需要患者积极参与。COPD 患者康复治疗最重要的目标是改善患者的呼吸功能，尽可能建立生理性呼吸模式，恢复有效的呼吸；清除气道内分泌物，减少引起支气管炎症或刺激的因素，保持呼吸道通畅、卫生；进行积极的呼吸训练和运动训练，充分发掘呼吸功能的潜力，提高 COPD 患者运动和活动耐力。其次是消除呼吸困难对心理功能的影响；通过各种措施，预防和治疗并发症；提高免疫力、预防感冒、减少复发。同时尽可能恢复 COPD 患者的日常生活活动及自理能力；改善其社会交往和社会活动的参与能力；促进回归社会，提高生活质量。康复治疗方法主要包括物理治疗、作业治疗、心理治疗、营养支持及健康教育等。适应证是病情稳定的 COPD 患者。禁忌证：合并严重肺动脉高压；不稳定型心绞痛及近期发生心梗；充血性心力衰竭；明显肝功能异常；癌症转移；脊柱及胸背部创伤等。

（一）物理治疗

物理治疗具有减轻患者临床症状、提高呼吸功能、改善机体运动能力及减轻心肺负担的作用。主要技术包括物理因子治疗、气道廓清技术、排痰技术、呼吸训练及运动训练技术。

1. 物理因子治疗

具有改善循环、消除炎症和化痰的作用，一般在 COPD 发作期合并感染时使用。

（1）超短波疗法：超短波治疗仪输出功率一般在 200～300 W，两个中号电极，并置于两侧肺部，无热量，12～15 分钟，每日 1 次，15 次为 1 个疗程。痰液黏稠不易咳出时，不宜使用此疗法。

（2）短波疗法：两个电容电极，胸背部对置，脉冲 2 : 2，无热量至微热量，10～15 分钟，每日 1 次，5～10 次为 1 个疗程。

（3）分米波疗法：患者坐位或仰卧位，凹槽形辐射器，横置于前胸，上界齐喉结，离体表 5～10 cm，80～120 W，10～15 分钟，每日 1 次，5～10 次为 1 个疗程。

（4）紫外线疗法：右前胸（前正中线右侧），自颈下界至右侧肋缘之间。左前胸，方法同右侧，注意正中线紧密相接。右背，后正中线右侧，自颈下界与右侧第十二胸椎水平线。左背，同右背。胸 3 ~ 4 MED，背 4 ~ 5 MED，10 ~ 15 分钟，每日 1 次，5 ~ 10 次为 1 个疗程。

（5）直流电离子导入疗法：电极面积按感染面积决定，一般用 200 ~ 300 cm²，患处对置，局部加抗菌药物（青霉素由阴极导入，链霉素、庆大霉素、红霉素由阳极导入。抗菌药物在导入之前一定要做皮试，阴性才能做药物导入。）

（6）超声雾化吸入：超声雾化吸入器，1 MHz 左右的高频超声震荡，超声雾化药物可以使用抗菌药物和化痰剂。抗菌药物如青霉素、链霉素、庆大霉素、红霉素等，每次剂量按肌内注射量的 1/4 ~ 1/8（抗菌药物在雾化之前一定要做皮试，阴性才能做药物雾化吸入）。化痰剂可用 3% 盐水或 4% 碳酸氢钠溶液加溴己新每次 4 ~ 8 mg，每次吸入 10 ~ 15 分钟，每日 1 ~ 2 次，7 ~ 10 次为 1 个疗程。

2. 气道廓清技术

具有训练有效咳嗽反射、促进分泌物排出、减少反复感染、缓解呼吸困难和支气管痉挛及维持呼吸道通畅的作用。咳嗽是一种防御性反射，当呼吸道黏膜上的感受器受到微生物性、物理性、化学性刺激时，可引起咳嗽反射。COPD 患者咳嗽机制受到损害，最大呼气流速下降，纤毛活动受损，痰液本身比较黏稠，因此更应该教会患者正确的咳嗽方法。但无效的咳嗽只会增加患者痛苦和消耗体力，加重呼吸困难和支气管痉挛。并不能真正地维持呼吸道通畅。

（1）标准程序：评估患者自主和反射性咳嗽的能力。将患者安置于舒适和放松的位置，然后深吸气和咳嗽。坐位身体向前倾是最佳的咳嗽位置。患者轻微地弯曲颈部更容易咳嗽；教会患者控制性的膈式呼吸，建立深吸气；示范急剧的、深的、连续两声咳嗽；示范运用适当的肌肉产生咳嗽（腹肌收缩）。使患者将手放在腹部然后连续呼气 3 次，感觉腹肌收缩。使患者练习发"K"的音，绷紧声带，关闭声门，并且收紧腹肌；当患者联合做这些动作的时候，指导患者深吸气，然后放松，发出急剧的两声咳嗽；假如吸气和腹部肌肉很弱的话，如果有需要可以使用腹带或者舌咽反射训练。据研究，此时排出的气流速度可达 112 km/h，如此高速的气流，有利于将气管内的分泌物带出体外。在直立坐位时，咳嗽产生的气流速度最高，因而最有效。

（2）辅助咳嗽技术：主要适用于腹部肌肉无力，不能引起有效咳嗽的患者。操作程序：让患者仰卧于硬板床上或仰靠于有靠背的轮椅上，面对治疗师，治疗师的手置于患者的肋骨下角处，嘱患者深吸气，并尽量屏住呼吸，当其准备咳嗽时，治疗师的手向上向里用力推，帮助患者快速吸气，引起咳嗽。如痰液过多可配合吸痰器吸引。

（3）哈咳技术：深吸气，快速度强力收缩腹肌并使劲将气呼出，呼气时配合发出"哈""哈"的声音。此技术可以减轻疲劳，减少诱发支气管痉挛，提高咳嗽、咳痰的有效性。

3. 排痰技术

排痰技术也称气道分泌物去除技术，具有促进呼吸道分泌物排出、维持呼吸道通畅、减少反复感染的作用，方法如下。

（1）体位引流：所谓体位引流，是指通过适当的体位摆放，使患者受累肺段内的支气管尽可能地垂直于地面，利用重力的作用使支气管内的分泌物流向气管，然后通过咳嗽等技术排出体外的方法。合理的体位引流可以控制感染，减轻呼吸道阻塞，保持呼吸道通畅。其原则是病变的部位放在高处，引流支气管开口于低处。体位引流的适应证：痰量每天大于30 mL，或痰量中等但其他方法不能排出痰液者。禁忌证：心肌梗死、心功能不全、肺水肿、肺栓塞、胸膜渗出、急性胸部外伤、出血性疾病。体位引流不是适用于所有的患者，在决定采用体位引流治疗之前一定要注意相关的禁忌证，尤其是病情不稳定的患者，一定要慎重。可以适当地调节体位，避免头部过多地朝下而引起危险。

1）体位引流的时间选择：不允许饭后立即进行体位引流；大量治疗师的体会是，雾化吸入之后进行体位引流是非常合适的，并且能够带来最大的治疗效果；选择在患者休息之前进行体位引流是合适的，因为可以帮助患者休息和带来良好的睡眠。

2）治疗的频率：治疗的频率完全根据患者的病理情况和临床症状而定。如果患者有大量的稠痰，每天 2 ~ 4 次都是可以的，直到肺部保持清洁。如果患者的情况得到改善，那么相应地就应该减少次数。

3）不需要继续做体位引流的标准：胸部 X 线显示相对的清晰；患者 24 ~ 48 小时内不再发热；听诊时呼吸音正常或者接近正常。

（2）敲打：敲打通常使用杯状手，将其放在被引流肺叶的上面。治疗师的杯状手交替地有节律地叩击患者的胸壁。治疗师应该保持肩、肘和腕部松弛和灵活的操作。敲打应该持续一段时间或者直到患者需要改变位置想要咳嗽。这种操作不应该引起疼痛或者不舒适。应该防止刺激敏感的皮肤，可以让患者穿着一件薄的柔软舒适的衣服，或者在裸露的身体上放一条舒适轻薄的毛巾。应该避免在女士的乳房或者是骨凸部位做敲打。

（3）振动：振动是将两只手直接放在患者胸壁的皮肤上，当患者在呼气的时候给予轻微的压力快速振动。良好振动操作的获得来自治疗师从肩到手等长收缩上肢的肌肉。

（4）震颤：震颤是在患者呼气时比振动更有力的断断续续的跳动的操作，治疗师的手成对地大幅度地活动。治疗师拇指扣在一起，将其余手指打开直接放在患者的皮肤上面，手指缠住胸壁，同时给予压力和震颤。

4. 呼吸训练

具有促进膈肌呼吸、减少呼吸频率、提高呼吸效率、协调呼吸肌运动、减少呼吸肌及辅助呼吸肌耗氧量、改善气促症状的作用。进行呼吸训练的目的是使患者建立生理性呼吸模式，恢复有效的腹式呼吸。全身性的有氧训练无疑可改善呼吸肌的力量和耐力，但针对性的专项训练更为有效。呼吸肌的训练原理与其他骨骼肌相似，主要通过施加一定的负荷来使其收缩力增强。

（1）体位的摆放：很多 COPD 的患者都曾经或者正在遭遇呼吸困难（气短或气促）的困扰，尤其是患者在运动之后或者精神紧张的情况下尤其明显。当患者正常的呼吸模式受到干扰，那么气短也就随之发生。教会患者自我进行呼吸控制和体位摆放将有利于改善患者这一症状。可以在患者坐、走、上下楼梯或者完成工作的时候进行。大部分患者能够清楚地意识到在活动中发生呼吸困难的前期症状。在轻微出现呼吸困难的时候就要告诉患者立即停止目前正在进行的动作，并且使用呼吸控制和缩唇呼吸来防止呼吸困难的进一步加重。使患者处于轻松的位置，通常是将身体前倾。如果有必要，应该使用支气管扩张剂。使患者使用呼吸控制技术来降低呼吸频率，并使用缩唇呼吸来避免呼气时候的过度用力。在使用缩唇呼吸之后，应该建立有效的腹式呼吸模式，避免使用辅助呼吸肌。然后使患者继续保持在这个姿势继续放松和控制呼吸，恢复良好的呼吸模式。

（2）膈肌呼吸训练：又称为腹式呼吸训练或呼吸控制训练，是正常的也是最有效的呼吸方式。腹式呼吸训练，就是通过增加膈肌活动范围以提高肺的伸缩性来增加通气量，膈肌每增加 1 cm，可增加肺通气量 250 ~ 300 mL，同时使浅快呼吸逐渐变为深慢呼吸。膈肌较薄，活动时耗氧不多，又减少了辅助呼吸肌不必要的使用，因而呼吸效率提高，呼吸困难缓解。COPD 患者由于其病理变化，横膈被明显压低，活动受到严重限制。此时患者代偿性地使用胸式呼吸来代替，甚至动用辅助呼吸肌进行呼吸，形成浅而快的异常的呼吸模式。因此应教会患者自觉地使用膈肌呼吸这种更为有效的呼吸方式，提高其呼吸效率，降低耗氧量。

标准化操作程序：①将患者安置于舒适和放松的位置，使患者可利用重力帮助膈肌运动，例如 Semi-Flower's position；②如果在治疗之初，发现患者最初的呼吸模式在吸气的时候运用了附属吸气肌，要教会患者如何放松这些肌肉（例如可以采用肩部的环转运动和耸肩动作来放松）；③治疗师将手放在患者的前肋角下缘的腹直肌上，要求患者用鼻缓慢地深吸气，保持肩部的放松和上胸的平静，允许腹抬高，然后告诉患者通过控制性的缓慢呼气排尽气体；④要求患者练习 3 ~ 4 次上述动作，然后休息，不允许患者过度通气；⑤假如患者在吸气时运用膈式呼吸非常困难，通过用鼻嗅的动作成功地完成吸气，这个动作也能易化膈肌；⑥学会怎样进行自我管理这套程序，让患者将他（她）的手放在前肋角下缘，感受腹部的运动；患者的手将在吸气时抬起，呼气时下降。通过放在腹部的手，患者也能感受到腹肌的收缩，这样也有利于患者控制性的呼气和咳嗽；⑦当患者理解和掌握运用膈式呼吸来控制呼吸，保持肩部放松，然后练习在不同位置（仰卧位、坐位、站位）以及在活动中（走和爬楼梯）的膈式呼吸。

（3）缩唇呼吸训练：所谓缩唇呼吸，是指在呼气时缩紧嘴唇，如同吹笛时一样，使气体缓慢均匀地从两唇之间缓缓吹出。这种方法可增加呼气时支气管内的阻力，防止小气道过早塌陷，有利于肺泡内气体的排出。减慢呼吸速率，增加潮气量。缩唇呼吸应在自然呼气时而非用力呼气的情况使用。该方法可延缓或防止气道塌陷，改善肺部换气功能。其方法是：将患者安置于舒适放松的位置。向患者解释在呼吸的时候应该放松，不要引起腹部肌肉的收缩。治疗师将手放在患者的腹部上面，感觉患者的腹部肌肉是否收缩。要求患者深而慢地吸气，然后缩唇将气体缓慢地呼出。用鼻吸气，用口呼气。吸与呼之间比为 1 : 2。

（4）深慢呼吸训练：这一呼吸有助于减少解剖无效腔的影响而提高肺泡的通气量，因此对 COPD 患者康复是有利的。具体方法是：吸气和呼气的时间比例是 1 : 2。每次训练前，先设置呼吸节律，可用节拍器帮助。随着训练次数增加，所设置的节律逐渐减慢，适当延长呼气过程，使呼气更加完善，减少肺泡内的残气量。

5. 运动训练

具有改善呼吸肌和辅助呼吸肌功能、改善心肺功能和整体体能、减轻呼吸困难症状和改善精神状态的作用。运动训练是肺部康复的基础。大量的临床研究证明，运动训练是提高 COPD 患者日常生活能力最有效的物理治疗手段。在执行运动训练之前和整个运动训练中，一定要反复地评估患者的情况，一定要与临床呼吸专科医师合作建立完美的临床治疗，包括使用支气管扩张治疗、长期氧疗及对并发疾病的治疗。还应强调的是 COPD 患者的评估包括最大心肺功能训练的测试，其目的是评估运动训练的安全性，评估限制运动训练的因素及制订合理的运动训练处方。

运动训练应有一份完整、合理、有效和安全的 COPD 患者运动训练处方，包括运动训练周期、频率、强度和种类 4 个方面。

（1）周期和频率：最小的肺部康复训练周期还没有被广泛地接受。有研究指出出院患者每周两三次，持续 4 周的运动训练比相同频率持续 7 周的训练优点少。同时普遍认为患者每周进行至少 3 次运动训练，并在物理治疗师有规律的指导下将获得最佳的运动训练效果。但是基于 COPD 患者的运动耐受能力和实际情况，每周两次有指导的训练和一次以上在家没有指导的运动训练方案是可接受的，但是每周 1 次的指导性训练表明是明显不够的。

（2）强度：虽然低强度运动训练能够改善症状、HRQA 和日常生活活动能力的某些方面，但是高强度的训练才会获得更多的有效运动的训练好处。一般来说，运动训练的目的应该是试图获得最佳的训练效果。但因为疾病的严重程度、症状的限制和训练动机的不同，运动训练计划应该是可调节的。另外，虽然高强度的运动训练对改善患者的身体情况有优势，但是低强度的运动训练对长期坚持和广泛人群的健康利益更重要。对于正常人，高强度训练被认为可以增加血乳酸水平。不过，在肺功能康复的人群中，因为获得身体情况改善之前的肺功能受损的种种限制，高强度训练方案还没有普遍被接受。虽然高百分比看起来有更多的好处，超过最大锻炼能力 60% 的锻炼强度从经验上讲被认为可以足够带来运动训练的利益。临床上，症状分数可以被用于判断训练负荷。常采用 Borg 评分中的 4~6 分作为运动训练强度。

（3）COPD 运动训练种类：包括下肢训练、上肢锻炼、腹肌训练、呼吸抗阻练习、耐力和力量训练、间断训练 6 种。

1）下肢训练：可以增加 COPD 患者的活动耐力、减轻呼吸困难症状、改善整体体能和精神状态。肺功能康复锻炼过程传统上集中在下肢训练，常用活动平台 treadmill，或者步行、骑车、登山等方法。在肺功能康复中以骑自行车和行走锻炼方式训练耐力，是最常见的训练方法。最佳的运动处方概括为高强度（>60% 最大功率）相对长期的锻炼。

2）上肢锻炼：上肢锻炼能够锻炼辅助呼吸肌群，如胸大肌、胸小肌和背阔肌等。可以采用手摇车和提重物训练。其他上肢锻炼方法包括上肢循环测力器、免负荷训练和弹力带训练。许多日常生活活动涉及上肢，所以上肢锻炼也应该合并在运动训练计划中。

3）腹肌训练：腹肌是主要的呼气肌。COPD 患者常有腹肌无力，使腹腔失去有效的压力，从而减少膈肌的支托及减少外展下胸廓的能力。

方法 1：卧位腹式呼吸抗阻训练。患者卧位，将 1 kg 重的沙袋放在脐与耻骨间的下腹部，每 2 日增加 1 次重量，渐加至 5~10 kg，每次 5~20 分钟，每日训练 2 次。

方法 2：吹蜡烛训练。患者坐位，将距离口腔 10 cm 处、与口同高点燃的蜡烛的火苗吹向偏斜，逐渐增加吹蜡烛的距离直到 80~90 cm。

方法 3：吹瓶训练。用两个有刻度的玻璃瓶，瓶的容积 2 000 mL，各装入 1 000 mL 水。将两个瓶用胶管或玻璃管连接，在其中的一个瓶插入吹气用的玻璃管或胶管，另一个瓶再插入一个排气管。训练时用吸气管吹气，使另一个瓶的液面提高 30 mm 左右。休息片刻可反复进行。通过液面提高的程度作为呼气阻力的标志。每天可逐渐增加训练时的呼气阻力，直到达到满意的程度为止。

4）呼吸抗阻练习（RRT）：RRT 能够提高呼吸肌的强度和耐力，预防和解除呼吸困难。虽然在训练的时候呼气肌也会被涉及，但呼吸抗阻练习更多关注吸气肌的训练。呼吸抗阻练习通常有两种方式,一种是吸气抗阻训练,另外一种是使用重量的膈肌训练。

吸气抗阻训练:国外有人应用吸气肌训练器(IMT)专门训练吸气肌功能。其原理是让患者经由不同口径的管道吸气,对吸气肌施加不同程度的负荷,而对呼气过程则不加限制,这样便可以达到对吸气肌肌力和耐力的增强作用。开始练习时每次3~5分钟,每天3~5次,以后练习时间可增加至20~30分钟/次,以增加吸气肌耐力。

膈肌抗阻训练:膈肌抗阻训练标准操作程序:使用很小的重量,例如小的沙袋,或者盐包来增强膈肌的强度和耐力;将患者安置在头部稍微抬高的位置,如果可能,最好将患者安置于仰卧位;将一个1.4~2.3 kg(3~5磅)的沙袋或者盐包置于患者的剑突下缘的上腹部;要求患者深吸气但是保持上胸部平静;逐渐增加患者对抗阻力的时间;如果患者能在不使用辅助呼吸肌肉参与的情况下对抗阻力15分钟不感到费力,就可以再增加阻力。

5)耐力和力量训练:对COPD患者的力量(或者阻力)训练有益。这种训练对提高肌肉的质量和力量比耐力训练有更大的潜力。力量训练一般包括2~4组强度范围是从50%~85%的1RM的6~12个重复动作。耐力和力量训练的结合在COPD患者运动训练中可能是最好的策略,因为可以联合提高肌肉力量和整个身体的耐力,而不会延长不必要的训练时间。

6)间断训练:对于一些患者,要达到高强度或长时间的连续性训练可能比较困难,甚至需要近距离的监护。在这种情况下,可以选择间断训练。间断训练是把长时间的锻炼分割为休息期和低强度锻炼期几个短的部分。

(二)作业治疗

作业治疗以减轻患者临床症状,改善机体运动能力,减轻心肺负担,提高呼吸功能,减轻精神压力,改善日常生活自理能力及恢复工作能力为目标。通过日常活动能力训练、适合患者能力的职业训练、有效的能量保护技术及适当环境改造等来实现患者减少住院天数,最终摆脱病痛的折磨,提高生活质量,早日重返家庭和社会,并延长患者的寿命和降低病死率。

1. 提高运动能力的作业治疗

有针对性地选择能提高全身耐力和肌肉耐力的作业活动,改善心肺功能,恢复活动能力。这是作业治疗和物理治疗都必须涉及的部分。

2. 提高日常生活活动能力的作业治疗

患者往往因呼吸问题和精神紧张,而不能独立完成日常生活自理。日常生活活动能力的训练正是为此而设计。

(1)有效呼吸作业:学会日常活动中的有效呼吸,练习主要是教会患者如何将正常呼吸模式即腹式呼吸与日常生活协调起来,如何正确运用呼吸,增强呼吸信心,避免生活中的呼吸困难。

练习要求:身体屈曲时呼气,伸展时吸气;用力时呼气而放松时吸气;上下楼梯或爬坡时,先吸气再迈步,以"吸—呼—呼"对应"停—走—走";如果要将物品放在较高的地方,则先拿好物体同时吸气,然后边呼气边将物体放在所需位置。一些一次呼吸无法完成的活动,则可分多次进行,必须牢记吸气时肢体相对静止,边呼气边活动。例如,让患者模拟开/关门动作,要求患者站在门边,先吸气并握住门把,然后边呼气将门拉/推上,练习多次至自然为止。

（2）自我放松作业：学会日常活动中的自我放松。多数 COPD 患者由于长期呼吸功能障碍和精神紧张导致全身肌肉紧张。放松训练有助于阻断精神紧张和肌肉紧张所致的呼吸短促的恶性循环，减少机体能量的消耗，改善缺氧状态，抬高呼吸效率。放松治疗有两个含义：一个是指导患者学会在进行各项日常活动时，身体无关肌群的放松；另一个是选择可以让患者全身肌肉放松、调节精神紧张、转移注意力的作业治疗活动。

常用的方法有：缓慢、深长地呼吸；坐位或行进中双上肢前后自然摆动，有利于上肢和躯干肌肉放松；园艺治疗中的养殖花草；在树林间、草地上悠闲地散步；养鱼、养鸟活动及音乐疗法都可以达到调整情绪、放松肌肉的作用；传统医学静松功，坐位或立位放松法。

学会在各种活动中的放松，教会患者日常活动、教务活动、职业劳动、社交活动中的放松方法，注意选择合适、舒适的体位，让患者头、颈、肩、背和肢体位置适当、有依托，减少这些肌肉长时间紧张。在日常生活活动中可以一边听音乐一边进行活动，活动安排有计划，保证充裕的时间。在完成某项作业活动时，要充分放松那些不用的肌肉，以保存自己的体力和能力。

对于不容易掌握松弛的患者，可先教会其充分收缩待放松的肌肉，然后，让紧张的肌肉松弛，以达到放松的目的。头颈、躯干、肢体的缓慢摆动，轻缓地按摩、牵拉也有助于肌肉的放松。

3. 环境改造

为了增强患者生活独立的信心，减少对他人的依赖，治疗师应该提供患者功能状况的信息，必要时通过家庭、周围环境的改造，使患者可以发挥更大的潜能，完成生活的独立。

4. 职业前作业治疗

康复治疗的最终目的，是让患者回归家庭，重返社会。职业治疗就是患者重返工作岗位的前期准备。可以模拟患者从前的工作岗位和工作环境，在治疗师的指导下进行工作操作。如果患者已经不适合以前的职业，治疗师可以根据患者的兴趣，选择一些患者可以胜任的工作加以练习熟悉，并向有关部门提出建议。

（三）心理治疗

COPD 患者普遍存在焦虑、沮丧和其他心理健康障碍。流行病学的报道有接近 45% COPD 患者存在心理障碍，而从临床现状看，对老年 COPD 患者的心理治疗普遍不被重视。同时，因为害怕不良反应、上瘾及出于花费的考虑或者服用太多药物的挫折感，许多年老患者拒绝服用抗焦虑药或抗沮丧药物。

实践表明，通过积极的心理干预能够有效地缩短物理治疗的疗程和提高物理治疗的效果，帮助患者减少不良的情绪和促进适应社会环境。

1. 心理治疗的意义

临床证实，呼吸困难的发作频率和程度与 COPD 患者的心理状态有密切的关系。不良心理刺激能加剧 COPD 患者的呼吸困难并导致全身残疾。有积极的社会支持的 COPD 患者比没有社会支持的患者较少存在沮丧和焦虑。

2. 心理评价

心理评价应包括在对患者起始的物理治疗评估中。在治疗之始就应该表现出对他们的疾病的关心和重视及提一些友善的问题。这些问题包括：对生活质量的理解、对疾病的调节能力的认识、自信、治疗动机、坚持的毅力和是否存在神经心理缺陷（例如，记忆力、注意力、解决问题的能力）。评定的内容中应涉及内疚、神气、愤怒、放弃、害怕、压力、睡眠障碍、焦虑、无助、孤立、忧伤、遗憾、悲伤、不良的婚姻关系和照看配偶的健康问题。如果可能，约见主要的看护者（经患者同意）可以帮助探讨患者回答问题的可信度和患者真实的心理情况。

3. 心理支持与治疗

适当的支持系统的发展是肺疾病康复的最重要的内容。COPD 患者应该从支持系统中得到帮助去解决他们关心的问题，不管是个体的或者组织的形式。治疗消极的心理可以给患者的生活质量带来明显的改善。虽然中等水平的焦虑和消极存在于肺疾病康复过程中，但是有明显的心理社会障碍的患者，应该在开始物理治疗的时候就寻找一个适当的心理健康从业者的帮助。

物理治疗师应该给患者提供一些认知压力症状和解决压力的方法。通过肌肉放松、冥想、瑜伽及中医气功等技术来完成放松训练。选择一些放松精神和心灵的磁带给患者在家里舒缓焦虑的情绪。放松训练应该整合到患者的生活中去，以控制呼吸困难和疼痛，包括镇定练习，预想即将到来的压力，预演需要解决的问题等。

（四）营养支持

COPD 患者的身体成分异常的治疗基于以下几方面：发病率和病死率的高度流行和相关性；肺功能康复中运动训练时高热量需求，可能加重失常；增加运动训练的益处。虽然在 COPD 中导致体重丢失和肌肉萎缩的病因复杂而且现在并没有统一的解释，但是不同的生理和药理的干预已经用于治疗脂肪组织和非脂肪量（FFM）的消耗。大部分介入治疗的周期是 2~3 个月。

身体成分异常是 COPD 患者普遍存在的情况。Zanotti 的一项研究报告中指出有 32%~63% 的 COPD 患者存在体重减轻。肌肉无力在体重不足的 COPD 患者中比较常见。身体组成的物理治疗评估通过计算身体指数（BMI）最容易完成。BMI 定义是体重（kg）数除以身高（m）的平方。以 BMI 为基础，COPD 患者可分为体重不足、正常体重、体重过重和肥胖。近期体重丢失（过去的 6 个月里丢失大于 10% 或者过去的 1 个月里丢失大于 5%）能够很好地预测慢性肺疾病的发病率和病死率。然而，体重或者 BMI 的测量，不能准确地反映这些患者身体组成的变化。体重可以分为脂肪量和 FFM。FFM 由身体细胞质量（器官、肌肉、骨骼）和水组成。FFM 的测量可以估计身体细胞质量。FFM 的丢失是 COPD 患者相关的恶病质的特征性表现。确定 FFM 的方法有：皮肤厚度、人体测量学、生物阻抗分析、双能 X 线吸光测定法（DEXA）等。虽然 FFM 的减少常与体重丢失联系在一起，但是 FFM 的丢失也可以出现在体重稳定的患者中。FFM 的丢失常表明肌纤维选择性萎缩，特别是 II 型纤维。在过去的 20 年中，几个研究已经定义和量化 FFM 的损耗。物理治疗评估中可以基于 FFM 指数来考虑损耗，男性低于 16、女性低于 15 是有意义的。在欧洲的研究中，使用这些参数发现 35% 的来自肺部康复的 COPD 患者和 15% 出院的 COPD 患者出现 FFM 指数的降低，证明了其在慢性肺疾病中的高流行性。用 12 分钟行走测试或者 VO_{2max} 测试 COPD 患者，发现 FFM 减少的患者比 FFM 正常的患者的运动耐力要低。另外，周围肌肉力量也是降低的，因为肌力直接与肌肉的横截面积成正比。在研究中发现每千克肢体 FFM 产生的力在 COPD 患者和对照组中是相近的，支持肌肉质量的丢失是肢体无力的主要决定因素。虽然一部分肌肉无力的出现毫无疑问地归于胸廓形状和过度充气的变化导致的生物力学缺陷，但

COPD 患者中肌力的削弱与 FFM 的减少也有联系。体重不足的 COPD 患者比正常体重的患者有明显的 HRQL（health-related quality of life，HRQL）的减弱。因为正常体重的 COPD 患者和低 FFM 的患者比正常 FFM 的低体重患者有更多的 HRQL 的削弱，身体组成失常是 HRQL 的重要预测指标，而不是体重减少。

1. 热量的补充

热量的补充对 COPD 的患者是特别重要的。因为一些患者可能存在不自觉的体重丢失和（或）在运动中机械性功效的减少。适当的蛋白质摄入可刺激蛋白合成以保持和储存去脂体重（FFM）。以下几种情况应该给予热量的补充：BMI < 21，最近 6 个月内不自觉的体重丢失 10% 或者 1 个月内丢失 5%，或者 FFM 的损耗。营养补充应该包括对患者饮食习惯和能量浓度补充的管理。口服液体饮食补充能保持能量平衡和增加体重不足的 COPD 患者的体重。但是这些早期的研究没有计算脂肪组织和 FFM 的比率，而且大多数出院患者单独的营养补充并没有明显地增加体重。这样的结果可能受以下几个因素影响：自动的食物摄入，日常饮食中和活动模式中的营养补充没有得到最好的执行，营养补充中蛋白质的大小和营养素的成分，以及全身性的炎症消耗。把这些因素考虑进去，通过整合的营养干涉策略应用到全面的康复过程中去，可能有更大的促进。Gosselink R 的研究报告显示，营养补充结合指导下的运动训练可以增加体重不足 COPD 患者的体重和 FFM。这份研究明确指出联合的干涉可以导致 FFM 和脂肪组织的增加比率是 2：1。

2. 生理性介入

力量训练可以通过胰岛素生长因子 1（IGF-1）或者 IGF-1 信号的靶器官来刺激蛋白质合成以选择性地增加 FFM。在正常身体成分 COPD 的患者，8 周的整个身体的运动训练适当地增加了 FFM 从而导致体重增加，而脂肪趋向减少。对正常体重的 COPD 患者，经过 12 周的有氧训练结合力量训练，通过计算机 X 断层扫描仪测量，两侧大腿中段肌肉横截面有所增加。然而，BMI 并没有变化。BIM 的不同反应与不同组间的饮食摄入不同有关系。

3. 药物的介入

几种药物性康复策略已经应用到对 COPD 患者的干预，药物干预的好处在于可以减少体重，增加 FFM。合成的类固醇已经被广泛研究，可以作为单独治疗，也可以结合其他肺功能康复。一般来说，治疗周期是 2～6 个月，合成类固醇可以提高肺功能康复的结果有以下 3 个机制：直接或间接地作用于 IGF-1 系统刺激蛋白质合成；筒箭毒碱基因的调节；抗糖皮质激素作用和红细胞生成作用。

低剂量合成类固醇的干预方式可以采用肌内注射或者口服，一般没有明显的不良反应。低睾丸激素水平的男性患者，服用睾丸激素导致肌肉块的增加。是否合成类固醇的治疗将改善运动能力或健康状态还不是很清楚，特别是这些治疗的适应证还没有被定义。生长激素是系统的 IGF-1 有效的刺激剂，可以提高在参与肺功能康复过程中的一小部分体重不足的 COPD 患者的瘦的身体成分。身体成分的适当增加和运动性能的提高有相关性。然而，这个治疗比较昂贵并且有一定的不良反应，例如水盐潴留、糖代谢减弱。最近，有研究正在调查生长激素释放因子提高 COPD 患者的身体成分和功能性能力的安全性和效果。促孕剂醋酸甲地黄酮已经表明可以增加食欲、体重和刺激慢性虚弱条件下的通气量，例如艾滋病和癌症。给体重不足的 COPD 患者使用 8 周，和安慰剂治疗比较后发现有 2.5 kg 的体重差别，但是这个体重的改变主要是脂肪组织。基于最近的研究，几种生理性和药理性介入能够调节 COPD

患者的脂肪组织和 FFM。然而这些介入表明是相对安全和短期的，还需要更多的研究去证明长期效果。还需要更多的研究去发展对慢性肺疾病的肌肉消耗时药物介入的最佳策略，包括运动训练和药物治疗的结合，给特殊人群（疾病的严重性和软组织耗损模式）设定目标，和确定身体成分的改善是否转化成功能性好处和延长生存。

4. 对肥胖患者的特殊考虑

与肥胖有关的呼吸系统问题可能引起做功的增加和呼吸时氧耗的增加，以及运动耐力的消耗、残疾和生活质量的缺失。呼吸性功能的明显异常可单独因为肥胖引起，甚至在潜在的肺实质疾病和限制性胸廓疾病的不足中存在。与肥胖有关的呼吸问题包括低肺容量的呼吸性机制，呼吸系统顺应性的降低，增加下气道阻力，以及呼吸模式和呼吸驱动的改变。"轻度肥胖"的人比同年龄预期的血氧水平不足，是由于肺底的扩张不足。

肺功能康复是致力于与肥胖有关的呼吸性疾病和肥胖导致功能受限的患者的需求。特殊的治疗包括营养指导，限制热量的饮食计划，鼓励减肥和身体支持。虽然没有确定关于肺功能康复后获得大量体重减少的目标，但是肥胖患者的全面康复可以导致体重减少和提高功能状态和生活质量。

五、功能结局

（一）生理功能方面

COPD 患者以呼吸困难、进行性加重为结局，绝大多数最终死于呼吸衰竭、循环衰竭和并发症。

（二）心理功能方面

大多数 COPD 患者终身有不同程度的忧郁、沮丧、焦虑和绝望等心理障碍。

（三）社会参与能力方面

ADL 能力及其相关活动受限、社会交往受限、职业受限及生活质量下降通常将伴随 COPD 患者终身。

康复治疗能改善 COPD 患者的生理功能、心理功能、社会功能、减少 COPD 感染发作频率、阻止病情进展速度以及提高 COPD 患者的生活质量，应及时介入并持之以恒。

六、健康教育

在治疗的同时让患者了解有关疾病的知识，是控制疾病、延缓疾病发展的重要手段。患者应该了解所患疾病的基本知识，包括药物的治疗作用、用法及不良反应，以便患者自我照顾。花粉、飞沫、灰尘、清洁剂、烟雾、寒冷等，都是不良刺激因素，会影响病情。指导患者掌握正常的呼吸方式和养成良好的呼吸习惯，管理好自己的呼吸道。呼吸系统疾患的患者由于呼吸道抵抗力很弱，极易患感冒，而继发感染会导致支气管症状加重，可采用防感冒按摩、冷水洗脸、食醋熏蒸、体质训练等方法预防感冒，减少发病的可能。保持所处环境的空气清新和通畅，每天开窗、开门，保持空气流通，减少呼吸道感染的机会，另外强调戒烟和避免被动吸烟，也有助于减少呼吸道分泌物，降低感染的危险性。积极治疗呼吸系统疾病，控制炎症，减少疾病的反复发作。在健康教育中，患者需要掌握以下基本知识，这是预防和控制这类疾病的重要环节。包括：认识正常呼吸道的解剖结构和呼吸肌的功能；认识呼吸在人体中的重要作用；掌握正常的呼吸方式和呼吸节律，注意保持呼吸道清洁卫生；认识吸烟的危害。

（一）能量保存技术

学会日常活动中的能量保存，强调节能技术的运用，可以减少日常生活活动中的能量消耗，使体能运用更有效，增强患者生活独立性，减少对他人的依赖。先对活动进行计划安排，包括活动节奏的快慢程度、活动强度的轻重交替、活动中间的休息等，这些都是节省体力、避免不必要氧耗的有效手段。像坐着比站着省力，经常用的东西放在随手可拿到的地方，避免不必要的弯腰、转身、举臂、前伸，如果有必要可借助棍子、叉子等辅助用具拿取物品，提较重的东西尽量用推车，而推比拉省力，活动时动作要连贯缓慢，有一定的休息间隙。教会患者如何保存体能，用最省力的方法独立完成日常生活活动。指导患者养成良好的姿势习惯，运用适当的躯体力学原理完成诸如举、搬、接、推、拉、梳头、洗澡等基本生活动作；必要时学会利用各种辅助设备完成生活活动。合理安排活动的时间、频率及程序，保证既完成活动又不过分疲劳。

（二）纠正不良姿势

1. 增加胸廓活动

患者坐位，双手叉腰，吸气，躯干向一侧屈，同时呼气，还原吸气，躯干再向另一侧屈并呼气，再还原，如躯干向一侧屈时另一侧的上肢能同时上举，则效果更好。

2. 挺胸、牵张胸大肌

吸气挺胸，呼气含胸耸肩。

3. 肩带活动

坐位或立位，吸气并两臂上举，呼气同时弯腰屈髋、双手下伸触地。

4. 纠正驼背

立于墙角，面向墙壁，两臂外展 90°屈肘 90°，双手分别置于两侧墙上，双脚静止而身体向前移动并挺胸。也可双手持体操棒置于颈后部，双手与肩同宽以牵伸胸大肌、挺胸。以上练习每个持续 5~10 秒或更长些，每组 5~10 个，每天 2~3 次。

（三）家庭氧疗

氧疗可以改善患者症状，提高工作效率，增加运动强度，扩大活动范围。有研究证实每天坚持 15 小时吸氧效果比间断吸氧为好。长期低流量吸氧（<5 L/min），可提高患者生活质量，使 COPD 患者的存活率提高 2 倍。教会患者氧气的正确和安全使用。在氧气使用过程中主要应防止火灾及爆炸，在吸氧过程中禁止吸烟。

为防止高浓度吸氧对通气的抑制作用，应采用低流量吸氧。持续给氧气，流量 <1 L/min；夜间给氧，流量 <3 L/min；运动时给氧气，流量 <5 L/min。氧浓缩器可以将空气中的氧气浓缩，使用方便。液氧贮器将氧气在超低温下以液态保存，故体积小，重量也轻，可以随身携带，为其优点。

（四）防感冒按摩操（金豫和周士枋教授方法）

已经得到较普遍的应用，基本方法如下。

1. 按揉迎香穴

迎香穴属于手阳明大肠经，位于鼻翼外缘沟。用两手中指指腹紧按迎香穴，做顺时针、逆时针方向按摩各 16~32 次。

2. 擦鼻两侧

两手拇指根部掌面的大鱼际肌或两侧拇指近节互相对搓摩擦致热，自鼻根部印堂穴开始沿鼻两侧下擦至迎香穴。可两手同时，也可一上一下进行。各擦 16~32 次。

3. 按揉太渊穴

太渊穴属于手太阴肺经，位于腕桡侧横纹头即桡侧腕屈肌腱的外侧、拇长展肌腱的内侧。用拇指指腹紧按穴位做顺时针、逆时针方向按摩各 16 次，左、右侧交替进行。

4. 浴面拉耳

主要为摩擦脸面和耳部。两手掌互搓致热，两手掌紧贴前额前发际，自上向下擦至下颌部，然后沿下颌分擦至两耳，用拇、示指夹住耳垂部，轻轻向外拉（也称双凤展翅）2~3 次，再沿耳向上擦至两侧颞部，回至前额部，重复 16 次。最后两手掌窝成环状，掩盖鼻孔，呼吸 10 次。

5. 捏风池穴

风池属足少阳胆经，位于枕骨下发际，胸锁乳突肌和斜方肌止点之间的凹陷处。用两拇指指腹紧按该穴，其他各指分别置于头顶部，做顺时针、逆时针方向按摩各 16 次，或用一手的拇、示指分别按两侧的风池穴，按捏 16 次。得气感为局部酸、胀、热明显，并向下方和向内放散。然后，用手掌在颈项部做左右按摩 16 次。

（钟玲莹）

第二节　呼吸衰竭

呼吸衰竭（以下简称呼衰）是各种原因引起的肺通气和（或）换气功能严重障碍，以致在静息状态下也不能维持足够的气体交换，导致低氧血症伴（或不伴）高碳酸血症，进而引起一系列病理生理改变和相应临床表现的综合征。影响呼吸功能完成的众多因素均可引起呼衰，常见气道阻塞性病变、肺血管疾病、肺组织病变、胸廓胸膜病变、神经肌肉及其传导系统和呼吸肌疾患。其缺氧的发生机制主要为通气不足、弥散障碍、肺泡通气/血流比例失调、肺内动—静脉样分流、耗氧量增加等。呼衰的临床表现为呼吸困难、发绀以及由于缺氧出现的一系列精神神经症状等。按病程可分为急性呼衰（ARF）和慢性呼衰（CRF）。ARF 的治疗多在医院的重症监护病房内进行，CRF 多由慢性支气管—肺疾病引起，病程发展相对缓慢，机体内环境有足够的时间进行代偿，多不需要急救治疗，其治疗重点是对患者进行康复期训练和指导。在我国，呼吸系统疾病总病死率在各种疾病中居于首位，各种呼吸疾病引起死亡最常见的直接原因是呼吸衰竭，其中又以 CRF 为主，因此深入研究呼吸衰竭的发病机制以及有效康复治疗手段是降低人口病死率、保护社会劳动力、改善人民生存质量的关键和基础。由于引起 CRF 最常见的疾病是慢性阻塞性肺疾病（COPD）、重症肺结核、间质性肺病等，其中又以 COPD 最多见，以下重点讨论由 COPD 引起的 CRF 的康复治疗。

一、临床表现

（一）症状和体征

除引起 CRF 的原发疾病症状体征外，主要是缺氧和 CO_2 潴留所致的呼吸困难和多脏器功能紊乱的表现，后者包括精神神经症状、血液循环系统症状、消化和泌尿系统症状等。此外，发绀也是缺氧主要的临床表现，多见于口唇、指甲等部位。值得注意的是，以上这些症状均可随缺氧或 CO_2 潴留的纠正而消失。

（二）实验室检查

动脉血气分析 $PaO_2 < 60$ mmHg，可伴或不伴 $PaCO_2 > 50$ mmHg，临床上以伴有 $PaCO_2 > 50$ mmHg（Ⅱ型呼衰）为常见。一般情况下，当 $PaCO_2$ 升高，但 $pH \geqslant 7.35$ 时，为代偿性呼吸性酸中毒，如 $pH < 7.35$ 则为失代偿性呼吸性酸中毒。

二、康复评定

（一）生理功能评定

1. 呼吸困难评分

CRF 的主要功能障碍为呼吸困难，常用的呼吸困难评分法有 Borg's 评分法和美国胸科协会评分法，现常用南京医科大学根据 Borg's 量表计分法改进的呼吸困难评分。

2. 运动功能评定

（1）运动试验：运动试验有助于了解 CRF 患者的心肺功能和活动能力，运动试验就是通过观察受试者运动时获得的最大吸氧量、最大心率、最大 METs 值等，来判断其心、肺、骨骼肌等的储备功能和机体对运动的实际耐受能力，为制订安全、合适、个体化的运动训练计划提供理论依据。临床常用的方法有活动平板法和功率自行车法。

（2）定量行走评定：常用的为 6 分钟或 12 分钟步行距离测定法。值得一提的是，CRF 患者运动功能的评定方法及方案的选择应根据患者的病情及肺功能情况，现场必须具备抢救设施，同时必须在医护人员的监护下进行。

3. 呼吸肌功能评定

包括呼吸肌力量（最大吸气压及最大呼气压）、呼吸肌耐力及呼吸肌疲劳的测定。呼吸肌功能测定在呼衰诊治中具有重要的作用，可作为评价康复治疗对呼吸功能影响的客观指标。

（1）呼吸肌力量：呼吸肌力量是指呼吸肌最大收缩能力，测定的指标有最大吸气压及最大呼气压。其测定方法是让受试者在残气位和肺总量位时，通过口器与其相连管道做最大用力吸气和呼气时所测得的最大并维持至少 1 秒的口腔压，它是对全部吸气肌和呼气肌的强度测定。

（2）呼吸肌耐力：呼吸肌耐力是指呼吸肌维持一定通气水平的能力，可用最大自主通气和最大维持通气量来反映。前者的测定方法是让受试者做最大最深呼吸 12 秒或 15 秒所计算出的每分最大通气量。正常人最大自主通气动作可以维持 15～30 秒。最大维持通气量是达到 60% 最大通气量时维持 15 分钟的通气量。

（3）呼吸肌疲劳：呼吸肌疲劳是指在呼吸过程中，呼吸肌不能维持或产生需要的或预定的力量。临床可采用膈肌肌电图或膈神经电刺激法评估患者的膈肌疲劳状况。

（二）日常生活活动能力评定

CRF 患者日常活动能力评定可参照美国胸科协会呼吸困难评分法，根据各种日常生活活动时的气短情况，将日常生活活动能力分为 6 级。

0 级：如常人，无症状，活动不受限。

1 级：一般劳动时气短。

2 级：平地慢步无气短，较快行走或上坡、上下楼时气短。

3 级：行走百米气短。

4 级：讲话、穿衣及稍微活动即气短。

5 级：休息状态下也气短，不能平卧。

（三）社会参与能力评定

1978 年 WHO 制定的社会功能缺陷量表（SDSS）可较全面地反映 CRF 患者社会功能活动能力，评定内容主要有职业劳动能力和社交能力、家庭生活职能能力、个人生活自理能力等。

CRF 的其他功能评定还包括肺容积与肺通气功能测定：最大通气量（MMC）、第 1 秒用力呼气量（FEV_1）、用力肺活量（FVC）、残气量（RV）、肺总量（TLC）等肺功能评定，以及血气分析、四肢肌肉力量评估、营养状态评估、认知功能评估等。

三、功能障碍

（一）生理功能障碍

1. 呼吸功能障碍

呼吸困难为最早出现的症状，多数患者有明显的呼吸困难，可表现为呼吸频率、节律和幅度的改变。开始时表现为呼吸费力伴呼气延长，加重时出现浅快呼吸，辅助呼吸肌活动加强，呈点头样或提肩样呼吸。CO_2 潴留加剧时，则出现浅慢呼吸或潮式呼吸。

2. 运动功能障碍

由于运动增加耗氧量可加重缺氧，造成呼吸困难，导致 CRF 患者不敢运动，影响运动能力。运动减少又使心肺功能适应性下降，进一步加重运动障碍，形成恶性循环。

3. 认知功能障碍

以智力或定向功能障碍多见。

4. 精神神经症状

可表现为过度兴奋或抑制，兴奋症状包括烦躁、失眠、夜间失眠而白天嗜睡（昼夜颠倒）现象。此时忌用镇静或催眠药，否则可加重 CO_2 潴留，发生肺性脑病，肺性脑病表现为神志淡漠、肌肉震颤、间歇抽搐、昏睡甚至昏迷，以致呼吸骤停等。

5. 血液循环功能障碍

表现为搏动性头痛、血压异常、周围循环衰竭等。慢性缺氧和 CO_2 潴留引起肺动脉高压，可发生右心衰竭伴有体循环瘀血体征（肺心病）。

6. 肝、肾功能异常

严重呼衰对肝、肾功能的影响可出现丙氨酸氨基转移酶与血浆尿素氮升高等。有些患者因胃肠道黏膜保护功能损害，导致胃肠道黏膜充血水肿、糜烂渗血或应激性溃疡，引起上消化道出血。

（二）心理功能障碍

CRF 患者多为老年人，他们自理能力差，处于长期供氧不足状态，精神紧张、烦躁不安，再加上疾病反复发作、加重，生活质量差，患者往往情绪低落并感焦虑。急性发作时严重缺氧、濒死的感觉及机械通气治疗更使患者感到恐惧、孤独无助、悲观绝望，严重干扰患者的休息及睡眠，给患者带来极大的心理压力和精神负担。

（三）日常生活活动能力受限

呼吸功能障碍将不同程度地影响 CRF 患者的日常生活活动，这主要表现在活动后呼吸困难（又称劳力性呼吸困难），轻者在进食、穿衣、行走及个人卫生等日常生活活动时常感气促，严重时安静状态下都感呼吸困难，生活完全不能自理。

（四）社会参与能力受限

呼吸困难、活动受限以及长期缺氧导致的脑、肾、肝等重要脏器的功能障碍和疾病久治不愈引起心理障碍都将影响患者的生活质量、劳动、就业和社会交往等能力，严重者完全丧失劳动能力。

四、康复治疗

CRF 多有一定的基础疾病，病情发展较慢，但合并呼吸系统感染或气道痉挛等情况可急性发作而致代谢紊乱，直接危及生命，必须采取及时而有效的抢救。呼衰急性发作期的处理原则是在保持呼吸道通畅条件下，改善通气和氧合功能，纠正缺氧、CO_2 潴留及代谢功能紊乱，防治多器官功能损害。CRF 缓解期的治疗原则为在积极治疗基础疾病的基础上，重点对患者进行康复训练和指导，其目标在于增强呼吸功能储备，避免导致呼吸功能恶化的诱因，减少 CRF 急性恶化的次数，提高患者生活及工作能力。基于上述目标，CRF 康复治疗的内容包括：①避免吸烟和其他可能加重本病的因素，控制各种并发症；②积极治疗和预防呼吸道感染，及时有效地排痰，建立通畅气道；③通过吸氧、运动训练等改善缺氧及肺换气功能，提高患者的日常生活活动能力；④增强肺通气功能，锻炼呼吸肌，纠正病理性呼吸模式，必要时借助无创通气技术以改善通气；⑤帮助患者解除焦虑、抑郁、恐惧等心理问题，树立战胜疾病的信心。康复治疗的适应证为病情稳定的 CRF 患者，但需根据患者肺功能的情况加以选择，主要方法包括物理治疗、作业治疗、心理治疗等。

（一）物理治疗

CRF 的物理治疗包括运动训练、排痰训练、机械通气及物理因子治疗等，主要作用为建立生理呼吸模式、保持通畅气道、改善通气、促进血液循环和组织换气，提高运动能力。

1. 物理因子治疗

（1）超短波治疗：采用大功率超短波治疗仪，电极胸背部对置，无热—微热量，每次 10 ~ 12 分钟，每日 1 ~ 2 次，12 ~ 15 次 1 个疗程，可控制肺部炎症，减少痰液分泌。

（2）超声雾化治疗：可湿化呼吸道，稀释痰液使其易于排出。常用 4% 碳酸氢钠 20 mL，盐酸氨溴索 30 mg，α-糜蛋白酶 5 mg，加生理盐水 20 mL，每次 20 ~ 30 分钟，每日 1 ~ 2 次，7 ~ 10 天 1 个疗程。雾化吸入时，做膈肌深呼吸，可使药物微粒更广泛地分布在肺底部。吸入数分钟后鼓励患者咳嗽，有助于排痰。如配合体位引流，效果更好。

（3）膈肌电刺激：使用通电装置，非刺激电极放在胸壁，刺激电极放在胸锁乳突肌外侧锁骨上 2 ~ 3 cm 处（膈神经部位），先用短时间低强度刺激，当找到可产生强力吸气的位置后，即可用脉冲波进行刺激治疗。此法适用于呼吸训练后膈肌运动仍不满意的患者。开始时每日 6 ~ 15 次，逐渐增加到每日 100 次左右。

2. 运动训练

CRF 患者常因体力活动时出现呼吸困难而回避运动，使日常生活活动障碍，生活质量不佳。适当的运动疗法可提高运动耐力，减轻运动时呼吸困难，从而改善 ADL 和 QOL。CRF 的运动训练包括呼吸训练、呼吸肌训练、有氧训练、力量训练等。需注意的是，CRF 患者的有氧运动处方应采取个体化原则，主要进行大肌肉群的运动耐力训练，最好也包括上肢肌肉的运动训练，运动强度多取 60% ~ 80% 最大运动负荷。对力量训练应采取低阻抗多重复的原则。运动前确保呼吸道通畅，运动时注意监护，必要时可吸氧。

3. 排痰训练

通畅的气道是 CRF 所有康复治疗的基础，有效的排痰可以使气道内的分泌物排出，是建立通畅气道的关键方法之一，其主要技术包括有效咳嗽训练、体位引流、手法排痰等。

4. 机械通气

肺泡有效通气量不足及呼吸肌疲劳无力是 CRF 的重要原因。对于严重呼衰患者，机械通气是抢救其生命的重要措施，其作用包括：①维持必要的肺泡通气量，降低 $PaCO_2$；②改善肺的气体交换效能；③减轻呼吸做功；④缓解呼吸肌疲劳，有利于恢复呼吸肌功能。根据通气支持方式，机械通气可分为经气管插管或切开的有创性机械通气和采用面罩或鼻罩进行的无创性人工通气。前者主要用于 CRF 急性加重期的抢救，后者则在呼衰未发展到危重阶段前使用，可促进患者的康复，减少气管插管的需要。广义的无创通气应当也包括体外负压通气、胸壁震荡通气、体外膈肌起搏等，但通常目前所称无创通气仅指通过鼻、面罩等方式与患者相连的无创正压机械通气（NIPPV）。近 20 年来，运用无创正压通气技术治疗 CRF 已成为呼衰治疗的研究热点，NIPPV 采用双水平气道正压，吸气压帮助患者克服吸气阻力，改善呼吸肌疲劳，增加肺泡通气量，同时也能改善气体在肺内分布不均匀的状况，改善弥散，减少无效死腔气量。呼气压可对抗内源性呼气末正压，防止肺泡塌陷，使肺泡内 CO_2 排出，从而提高 PaO_2，降低 $PaCO_2$ 的作用，改善呼吸系统的顺应性。NIPPV 可部分取代呼吸肌做功，使呼吸肌肉得到充分的调整和休息，以解除呼吸肌疲劳。

NIPPV 入选标准（至少符合其中 2 条）：①中重度呼吸困难伴有辅助呼吸肌运动和反常腹部呼吸运动；②中重度酸中毒（pH 7.30 ~ 7.35）以及高碳酸血症（$PaCO_2$ 6.0 ~ 8.0 kPa）；③呼吸频率 >25 次/分。排除标准（符合下列条件之一）：①呼吸抑制或停止；②心血管系统功能不稳定（低血压、心律失常、心肌梗死）；③嗜睡、神志不清及不合作；④易误吸（吞咽反射异常、严重上消化道出血）；⑤痰液黏稠或有大量气道分泌物；⑥近期曾行面部或胃食管手术；⑦头面部外伤、固有的鼻咽部异常；⑧极度肥胖；⑨严重的胃肠胀气。而对以下需要紧急抢救或重症呼衰患者，应首先考虑有创性机械通气，有创机械通气的应用指征：①严重呼吸困难，辅助呼吸肌参与呼吸，并出现胸腹矛盾呼吸；②呼吸频率 >35 次/分；③危及生命的低氧血症（PaO_2 <40 mmHg 或 PaO_2/FiO_2 <200 mmHg）；④严重的呼吸性酸中毒（pH <7.25）及高碳酸血症；⑤呼吸抑制或停止；⑥嗜睡、神志障碍；⑦严重心血管系统并发症（低血压、休克、心力衰竭）；⑧其他并发症（代谢紊乱、脓毒血症、肺炎、肺血栓栓塞症、气压伤、大量胸腔积液）；⑨NIPPV 失败或存在 NIPPV 的排除指征。

NIPPV 的临床应用需要合适的工作、监护条件，包括人员培训、合适的工作地点以及生命体征监护和紧急插管的条件，其具体步骤及注意事项如下。

（1）患者教育：与插管通气不同，NIPPV 需要患者的合作和强调患者的舒适感。对患者的教育可以消除恐惧，争取配合，提高依从性，也有利于提高患者的应急能力，如在紧急情况下（如咳嗽、咳痰或呕吐时）患者能够迅速拆除连接，提高安全性。教育的内容包括讲述治疗的目的以及连接和拆除的方法，指导患者有规律地放松呼吸，注意咳痰和可能出现的不良反应（漏气等），有不适时及时通知医务人员等。

（2）试机：检查电源、呼吸机的各种管道及运转功能是否完好，准备好必要的抢救器材如吸痰器、气管插管等。

（3）保持呼吸道通畅：保持呼吸道通畅是 NIPPV 通气有效的前提，患者治疗时取半卧或平卧位，但是头、颈、肩要保持在同一水平，头略后仰，保持呼吸道通畅，定时翻身、拍背，指导患者有效咳痰，必要时经口、鼻给予鼻导管吸痰。并保持呼吸机湿化功能良好，防止口鼻咽干燥、痰痂形成，防止枕头过高而将呼吸道压窄，影响气流通过，降低疗效。

（4）妥善固定面罩，保证通气量：根据患者的脸形选择大小适中的面罩，固定时调节系带松紧度，以无明显漏气的最小张力合适。系带过分拉紧，会造成局部皮肤压伤，过松则会漏气，使通气量减少。患者翻身或改变体位后要注意面罩有无松脱、漏气。嘱患者尽量闭合口腔，保证足够的通气量。

（5）选择治疗参数，开机治疗：根据不同患者病情，选择呼吸机通气模式和治疗参数进行治疗，主要根据使用者的经验、各医疗单位的现有条件和经济水平。

（6）严密观察病情，合理调节呼吸机参数：在通气过程中应注意观察患者的精神、面色、喘息及发绀的改变程度，严密观察呼吸频率、幅度、节律及呼吸肌运动等，注意有无呼吸抑制存在以及呼吸机使用不当造成的并发症。同时注意监测心率、血压及血氧饱和度，并做详细记录。必要时使用心电监护仪，有异常及时通知医生。合理调节呼吸机参数，压力太高，患者烦躁难以配合，而且容易产生气压伤；压力太低则达不到治疗效果。此外，治疗时应缓慢增加压力，使患者逐渐适应。另外，还要注意预防和减轻胃胀气，指导患者吸气时尽量闭合双唇，用鼻呼吸，减少吞咽动作，防止腹胀的发生。出现胃胀气后应及早行胃肠减压，若已引起小肠胀气，可行肛管排气等处理。治疗过程中还要保护皮肤避免擦伤，为防止鼻梁及面部皮肤受压过久受损，可放松头带并予受压处皮肤按摩。

（二）作业治疗

CRF 的作业治疗主要是通过操作性活动，纠正患者日常生活活动中出现的病理性呼吸模式，着重训练患者上肢肌肉的力量和耐力，同时运用能量节省技术及适应性训练，减轻活动时呼吸困难的状况，改善患者躯体和心理状况，提高日常生活能力，帮助其重返社会。治疗内容包括常规的 ADI 训练、织毛衣、计算机操作、园艺等功能性训练，以及琴、棋、书、画等娱乐消遣性训练。训练时注意运用能量节省技术，减少日常生活中的耗能，使体能运用更有效，增强患者的生活独立性，以减少对他人的依赖。如让患者就每一项活动内容制订相应的训练，掌握体力节省的技巧。

（三）心理治疗

CRF 患者大多伴有烦躁、紧张、焦虑、恐惧等心理问题，心理治疗可有效地改善或消除 CRF 患者抑郁、焦虑、恐惧、绝望和自卑心理，帮助患者正确认识疾病，树立战胜疾病的信心，积极配合治疗。具体治疗方法包括心理咨询、心理支持等。

1. 心理咨询

通过专业人员采用指导、劝告、讨论、测验、解释等技术，对患者的情绪、疾病、康复治疗以及患病后患者的职业、婚姻、教育、康复、退休和其他个人问题等的处理提供专业的帮助。

2. 心理支持

通过对患者的指导、劝解、疏导、帮助、安慰、保证，使其克服焦虑、悲观、无助、绝望等心理危机，去适应和面对病残的现状。

3. 放松训练

是指通过一定的肌肉放松训练程序，有意识地控制自身的心理活动，阻断精神紧张和肌肉紧张所致的呼吸短促的恶性循环，减少机体能量的消耗，改善缺氧状态，提高呼吸效率。因此放松训练在 CFR 患者的治疗中占有重要地位。放松训练主要是在治疗师或患者自己（默念）的指导语下进行，分以下 3 个步骤：①练习与体验呼—吸与紧张—放松的感觉；②各部肌肉放松训练，如头部、颈部、肩部等；③放松训练结束语。

（四）其他治疗

1. 药物治疗

COPD 是 CRF 的主要原因，其药物治疗的目的是解除痉挛、消除气道炎症、促进排痰以保持呼吸道通畅。包括 β_2 受体激动药、抗胆碱药、茶碱、皮质激素类药等的应用。合并感染时加用抗菌药物和（或）祛痰药。

2. 氧疗

纠正缺氧是 CRF 康复治疗的根本目的。氧疗能直接提高 CRF 患者的肺泡和动脉血氧分压，纠正低氧血症；增加组织供氧，改善心、脑、肺、肾功能，稳定或降低肺动脉压；降低红细胞和血黏度，减轻红细胞增多症；减轻水钠潴留，改善呼吸困难症状，预防右心衰竭；预防夜间低氧血症，改善睡眠，最终提高患者的生存率，改善生活质量及精神状态，同时减轻患者家属负担，减少医疗费。

CRF 患者临床常用氧疗方法主要有长期氧疗（LTOT）和夜间氧疗，前者指每日吸氧时间至少大于 15 小时，至少持续 6 个月以上的氧疗方法，后者指夜间吸氧达 10 小时或以上（$1 \sim 2$ L/min）的氧疗方法。LTOT 的主要目标是解决低氧血症（特别是夜间睡眠时的低氧血症），使患者的 SaO_2 维持在 90%，$PaCO_2$ 上升不超过 10 mmHg（1 mmHg = 0.133 kPa）。目前推荐的对 CRF 患者开具 LTOT 处方的指征是：经积极药物（抗菌药物、气管扩张剂、利尿剂等）治疗，患者病情稳定至少 1 个月后，静息吸入空气时 $PaO_2 \leqslant 55$ mmHg（7.3 kPa）或 $\leqslant 88\%$，或 PaO_2 在 $55 \sim 60$ mmHg（$7.3 \sim 8$ kPa）之间，但伴有肺心病、肺动脉高压、明显的认知功能障碍、继发高血红蛋白血症、睡眠或运动时长时间低氧血症（$PaO_2 < 7.3$ kPa）者。

CRF 患者稳定期后，LTOT 可在家庭内进行，又称为家庭氧疗（HOT）。可采用氧压缩容器（氧气瓶）、液态氧和家庭用小型制氧机，3 种方法各有长处和优势。常用的给氧方法有双腔鼻管、鼻导管、鼻塞或面罩吸氧。原则上应低流量持续给氧。一般 $1 \sim 3$ L/min，以免加深 CO_2 潴留导致呼吸抑制。同时还要根据病情变化，每 3 个月或定期随诊或家访 1 次，观察症状、体征、化验血红蛋白、红细胞计数、血细胞比容，检测肺功能、血气，观察病情改善情况。

3. 营养支持

老年 CRF 患者，由于呼吸负荷重，进食不足，能量消耗大，常伴有不同程度的营养不良，影响机体免疫力，故应该在日常饮食中加强营养支持，鼓励患者进食高蛋白、高维生素、易消化饮食以及适量多种维生素和微量元素的饮食，适当控制碳水化合物的进食量，以降低 CO_2 的产生及潴留，减轻呼吸负荷。

五、功能结局

CRF 的功能结局与患者心肺运动功能减退、气道反复炎症等密切相关。由于 CRF 常反复急性加重，患者应避免急性加重的各种危险因素，坚持呼吸训练、功能锻炼、运动训练及必要的药物治疗，减缓病情发展速度，减轻对患者日常生活活动、工作及社交的影响。若病情控制不好而反复急性加重，CRF 患者的运动性呼吸困难将呈进行性加重，直至静息时也感呼吸困难，发展到最后只能终身依靠机械通气维持呼吸。由此导致的运动障碍也逐渐加重，最终完全丧失运动能力，终日卧床。晚期合并的肝、肾、心、脑等重要脏器的功能障碍也呈进行性加重，并将成为 CRF 患者死亡的直接原因。在心理功能方面，几乎所有 CRF 患者终身都有不同程度的焦虑、抑郁、恐惧、孤独无助甚至悲观绝望等心理障碍，部分患者还可能因机械通气治疗适应性困难而发生人格改变。在社会功能方面，呼吸困难和运动障碍严重影响 CRF 患者 ADL 能力、工作能力及社交活动，生活质量低，最终只能依靠机器维持生命，给患者及其家庭造成极大的经济及精神负担。康复治疗可能改善 CRF 患者的生理功能、心理功能、社会功能，缓解病情以及提高 CRF 患者的生活质量，应早期介入。

六、健康教育

CRF 病程长，常常因呼吸道感染或气道痉挛等原因急性加重，需要终身服药、长期家庭氧疗、长期家庭无创正压机械通气等治疗，给患者及其家庭造成极大的经济及精神负担，因此健康教育在 CRF 的康复治疗中占有极其重要的作用。

1. 疾病知识教育

让患者了解 CRF 的病因、病理生理、急性发作的危险因素，药物的作用、不良反应、剂量及正确使用，使患者正确认识疾病，积极配合治疗。

2. 避免吸烟和其他可能加重疾病的因素

吸烟可刺激分泌物产生、破坏纤毛功能及诱发气道痉挛等，增加感染危险性，从而加重呼吸道阻塞及破坏呼吸道的防御功能，加速肺功能的恶化。所以，各种年龄及各期的 CRF 患者，都应该戒烟。同时，注意住所空气流通，避免有害烟雾刺激。此外，还应避免使用麻醉和镇静剂，以免抑制呼吸。

3. 积极防治呼吸道感染

呼吸道感染是 CRF 急性发作及加重的重要因素，CRF 患者由于抵抗力下降，易反复感冒并发生呼吸道感染。为预防呼吸道感染，应鼓励患者进行各种运动训练，可采用防感冒按摩、冷水洗脸，必要时可接种流感疫苗。一旦发生呼吸道感染，应立即运用抗菌药物，及早控制。

4. 详细介绍各种治疗措施

CRF 的治疗包括药物治疗、建立通畅气道、氧疗、运动训练、物理因子治疗、营养支持、机械通气等，其中大部分都在家庭中自行进行，常用药物的使用方法、供氧装置的选择及氧气的安全使用原则、无创正压呼吸机的运用指导、小型家庭理疗器械的使用及保养知识都是健康教育的重要内容。

5. 心理支持

疾病久治不愈且呈进行性加重，给患者及其家庭造成了极大的精神负担和心理压力。因此，应注意对 CRF 患者及其家庭成员进行心理疏导，帮助他们正确面对疾病，树立战胜疾病的信心，积极配合治疗。

（吕　慧）

第六章

心脏疾病的康复

第一节　概述

世界卫生组织专家组认为康复是所有心脏病患者治疗的一个重要部分，它的目的在于改善功能储备，减轻或减少与活动有关的症状，减少不应有的残疾，使心脏病患者重新起到对社会有用并得到自我满足的作用。美国公共卫生保健部，卫生保健政策研究所，美国心肺、血液研究所的《心脏康复的临床实践指导》对于心脏康复的定义是"心脏康复是涉及医学评价、处方运动、心脏危险因素矫正、教育和咨询等的综合长期程序，用以减轻心脏病的生理和心理影响，减少再发心肌梗死和猝死的危险，控制心脏症状，稳定或逆转动脉硬化过程和改善患者的心理和职业状态"。

康复的目的不仅在于训练那些因心血管病致残的患者适应环境，而且要干预他们所置身的环境和社会，促使他们成为社会的一员。所以，现在心脏病康复的适应证范围已扩展到所有心脏病患者，包括合并心功能不全和心律失常的患者。心脏康复的含义不仅包括临床症状得到控制和改善，也包括患者生理功能的恢复、心理状态的健康和接近以往的社会工作和能力。因此，作为康复医学分支的心脏康复医学，不仅包括运动康复，还涉及心身医学、社会医学、营养卫生学、环境医学、老年医学等领域，包括了心理社会康复和职业康复等问题；心脏康复的意义还包括二级预防的作用，包括通过宣传和心理咨询等方法使患者戒烟酒和控制不良的习惯、调整心理状态等，以达到控制易患因素，降低复发率。2006年美国心脏协会/美国心脏病学会（AHA/ACC）的冠心病二级预防指南更进一步强调了包括运动治疗在内的各种危险因素控制达标的重要性。

（王妙维）

第二节　急性心肌梗死

急性心肌梗死各个阶段的康复内容不同，各国的分期和方案不尽相同，但均需按临床病情和个人情况制定和调整康复程序，即个体化、循序渐进原则。目前国际上通常将心脏康复分为3期或3个阶段。

第 I 期（也称第1阶段）：院内康复。为发生心血管事件如急性心肌梗死（acute myocardial infarction，AMI）或急性冠脉综合征（acute coronar syndrome，ACS）和心脏外科手术后的住院患者提供预防和康复服务。

第Ⅱ期（也称第2阶段）：院外早期康复。为急性心血管事件后早期（3~6个月）的院外患者提供预防和康复服务，持续至事件发生后1年。

第Ⅲ期（也称第3阶段）：院外长期康复。为心血管事件1年以后的院外患者提供预防和康复服务。

也有人将第Ⅱ期进一步分为2期，即在有监护条件下进行的康复为早期，通常为8~12周；无须监护条件下进行的康复称为中期，持续至1年。

一、康复程序

（一）Ⅰ期康复

心肌梗死住院期间，病情稳定就开始进行，持续时间约1周，国外缩短至3~5天。

1. 内容

（1）评估、教育与咨询：向患者讲解目前的病情、治疗及下一步诊疗方案，评估有无心理障碍（如抑郁、焦虑），制订住院期间的活动计划，教育患者及护理者对可能发生的AMI症状如何识别、作出早期反应，纠正危险因素。

（2）教育、帮助患者恢复体力及日常生活能力：通常于入院后24小时内开始，目的是出院时达到基本生活自理。早期活动计划根据病情而定。受很多因素影响，如并发症、年龄、生活习惯及骨关节状况。无并发症的心肌梗死、冠脉搭桥手术（coronar arter bypass grafting，CABG）和经皮冠状动脉腔内血管成形术（percutaneous transluminal coronary angioplasty，PTCA）或急症冠脉介入手术治疗术后可以早期活动，而合并有心力衰竭或心源性休克等复杂情况者可能要延迟活动。

（3）出院计划：评估患者何时适合出院、出院后的生活自理能力和能否进入相关社区保健服务，结合患者的需求，与专家、全科医生和（或）基层医疗保健人员联系，明确下一次随访的时间。

（4）推荐患者参加院外早期心脏康复计划。

（5）必要时进行出院前的运动评估，为患者进行运动治疗提供依据。

2. 程序

Wenger等提出14步程序，后修改为7步程序。现在对于无并发症的急性心肌梗死，康复方案订为7步（表6-1），1周以内完成。因为大多数急性心肌梗死患者入院后行溶栓或PCI，住院时间明显缩短，部分心脏中心也只是选择性地应用此方案，有些中心缩至3~5天完成此方案。

表6-1 Wenger的住院7步康复程序

阶段	监护下的运动	CCU/病房活动	教育娱乐活动
		CCU	
1	床上所有肢体的主动、被动关节活动，清醒时教患者做踝关节跖屈背伸活动，每小时1次	部分活动处理，自己弯足于床边，应用床边便盆，坐椅15分钟，每天1~2次	介绍CCU，个人急救和社会救援
2	所有肢体的主动关节运动，坐于床边	坐椅15~30分钟，每天2~3次，床上生活完全自理	介绍康复程序，配合戒烟、健康教育，计划转出CCU

阶段	监护下的运动	CCU/病房活动	教育娱乐活动
		病房活动	
3	热身运动，2 METs；伸臂运动，做体操；慢步走，距离 15.25 m（50 ft）并返回	随时坐椅子，坐轮椅去病房教室，在病房里步行	介绍正常的心脏解剖和功能，动脉硬化、心肌梗死的病理生理
4	关节活动和体操，2.5 METs，中速走 22.88 m（75 ft）一来回，教测脉搏	监护下下床，走到浴室，病房治疗	介绍如何控制危险因素
5	关节活动和体操，3 METs；教患者自测脉搏，试着下几级台阶，走 91.5 m（300 ft），每天 2 次	走到候诊室和电话间，随时在病房走廊里走步	介绍饮食卫生、能量保存和需要的工作及简单技巧
6	继续以上活动，下楼（坐电梯返回），走 152.5 m（500 ft），每天 2 次，教做家庭运动	监护下温热水淋浴或盆浴，监护下去做作业治疗和心脏临床治疗	介绍心脏病发作时的处理：药物，运动，外科手术
7	继续以上活动，下楼（坐电梯返回），走 152.5 m（500 ft），每天 2 次，教做家庭运动 提供院外运动程序资料	监护下温热水淋浴或盆浴，监护下去做作业治疗和心脏临床治疗 继续以前所有的病房活动	介绍心脏病发作时的处理：药物，运动，外科手术

（二）Ⅱ期康复

近年来，由于冠状动脉血管重建及药物治疗的巨大进展，急性心肌梗死和急性冠脉综合征（AMI/ACS）的住院时间明显缩短，心脏康复第Ⅰ期的时间也缩短，由此产生的去适应反应轻微。但这一阶段的缩短，使得指导患者如何减少危险因素和运动的机会减少。第Ⅲ期心脏康复主要是维持前两期已形成的健康和运动习惯，因此，心脏康复的第Ⅱ期——院外早期康复变得尤为重要，这也是 2007 年 AACVPR/ACC/AHA（美国心肺康复协会/美国心脏病学会/美国心脏协会）制订心脏康复和二级预防指南主要强调的内容。在出院后前 1~3 周即应该开始实施早期院外心脏康复/二级预防计划，主要内容为评估和危险分层、运动处方、二级预防与健康教育以及心理、社会支持和职业康复。

1. 评估和危险分层（表6-2）

首先应对患者在康复过程中再次发生严重心血管事件的危险程度进行评估和分级，掌握患者总体健康状况和生活状态，这对指导患者正确实施运动康复程序有重大意义。通过缺血心肌数量、左心室功能、基础心脏病至心律失常的危险性 3 个因素进行判断。

表6-2　冠心患者心脏康复危险性分层表

低危	中危	高危
·无明显左心室功能障碍（EF>50%）	·左心室功能中度障碍（EF=40%~49%）	·左心室功能障碍（EF<30%~40%）
·运动或恢复期无症状，包括无心绞痛的症状或征象（ST下移）	·中度运动（5~6.9 METs）或恢复期出现包括心绞痛的症状/征象	·低水平运动（<5 METs）或恢复期出现包括心绞痛的症状/征象
·无休息或运动引起的复杂心律失常		·有休息或运动时出现的复杂室性心律失常

低危	中危	高危
·心肌梗死、冠状动脉旁路移植术、血管成形术或支架术后无并发症；心肌梗死溶栓血管再通		·心肌梗死或心脏手术后并发有心源性休克、心力衰竭
·运动或恢复期血液动力学正常		·运动血液动力学异常（特别是运动负荷增加时收缩压不升）
·猝死或心脏停搏的幸存者		
·运动功能含量≥7 METs		·运动功能含量＜5 METs
·无心理障碍（抑郁、焦虑）		·心理障碍严重

2. 运动处方

制定程序：首先收集个人病史及资料，对患者进行全面体格检查，参考运动负荷试验结果，按每个人的不同情况制订出运动康复处方。早期可根据出院前运动试验结果和危险分层给予运动处方，心脏事件后 6~8 周进行症状限制性运动试验后，根据结果调整运动处方。再隔 3~6 个月可进行一次运动试验和医学评定。每年或根据需要调整运动处方。

过去认为等长抗阻运动可明显升高血压，引起心肌缺血和心律失常，禁止心脏病患者参加等长运动或阻力训练。近年研究显示，阻力训练对机体的损害不像原先认为的那么大，特别是对于心功能基本正常的患者。阻力训练可增强肌力（24%）和运动耐力，是患者回归工作运动程序的一个重要组成部分，但对于冠心病患者阻力训练要慎重，只对有选择的患者推荐低、中等强度的动态/阻力训练，2007 年 AACVPR/ACC/AHA 建议每周 2 次抗阻运动训练，对于左心室功能低下的患者等长运动仍应该是禁忌的。

3. 二级预防与健康教育

所有心肌梗死患者均要改变生活方式并接受健康教育，后者包括对患者及其家属进行饮食和营养指导，学会选择含脂肪、盐和胆固醇少的健康食物，教患者学会如何放弃不良习惯，并学会如何控制伴随心脏疾患出现的疼痛或疲劳。2006 年 AHA/ACC 更新了冠心病的二级预防指南，简介如下。

（1）吸烟。彻底戒烟，且远离烟草环境。推荐措施如下：①每次就诊均询问抽烟情况；②建议吸烟者戒烟；③评估吸烟者戒烟的自愿性；④通过咨询及规划协助戒烟；⑤安排随访，制订专门的戒烟计划，或药物疗法［包括尼古丁替代治疗和安非他酮（抗抑郁药）］；⑥强调避免在工作时和在家中暴露于烟草环境。

（2）控制血压。目标在 ＜140/90 mmHg 或者若为糖尿病或慢性肾病患者则 ＜130/80 mmHg。推荐措施如下：开始或维持健康的生活方式，包括控制体重，增加体力活动，适量饮酒，减少钠盐摄入，增加新鲜水果、蔬菜和低脂乳制品的摄入；血压≥140/90 mmHg 的患者以及血压≥130/80 mmHg 的慢性肾病或糖尿病患者如果可以耐受，首选 β 受体阻滞剂和（或）血管紧张素转化酶抑制剂（ACEI），必要时可加用其他药物如噻嗪类以达到目标血压。

（3）调节血脂。低密度脂蛋白（LDL-C）＜2.6 mmol/L；若三酰甘油（TG）≥2.6 mmol/L，则高密度脂蛋白 ＜3.38 mmol/L。推荐措施如下：①饮食治疗，减少饱和脂肪酸占总热量的比例（＜7%）（2 g/d）和黏性纤维（＞10 g/d）摄入，可进一步降低 LDL-C；②增加日常体力活动并控制体重；③鼓励以鱼或鱼油胶囊的形式增加 ω-3 脂肪酸摄入

（1 g/d），尤其在治疗高三酰甘油血症时，通常需要更高剂量。

急性心血管事件患者需在入院 24 小时内完善血脂控制评估检查。对住院患者，在出院前开始降脂药物治疗。

（4）控制体重。目标在 BMI：18.5 ~ 24.9 kg/m²；腰围：男性 < 102 cm，女性 < 89 cm。推荐措施为：①每次就诊均评估 BMI 和（或）腰围，如超标，鼓励患者进行体力活动；②如女性腰围（髂嵴处水平测量）≥89 cm，男性≥102 cm，首选生活方式调节，如有代谢综合征可考虑对其进行治疗；③初始目标应是减少体重 10%，如进一步评估体重仍偏高，可继续降低体重。

（5）控制糖尿病。开始改变生活方式和药物治疗使 HbA1c 接近正常；开始对其他危险因素的强力纠正（如依照以上推荐进行体力活动、控制体重、控制血压和控制胆固醇）；与患者的初级护理医师或内分泌专家配合，共同进行糖尿病护理。

4. 心理、社会支持

心脏病患者会经历抑郁、焦虑，可以帮助患者与心理、社会支持系统联系，指导患者健康应对这些挫折，树立信心，使患者恢复正常的生活秩序并更好地享受生活。

5. 职业康复

是协助患者最大限度地达到功能恢复，重返工作岗位的多程序医疗手段。包括评估患者心功能级别、病情预后，观察患者学习新技术和对新生活方式的适应能力，帮助患者掌握就业前的必要技巧。

冠心病患者职业回归受到病情、心理因素、社会因素，包括年龄、性别、职业种类、教育水平、家庭成员的态度及医师和雇主态度等一系列因素的影响。目前有些发达国家已建立职业康复机构，提供职业分析、职业模拟、职业锻炼、职业稳定、改变职业等服务。在美国 70% ~75% 心肌梗死后患者可恢复工作。随着冠状动脉溶栓和介入治疗的开展，复工时间有进一步缩短的趋势且复工状况会有进一步的改善。

（三）Ⅲ期康复

1. 内容

Ⅱ期康复后继续维持方案，终身保持合理的生活方式，每年 1 次医疗评估包括症状限制性运动试验（SGXT）。

2. 预期达到Ⅲ期康复标准

①功能容量最少 8 METs；②休息和运动时心电图无变化或与以前心电图对比有改善；③心绞痛已控制——稳定或日常活动不引起心绞痛发作；④休息时血压达标，HR < 90 次/分；⑤患者了解自身疾病的基本病理生理、医疗和坚持所推荐的生活方式的必要性。

二、冠心病介入治疗和搭桥术后的康复

冠心病的介入治疗（percutaneous coronary interventions，PCI）和冠脉搭桥手术（Coronary artery bypass grafting，CABG）是冠心病治疗的重要手段。目前主要的心脏康复对象，特别是 PCI 的患者数量在急速增加，方法可参考急性心肌梗死的康复程序。

三、慢性冠心病的康复

慢性冠心病患者的数量远远超过 AMI，包括未进行任何介入和手术处理的冠心病患者。

对这类患者来说，最重要的问题是由于诊断了冠心病，患者及其家属顾虑活动会增加急性发作或心肌梗死，往往采取减少身体活动的被动静养的生活方式。实际上，不活动的结果适得其反，大量研究已经证实：恰当的身体活动可以减低慢性冠心病的死亡率和猝死率；可以明显改善患者的症状：减少疲劳感，减少心绞痛的发作，改善情绪和睡眠，体力活动容量加大，患者主观感觉的生活质量明显提高。加上危险因素控制和生活方式的改善，会使患者受益很大。

康复方法可参考 AMI 的康复程序。要强调评估运动风险，强调个体化，循序渐进，坚持系统性和长期性，并特别注意兴趣性，使患者能长期遵从医生的运动处方坚持下去，这是取得良好效果的关键。

（时人杰）

第三节 高血压

一、概述

（一）高血压病的定义

高血压病是指由于动脉血管硬化及血管运动中枢调节异常所造成的动脉血压持续增高，又称原发性高血压。占高血压患者的 95% 以上，继发于其他疾病的称为继发性高血压，不属于此类疾病。在我国的高血压防治指南中对血压水平和分类有明确规定。

若患者的收缩压与舒张压分属不同的级别时，则以较高的分级为准。单纯收缩期高血压也可按照收缩压水平分为 1、2、3 级。

随着我国经济的高速发展、人民群众生活水平的不断提高，人们的生活方式也发生了根本的变化，我国高血压患病率已经出现明显的逐年增高趋势。2000 年 11 月在上海举行的中华医学会第六届全国心血管病学术会议估计，全国高血压患者约有 1 亿，其中绝大多数为中老年患者，60 岁以上老年人中约 1/4 患有高血压。2006 年的一项研究中，对我国南、北方共 14 个省（市）的自然人群进行整群抽样调查，采用国际通用的标准化调查方法，在人群中进行以高血压为主要内容的心血管流行病学调查并统计结果。结果：调查人数为 29 076 人，患有高血压的为 9 872 人。高血压总患病率标准化后为 27.86%，男性高血压患病率为 34.72%，女性为 25.34%，男性高于女性，年龄分组显示患病率随年龄增加而增加。各地区患病率进行比较显示北方高于南方，男性中河北省最高，为 47.89%，广东省最低，为 18.59%。女性中河北省最高，为 38.30%，湖北、山东较低。且有自北向南减低的趋势。高血压知晓率为 60.7%，治疗率标准化后为 37.7%，控制率为 5.7%。我国人群高血压流行有两个比较显著的特点：从南方到北方，高血压患病率呈递增趋势；不同民族之间高血压患病率也有一些差异，生活在北方或高原地区的民族患病率较高，而生活在南方或非高原地区的民族患病率则较低，这种差异可能与地理环境、生活方式等有关，尚未发现各民族之间有明显的遗传背景差异。

过去 50 年，我国曾进行过 4 次大规模高血压患病率的人群抽样调查。虽然各次调查的规模、年龄和诊断标准不一致，但基本上较客观地反映了我国人群 50 年来高血压患病率的明显上升趋势。根据 2002 年调查数据，我国 18 岁以上成人高血压患病率为 18.8%，估计目前我国约有 2 亿高血压患者，每 10 个成年人中就有 2 人患有高血压，约占全球高血压总人数的 1/5。

高血压是老年人常见的慢性病，也是心脑血管病最主要的危险因素，脑血管病、心肌梗死、心力衰竭及慢性肾脏病是高血压的主要并发症。原发性高血压作为多基因遗传性疾病，其发生可能有多种基因共同起作用。有研究表明，高血压的发生与年龄、遗传、饮食、环境状况等因素有关。高血压患病率随年龄增长而升高，女性在更年期前患病率略低于男性，但在更年期后迅速升高，甚至高于男性。高血压与饮食习惯有关，盐和饱和脂肪摄入越高，平均血压水平和患病率也越高。高纬度寒冷地区患病率高于低纬度温暖地区，高海拔地区高于低海拔地区，因此全面控制危险因素，是保持全民身体健康的重要措施。应该加大对高血压患病率普查的力度，开展高血压病预防知识的宣传，尽快进行高血压综合防治及有效的干预，建立科学的生活方式和健康的行为规范，使高血压的各种防治措施尽快落实到我国各族人民中去，为广大人民群众的健康提供优质服务。

在一项关于我国高血压与冠心病和脑血管病发病关系的研究中提示，我国 10 组人群前瞻性研究 Cox 分析结果表明收缩压每增加 10 mmHg，心血管病的相对危险性增高 28%，出血性脑卒中的相对危险性增高 54%，缺血性脑卒中的相对危险性增高 47%。本研究指出我国心脑血管病防治的重中之重是防治高血压病。

血压水平与心血管病发病和死亡的风险之间存在密切的因果关系。在全球 61 个人群（约 100 万人，40~89 岁）为基础的前瞻性观察研究荟萃分析中，平均随访 12 年，诊室收缩压或舒张压与脑血管病、冠心病事件的风险呈连续、独立、直接的正相关关系。血压从 115/75 mmHg 到 185/115 mmHg，收缩压每升高 20 mmHg 或舒张压每升高 10 mmHg，心脑血管并发症发生的风险增加一倍。

血压与脑血管病、冠心病事件的风险之间呈正相关关系。在动态血压或家庭血压监测研究中发现，不仅血压的平均值与心脑血管病有关，血压的昼夜节律，以及数日、数周甚至数月、数年期间的血压变异也与脑血管病、冠心病的发生有关。

高血压的危害性除与患者的血压水平相关外，还取决于同时存在的其他心血管病危险因素、靶器官损伤及合并的其他疾病情况。因此，在高血压的定义与分类中，将高血压的诊断标准定在收缩压≥140 mmHg 和（或）舒张压≥90 mmHg，除根据血压水平分为正常、正常高值血压和 1、2、3 级高血压之外，同时还根据危险因素、靶器官损伤及同时合并的其他疾病进行危险分层，这有利于对高血压病及其危害的判断和相应管理。

大量的医学实践证明，高血压是可以预防和控制的疾病，降低高血压患者的血压水平，可明显减少脑血管病及心脏病事件，有效降低疾病负担，改善患者的生存质量。但我国的现状是，高血压患者中知晓率低、治疗率低、控制率低，分别低于 50%、40% 和 10%。农村低于城市；男性低于女性；经济欠发达地区低于较发达地区。因此，加强对高血压病知识的宣教，采取积极有力的防治措施，是摆在我们面前的重要任务。

（二）高血压病的病因与病理

1. 病因

（1）饮食因素：饮食中与高血压有关的因素有钠、钾、蛋白质、酒等。在不同地区盐的摄入量与高血压病的发生有相关关系。一般来说，盐的摄入量越高，高血压的发生率越高。但同一地区个体水平间血压水平与盐的摄入量并不相关，盐摄入过多导致的血压升高主要见于对盐敏感的人群。人群中钾盐摄入量与血压水平呈负相关,膳食钠/钾比值与血压的相关性甚至更强。高钠、低钾膳食是我国大多数高血压患者发病最主要的危险因素。我国大部分地区,人均每天盐摄入量 12 ~ 15 g。在盐与血压的国际协作研究(INTERMAP)中,反映膳食钠/钾的 24 小时尿钠/钾比值,我国人群在 6 以上,而西方人群仅为 2 ~ 3。

无论是动物蛋白还是植物蛋白都有升高血压的作用,过量摄入蛋白质可造成血压升高。饮酒量与血压升高有直接关系,特别是对收缩压影响较大。

(2)体重超标:肥胖和超重与高血压病有关,尤其是腹型肥胖者高血压病的发生率高。高血压病患者中有 30% 左右有不同程度肥胖。人群中体重指数(BMI)与血压水平呈正相关,BMI 每增加 3 kg/m²,4 年内发生高血压的风险,男性增加 50%,女性增加 57%,BMI ≥ 24 kg/m² 者发生高血压的风险是体重正常者的 3 ~ 4 倍。身体脂肪的分布与高血压发生也有关。腹部脂肪聚集越多,血压水平就越高。腰围男性 ≥ 90 cm 或女性 ≥ 85 cm,发生高血压的风险是腰围正常者的 4 倍以上。

(3)精神因素:经常处于应激状态的人高血压病的发生率高。从事精神紧张度高的职业者高血压病发生率高,脑力劳动者的高血压发生率高于体力劳动者,长期在嘈杂环境中工作的人高血压病发生率高。

(4)遗传因素:高血压病有明显的家族聚集性,超过半数的高血压患者家族中有高血压病史。高血压病的遗传性不仅表现在高血压病本身,在血压高度、并发症发生和其他有关因素,如肥胖等,也有遗传性。

(5)呼吸睡眠暂停综合征:是指睡眠期间反复发作性呼吸暂停。呼吸暂停可导致缺氧,对血压和心脏等其他脏器都会有影响,有 50% 左右的患者合并有高血压。

(6)药物影响:有些药物对血压有影响,如避孕药等,口服避孕药引起的高血压较轻,停药后可逆转。

(7)饮酒:过量饮酒是高血压发病的危险因素,人群高血压患病率随饮酒量增加而升高。虽然少量饮酒后短时间内血压会有所下降,但长期少量饮酒可使血压轻度升高;过量饮酒则使血压明显升高。如果每天平均饮酒 >3 个标准杯(1 个标准杯相当于 12 g 酒精,约合 360 g 啤酒,或 100 g 葡萄酒,或 30 g 白酒),收缩压与舒张压分别平均升高 3.5 mmHg 与 2.1 mmHg,且血压上升幅度随着饮酒量增加而增大。

2. 病理

高血压病的病理基础是血管硬化、血管紧张度增高、外周血管阻力增高。早期高血压的病理变化不明显,长期高血压后可出现小动脉中层平滑肌细胞增生、纤维化,导致管壁增厚、管腔变窄,严重时心、脑、肾等靶器官受累,引起相应的结构和功能变化。高血压可促使大、中动脉发生粥样硬化。

(三)高血压病的临床表现

高血压病根据起病和病情进展情况可分为缓进型和急进型高血压。缓进型高血压称为良性高血压,占大多数;急进型高血压称为恶性高血压,预后较差。

1. 一般表现

缓进型高血压多在中年后发病,有家族史者可在青年发病。起病隐匿,病情进展缓慢,病程长。早期可无症状,常在体检时发现血压高,部分患者在发生心、脑、肾等并发症后才发现高血压病。

高血压病可表现为头晕、头痛、眼花、耳鸣、失眠、健忘、心悸、乏力等。体检时可发现左心室肥厚、主动脉瓣第二心音亢进、主动脉瓣区收缩期杂音。

急进型高血压的基本表现与缓进型高血压病相似，但症状明显，起病急，病情发展迅速，病情严重，可发生心、肾衰竭和脑血管意外等。

2. 并发症表现

长期高血压可导致心、脑、肾等靶器官损害，表现出相应的症状。心脏方面可出现高血压性心脏病和心绞痛或心肌梗死的表现。长期高血压可发生脑梗死、脑出血等，表现为头痛、恶心、呕吐、意识障碍、肢体功能障碍等。长期高血压可出现蛋白尿和肾功能损害的表现。另外，可引起眼底病变，发生视力改变等。

（四）老年高血压病的特点

由于衰老的过程中会合并药动学和药物反应的改变，与年轻患者相比，在老年患者中各类药物治疗效果欠佳、症状性不良反应（如低血压、头晕、乏力等）的发生率会相对较高，药物治疗的不良反应严重，非药物治疗对老年人更为有效。

1. 血压波动大

由于老年人神经中枢压力感受器敏感性下降，其血压可在一天之内出现波动，主要是收缩压易波动，具有血压忽高忽低的特点。

2. 收缩期高血压增多

老年人外周血管及动脉僵硬度增加，血管弹性及回缩能力下降，可表现为收缩压增高，常大于 160 mmHg，舒张压正常或下降，出现脉压增大的现象，同时常有运动后头晕及心前区疼痛。

3. 降压治疗不良反应多

老年高血压患者降压不可操之过急，降压药应从小剂量开始，逐渐增加剂量，避免降压过低（尤其是夜间血压），而影响重要器官的血流灌注。

4. 易发生体位性低血压

患者在降压治疗中由平卧位改为直立位而出现头晕目眩时，提示有直立位低血压可能。因此，老年人在服降压药期间活动应轻缓。

5. 对盐的耐受差

老年人对盐敏感，如摄盐过量，较易发生高血压，这与老年人肾脏功能有一定衰减、肾脏尿钠的排泄功能下降有关。因此，饮食不宜过咸（盐 <5 g/d）。

二、康复评定

（一）血压测量与心血管危险因素评估

1. 血压测量

血压测量是诊断高血压及评估其严重程度的主要手段，主要有以下 3 种方法。

（1）诊所血压：诊所血压要求选择符合计量标准的水银柱血压计或者经国际标准（BHS 和 AAMI）检验合格的电子血压计，使用大小合适的袖带，袖带气囊至少应包裹 80% 上臂。被测量者至少安静休息 5 分钟，在测量前 30 分钟内禁止吸烟或饮咖啡，排空膀胱。被测量者取坐位，裸露右上臂，上臂与心脏处在同一水平。如果怀疑外周血管病，首次就诊时应测量左右上臂血压。特殊情况下可以取卧位或站立位。

血压的测量法可以分为直接测量法（又称有创/侵入法）和间接测量法（又称无创/非侵入法）。直接测量法被认为是血压测定的金标准，该方法在临床上仅限于在严重休克、顽固性心力衰竭及大手术患者的血压监测。间接测量法临床上常用听诊法间接测量肱动脉的收缩压和舒张压。目前仍以规范方法，使用水银柱血压计测量作为高血压诊断的标准方法。高血压的诊断必须以非药物状态下两次或两次以上非同日多次重复血压测定所得的平均值为依据，偶然测得一次血压增高不能诊断高血压，必须反复进一步观察。

间接测量方法是将袖带紧贴缚在被测者的上臂，袖带的下缘应在肘上 2.5 cm。将听诊器探头置于肱动脉搏动处。测量时快速充气，使气囊内压力达到桡动脉搏动消失后再升高 30 mmHg，然后以恒定的速率（2~6 mmHg/s）缓慢放气，获得舒张压读数后，快速放气至零。收缩压读数取柯氏音第Ⅰ时相（第一音），舒张压读数取柯氏音第Ⅴ时相（消失音）。严重贫血、甲状腺功能亢进、主动脉瓣关闭不全及柯氏音不消失者，以柯氏音第Ⅳ时相（变音）定为舒张压。

（2）自测血压：使用符合国际标准（BHS 和 AAMI）的上臂式电子血压计，测量方法同诊所血压。家庭自测血压水平低于诊所血压，家庭自测血压 135/85 mmHg 相当于诊所血压 140/90 mmHg。家庭血压监测需要选择合适的血压测量仪器，并进行血压测量知识与技能培训。家庭自测血压适用于一般高血压患者的血压监测、白大衣高血压识别、难治性高血压的鉴别、评价长时血压变异、辅助降压疗效评价、预测心血管风险及预后等。对于精神高度焦虑患者，不建议自测血压。

（3）动态血压：动态血压监测一般是指通过随身携带袖珍式无创性动态血压检测仪，在不影响日常活动和夜间睡眠的情况下，24 小时内程控自动定时测量血压、储存数据供电脑软件采样分析统计血压参数的血压监测方法。动态血压监测是由仪器自动定时测量血压，可每隔 30~60 分钟自动测压（时间间隔可调节），连续 24 小时或更长。

动态血压指标体系包含动态血压水平、血压变异性、血压昼夜节律。监测的指标有各时点的血压值和 24 小时血压均值，24 小时及每小时的平均收缩压、平均舒张压、平均动脉压、基础血压、血压负荷值（blood pressure load value，指 24 小时内收缩压或舒张压超过正常范围次数的百分比）、曲线下面积、血压变异性、血压昼夜节律和血压波动趋势等。动态血压测量提供的其他信息如血压标准差、谷峰比和平滑指数有很好的临床应用前景，但目前还停留在研究阶段。

动态血压监测的临床意义和应用：诊断白大衣性高血压即诊所血压升高，而诊所外血压正常。白大衣性高血压约占轻型高血压的 1/5，多见于女性、年轻人、体型瘦和病程较短者；判断高血压的严重程度，了解血压的昼夜节律及血压变异性；指导降压治疗和评价降压药物疗效；分析心肌缺血或心律失常诱因；诊断发作性高血压或低血压。

动态血压测量应使用符合国际标准（BHS 和 AAMI）的监测仪。动态血压的正常值国内参考标准：24 小时平均值 <130/80 mmHg，白昼平均值 <135/85 mmHg，夜间平均值 <125/75 mmHg。正常情况下，夜间血压均值比白昼血压均值低 10%~15%。动态血压监测在临床上可用于诊断白大衣性高血压、隐蔽性高血压、顽固难治性高血压、发作性高血压或低血压，评估血压升高严重程度。

2. 心血管危险因素评估

心血管发病是多种危险因素综合作用的结果，几种危险因素中度升高时对心血管病发生的绝对危险可超过单独一种危险因素高度升高造成的危险，应全面了解及评估心血管危险因素。需要评估的危险因素有以下 8 个方面。

（1）年龄：心血管病的发生随年龄而升高，年龄每增长 10 岁，冠心病发病率增高 1～3 倍，脑卒中发病率增高 1～4 倍。

（2）性别：男性心血管病发病率高于女性，我国冠心病、脑卒中发病率男性分别为女性的 1.1～6.2 倍和 1.2～3.1 倍。

（3）吸烟：吸烟是公认的心脑血管疾病发生的重要危险因素。我国吸烟者冠心病发病的相对危险比不吸烟者增高 2 倍，缺血性脑卒中危险增高 1 倍，急性心肌梗死发病危险增加 4 倍。

（4）血脂异常：血清总胆固醇和低密度脂蛋白胆固醇升高是冠心病和缺血性脑卒中的危险因素。血清总胆固醇过低 [3.64 mmol/L（140 mg/dL）]，有可能增加出血性脑卒中的发病危险。我国 14 组人群研究显示，人群中高密度脂蛋白胆固醇均值与冠心病发病率呈显著负相关。

（5）超重和肥胖：超重和肥胖是高血压发病的危险因素，同时也是冠心病和脑卒中发病的独立危险因素。我国人群体重指数（BMI）水平虽低于西方，但近年来增长较快。我国人群 BMI 水平与心血管病发病密切相关。基线时 BMI 每增加 1 kg/m^2，冠心病发病危险增高 12%，缺血性脑卒中危险增高 6%。提示超重和肥胖是我国人群冠心病和缺血性脑卒中发病的独立危险因素。

（6）糖尿病和胰岛素抵抗：糖尿病是动脉粥样硬化性疾病的明确危险因素，也是冠心病的等危症。我国资料显示近年来糖尿病患病率和糖耐量异常患病率不断增高。糖尿病患者的 BMI、腰臀围比例、血压水平均高于非糖尿病患者，血清胰岛素水平与心血管病的许多危险因素显著相关，如高三酰甘油、低高密度脂蛋白胆固醇、超重和肥胖、高血压、高血清胆固醇和高尿酸等。

（7）C 反应蛋白：许多研究表明 C 反应蛋白与心血管病发病有关，可预测心血管事件的发生。C 反应蛋白还与代谢综合征密切相关。

（8）缺少体力活动：体力活动减少是造成超重/肥胖的重要原因之一。脑力劳动者比体力劳动者心血管危险因素显著增高。缺少体力活动可增加高血压患者心血管病的发生危险。

（二）靶器官损害情况评估

靶器官损害对高血压病患者总心血管病危险的判断是十分重要的，故应对靶器官通过以下方式进行评估。

1. 心脏

心电图检查旨在发现心肌缺血、心脏传导阻滞和心律失常及左室肥厚。超声心动图诊断左室肥厚和预测心血管危险无疑优于心电图。磁共振、心脏同位素显像、运动试验和冠状动脉造影在有特殊适应证时可应用于冠心病诊断。胸部 X 线检查也可了解心脏轮廓、大动脉或肺循环情况。

2. 血管

超声探测颈动脉内膜中层厚度（IMT）和斑块可能有预测脑卒中和心肌梗死发生的价

值。收缩压和脉压作为老年人心血管事件的预测指标也越来越受到重视。脉搏波速率测量和增强指数测量仪对判断大动脉顺应性有意义。

3. 肾脏

血清肌酐升高、肌酐清除率降低和尿蛋白排泄率增加是高血压肾脏损害诊断的主要依据。高尿酸血症常见于未治疗的高血压患者，高尿酸血症与肾硬化症相关。微量白蛋白尿可提示糖尿病患者出现了进展性糖尿病肾病，而蛋白尿常提示肾实质损害。非糖尿病的高血压患者伴有微量白蛋白尿，对心血管事件有预测价值。

4. 眼底

通过眼底镜检查判断眼底情况。按 Keith-Wagener 和 Backer 高血压眼底改变分为 4 级，第 1 级视网膜动脉功能性狭窄或伴有轻度硬化，此种改变主要发生于第 2 分支及以下的分支。第 2 级视网膜动脉硬化程度比第 1 级明显，动脉管径狭窄不均，并有动静脉交叉压迹现象。第 3 级除视网膜动脉狭窄与硬化外，尚有视网膜水肿、棉絮状斑、硬性白斑、出血斑等视网膜病变。第 4 级除第 3 级改变外，还有视神经盘水肿。第 3 级和第 4 级视网膜病变是严重高血压并发症。

5. 脑

头颅 CT、MRI 检查是诊断脑卒中的标准方法。MRI 可作为有神经系统异常的高血压患者的检查手段。老年认知功能障碍与高血压有一定关系，应进行评估。

（三）血压水平和高血压危险分层评估

目前我国采用正常血压、正常高值和高血压进行血压水平分类。正常血压为收缩压 <120 mmHg 和舒张压 <80 mmHg。正常高值为收缩压 120～139 mmHg 和（或）舒张压 80～89 mmHg。高血压为收缩压 ≥140 mmHg 和（或）舒张压 ≥90 mmHg。

对高血压患者根据血压水平、其他危险因素、靶器官损害、并存临床情况等进行高血压水平及危险分层。按危险分层估计预后，并采取相应的治疗决策。低危患者应进行较长时间的观察，反复测量血压，尽可能进行 24 小时动态血压监测，评估靶器官损害情况，然后决定是否及何时开始药物治疗。中危患者先对患者的血压及其他危险因素进行为期数周的观察，评估靶器官损害情况，然后，决定是否及何时开始药物治疗。高危患者应立即开始对高血压及并存的危险因素和临床情况进行药物治疗。很高危患者要立即开始对高血压及并存的危险因素和临床情况进行综合治疗。

（四）6 分钟步行试验（6MWT）

可以通过 6 分钟步行试验评定老年高血压患者运动能力。

（五）职业能力评定

根据患者机体最大耗氧量、血压水平、血压控制情况、靶器官的功能状况等评估职业能力。

三、康复治疗

高血压病的康复治疗应该在医生的指导下进行。首先应该进行定期的血压测量，康复治疗方法的选择应遵循个体化差异的原则。个体化康复治疗的主要依据是高血压的类型及有无其他并发症。

高血压的康复治疗应坚持以药物治疗为基础，运动治疗、物理因子治疗和健康教育并举的综合康复治疗原则；以有效控制血压、降低高血压的致残率及提高高血压患者的生活质量为目标。

（一）适应证和禁忌证

1. 适应证

低度危险组且对运动无过分血压反应的高血压患者，可进行非药物治疗的康复治疗。中度危险组、高度危险组和极高危险组的高血压患者应进行降压药物和运动治疗的综合康复治疗。

2. 禁忌证

包括安静状态下血压大于 180/110 mmHg 或 200/100 mmHg、急进型高血压、高血压危象、严重心律失常、脑缺血、不稳定型心绞痛、心衰、出现药物不良反应未控制、低血压、心动过缓、支气管哮喘等。

（二）康复治疗原则

1. 康复治疗应早期进行

如有可能，老年高血压病的康复治疗应与早期的其他干预手段同步开始，并贯彻在整个治疗过程中。

2. 从实际出发，选择合理的康复治疗计划和方法

制订康复目标和治疗计划时要严格按照患者的病情和功能状态进行，待病情稳定后可考虑进行各种功能活动，治疗过程中要循序渐进。运动量以强度弱些、时间长些、缓慢渐进为宜，治疗前做准备活动，治疗时注意劳逸结合，治疗后进行放松活动。鼓励进行耐力性运动训练，避免竞技性体育活动，运动中出现心悸、气短、出汗、头晕、心绞痛等应终止活动，但要注意与正常疲劳区别。老年高血压患者在运动后，可休息半小时，1 小时后进食，饭后不要马上运动。治疗方法要合理，防止发生废用综合征、误用综合征和过用综合征。

3. 采取综合的康复治疗手段

高血压是一种以动脉血压持续升高为特征的进行性"心血管综合征"，常伴有其他危险因素、靶器官损害或临床疾患，需要进行综合干预。高血压治疗包括非药物和药物治疗两种方法，大多数患者需长期，甚至终身坚持治疗。

4. 调动患者的治疗欲望和积极性

要向患者宣传健康、疾病及康复等方面的知识，宣传健康人生的道理，要向患者及其家属宣传康复医疗的目的和意义，把患者的注意力转移到防病、治病上来，主动接受康复治疗。

5. 加强对老年患者心理的调整

老年人由于社会和家庭角色改变、疾病、经济等多方面因素可发生情绪、性格、意志、认知等方面变化。这些变化将影响疾病的恢复，应及时调整，增强战胜疾病的信心，保证康复治疗的顺利进行。

6. 注意维持和巩固康复疗效

老年人由于衰老、多种功能减退、出院后难以继续进行康复训练等原因，常出现康复疗效退步的现象，这是远期康复的最大难点。所以，应做好维持性康复，每周进行 1~2 次治

疗，以维持或提高疗效。

7. 确保康复治疗安全

治疗人员要充分掌握患者的身体功能状态，注意有无并发症，训练场地及训练设备的设计和选择合理，防止跌倒等意外发生。

8. 定期监测血压

通过血压监测，规范康复治疗，改善治疗依从性，尽可能实现降压达标，坚持长期平稳有效地控制血压。

（三）康复治疗目标

高血压患者康复治疗的目标是控制血压，最大限度地降低心血管并发症与死亡的总体危险，治疗所有可逆性心血管危险因素及器官损害。

因此，应在治疗高血压的同时，干预所有其他的可逆性心血管危险因素（如吸烟、高胆固醇血症或糖尿病等），并处理好同时存在的各种临床问题。危险因素越多，其程度越严重，兼有临床问题越多，心血管病的绝对危险就越高，康复治疗的难度越大，康复治疗的力度也应越大。

心血管危险与血压之间的关系在很大范围内呈连续性，即便在低于 140/90 mmHg 的所谓正常血压范围内也没有明显的最低危险阈值，因此应尽可能实现降压达标。

高血压的降压目标原则上是将血压降至 140/90 mmHg 以下。伴有肾脏疾病、糖尿病，或病情稳定的冠心病或脑血管病的高血压患者治疗尽量个体化，一般可以将血压降至 130/80 mmHg 以下。伴有严重肾脏疾病或糖尿病，或处于急性期的冠心病或脑血管病患者，应按照相关指南进行血压管理。

（四）康复治疗方法

1. 危险因素的管理

（1）减轻体重：超重和肥胖是导致血压升高的重要原因之一，而以腹部脂肪堆积为典型特征的中心性肥胖还会进一步增加高血压等心血管与代谢性疾病的风险，降低升高的体重，减少体内脂肪含量，可显著降低血压。最有效的减重措施是控制能量摄入和增加体力活动。

体重指数（kg/m^2）应控制在 24 以下。平均体重下降 5 ~ 10 kg，收缩压可下降 5 ~ 20 mmHg。高血压患者体重减少 10%，可使胰岛素抵抗、糖尿病、高脂血症和左心室肥厚改善。减体重的方法一方面是减少总热量的摄入，强调低脂肪并限制过多碳水化合物的摄入，另一方面则需增加运动。在减重过程中还需积极控制其他危险因素，如限盐等。

（2）合理膳食。

1）减少钠盐摄入：钠盐可显著升高血压及增加高血压的发病风险，而钾盐则可对抗钠盐升高血压的作用。我国各地居民的钠盐摄入量均显著高于目前世界卫生组织每日应少于 6 g 的推荐，而钾盐摄入则严重不足，因此，所有高血压患者均应采取各种措施，尽可能减少钠盐的摄入量，并增加食物中钾盐的摄入量。

钠盐控制目标是每人每日摄入食盐量不超过 6 g。限制钠盐首先要减少烹调用盐及含钠高的调料，少食各种咸菜及盐腌食品。我国南北方钠盐的摄入量有区别，北方居民应减少日常用钠盐一半，南方居民应减少 1/3。限制钠盐摄入的同时，应注意补钾，增加含钾多的食物，如绿叶菜、鲜奶、豆类制品等。

2）减少膳食脂肪、补充适量优质蛋白质：将膳食脂肪控制在总热量25％以下，连续40天可使血压下降5％~12％。有研究表明每周吃鱼4次以上与吃鱼最少的人相比，冠心病发病率减少28％。故应改善动物性食物结构，减少含脂肪高的猪肉，增加含蛋白质较高而脂肪较少的禽类及鱼类。蛋白质占总热量15％左右，动物蛋白占总蛋白质20％。蛋白质质量依次为：奶、蛋；鱼、虾；鸡、鸭；猪、牛、羊肉；植物蛋白，其中豆类最好。

3）多吃蔬菜和水果：增加蔬菜或水果摄入，减少脂肪摄入可使血压下降。素食者比肉食者有较低的血压，其降压作用可能基于水果、蔬菜、食物纤维和低脂肪的综合作用。

4）限制饮酒：饮酒和血压水平及高血压患病率之间呈线性相关，长期大量饮酒可导致血压升高，诱发心脑血管事件发生，限制饮酒量则可显著降低高血压的发病风险。高血压患者应尽量戒酒，如饮酒，建议每日饮酒量应为少量，男性饮酒精不超过30 g，女性不超过15 g。

5）增加体力活动：特别是脑力劳动者增加体力活动，对控制血压是极其有利的。高血压患者增加体力活动前要了解一下自己的身体状况，以决定自己的体力活动的种类、强度、频度和持续时间。

一般的体力活动可增加能量消耗，对健康十分有益。而定期的体育锻炼则可产生重要的治疗作用，可降低血压、改善糖代谢等。因此，建议每天应进行适当的30分钟左右的体力活动，每周则应有1次以上的有氧体育锻炼，如步行、慢跑、骑车、游泳、做健美操、跳舞和非比赛性划船等。

6）减轻精神压力、保持心理平衡：心理或精神压力引起心理反应，是人体对环境中心理和生理因素的刺激做出的反应。长期、过量的心理反应，尤其是负性的心理反应会显著增加心血管病风险。应采取各种措施，帮助患者预防和缓解精神压力及纠正和治疗病态心理，必要时建议患者寻求专业心理辅导或治疗。

长期精神压力和心情抑郁是引起高血压和其他一些慢性病的重要原因，对于高血压患者，这种精神状态常使他们采取不良的生活方式，如酗酒、吸烟等，并降低对抗高血压治疗的依从性。对有精神压力和心理不平衡的人，应减轻精神压力和改变心态，要正确对待自己、他人和社会，积极参加社会和集体活动。

7）戒烟：吸烟是一种不健康行为，是心血管病和癌症的主要危险因素之一。被动吸烟也会显著增加心血管疾病危险。吸烟可导致血管内皮损害，显著增加高血压患者发生动脉粥样硬化性疾病的风险。戒烟的益处十分肯定，而且任何年龄戒烟均能获益。尼古丁可使血压一过性升高，降低服药的依从性并增加降压药物的剂量，因此戒烟是非常必要的。

2. 药物治疗

（1）药物治疗的目的：高血压患者降压药物治疗的目的是有效控制高血压的疾病进程，预防重症高血压发生；通过降低血压，有效预防或延迟脑血管病、心肌梗死、心力衰竭、肾功能不全等并发症。

（2）降压达标方式：将血压降低到目标水平，可以显著降低心脑血管并发症的风险，但并非越快越好。大多数高血压患者，应根据病情在数周至数月内将血压逐渐降至目标水平。老年人、病程较长或已有靶器官损害或并发症的患者，降压速度应慢一点。

（3）降压药物治疗的时机：高危、很高危或3级高血压患者，应立即开始降压药物治疗。确诊的 2 级高血压患者，应考虑开始药物治疗；1 级高血压患者，可在生活方式干预数周后，血压仍大于或等于 140/90 mmHg 时，再开始降压药物治疗。

（4）降压药物应用的基本原则：降压药物应用应遵循以下 4 项原则，即小剂量开始，优先选择长效制剂，联合应用及个体化。

1）小剂量：初始治疗时通常应采用较小的有效治疗剂量，并根据需要，逐步增加剂量。

2）尽量应用长效制剂：尽可能使用一天一次给予有持续 24 小时降压作用的长效药物，以有效控制夜间血压与晨峰血压，更有效预防心脑血管并发症发生。

3）联合用药：联合用药可增加降压效果又不增加不良反应，在低剂量单药治疗疗效不满意时，可以采用两种或多种降压药物联合治疗。一般情况下，2 级以上高血压为达到目标血压常需联合治疗。对血压≥160/100 mmHg 或中危及以上患者，起始即可采用小剂量两种药物联合治疗，或用小剂量固定复方制剂。

4）个体化：根据患者具体情况和耐受性及个人意愿或长期承受能力，选择适合患者的降压药物。

（5）常用降压药及其用法：常用降压药物包括钙通道阻滞剂、血管紧张素转换酶抑制剂（ACEI）、血管紧张素受体阻滞剂（ARB）、利尿剂和 β 受体阻滞剂 5 类。此外，α 受体阻滞剂或其他种类降压药有时也可应用于某些高血压人群。

钙通道阻滞剂、ACEI、ARB、利尿剂和 β 受体阻滞剂及其低剂量固定复方制剂，均可作为降压治疗的初始用药或长期维持用药。

1）钙通道阻滞剂：主要通过阻断血管平滑肌细胞上的钙离子通道发挥扩张血管、降低血压的作用。目前应用较多的是二氢吡啶类钙拮抗剂，如硝苯地平、尼群地平、拉西地平、氨氯地平和非洛地平等。我国完成的较大样本的降压治疗临床试验证实，以二氢吡啶类钙拮抗剂为基础的降压治疗方案可显著降低高血压患者脑卒中风险。此类药物可与其他 4 类药联合应用，尤其适用于老年高血压、单纯收缩期高血压，以及伴稳定型心绞痛、冠状动脉或颈动脉粥样硬化及周围血管病患者。该类药物常见不良反应有反射性交感神经激活导致心率加快、面部潮红、脚踝部水肿、牙龈增生等。二氢吡啶类钙拮抗剂没有绝对禁忌证，但心动过速与心力衰竭患者应慎用，如必须使用，则应慎重选择特定制剂，如氨氯地平等分子长效药物。急性冠脉综合征患者一般不推荐使用短效硝苯地平。

钙通道阻滞剂除了二氢吡啶类钙拮抗剂外，还有非二氢吡啶类钙拮抗剂。后者主要有维拉帕米和地尔硫䓬两种药物，也可用于降压治疗，常见不良反应包括抑制心脏收缩功能和传导功能，有时也会出现牙龈增生，Ⅱ ~ Ⅲ度房室传导阻滞和心力衰竭患者禁止使用。因此，在使用非二氢吡啶类钙拮抗剂前应详细询问病史，应进行心电图检查，并在用药 2 ~ 6 周内复查。

2）血管紧张素转换酶抑制剂：作用机制是抑制血管紧张素转换酶阻断肾素—血管紧张素系统发挥降压作用。常用药物有卡托普利、依那普利、贝那普利、雷米普利、培哚普利等。

欧美国家的一项大规模临床试验显示，此类药物对于高血压患者具有良好的靶器官保护和心血管终点事件预防作用。

血管紧张素转换酶抑制剂单用降压作用明确，对糖脂代谢无不良影响。限盐或加用利尿剂可增加血管紧张素转换酶抑制剂的降压效应。尤其适用于伴慢性心力衰竭、心肌梗死后伴心功能不全、糖尿病肾病、非糖尿病肾病、代谢综合征、蛋白尿或微量白蛋白尿患者。

该类药物最常见的不良反应为持续性干咳，多见于用药初期，症状较轻者可坚持服药，不能耐受者可改用血管紧张素受体阻滞剂。其他不良反应有低血压、皮疹，偶见血管神经性水肿及味觉障碍。长期应用有可能导致血钾升高，故应定期监测血钾和血肌酐水平。禁忌证为双侧肾动脉狭窄、高钾血症及妊娠妇女。

3）血管紧张素受体阻滞剂：作用机制是阻断血管紧张素 II 受体发挥降压作用。常用药物包括氯沙坦、缬沙坦、厄贝沙坦、替米沙坦等。

欧美国家的大样本临床试验提示，血管紧张素受体阻滞剂可降低高血压患者心血管事件危险，降低糖尿病或肾病患者的蛋白尿及微量白蛋白尿。适用于伴左心室肥厚、心力衰竭、心房颤动、糖尿病肾病、代谢综合征、微量白蛋白尿或蛋白尿患者，以及不能耐受血管紧张素转换酶抑制剂的患者。不良反应少见，偶有腹泻，长期应用可升高血钾，应注意监测血钾及肌酐水平变化。双侧肾动脉狭窄、妊娠期妇女、高钾血症者禁用。

4）利尿剂：通过利钠排水、降低高血容量负荷而发挥降压作用。主要包括噻嗪类利尿剂、袢利尿剂、保钾利尿剂与醛固酮受体拮抗剂等几类。用于控制血压的利尿剂主要是噻嗪类利尿剂。我国常用的噻嗪类利尿剂主要是氢氯噻嗪和吲达帕胺。有研究证实吲达帕胺治疗可明显减少脑卒中再发危险。小剂量噻嗪类利尿剂（如氢氯噻嗪 6.25～25 mg）对代谢影响很小，与其他降压药（尤其是血管紧张素转换酶抑制剂或血管紧张素受体阻滞剂）合用可显著增加后者的降压作用。

此类药物尤其适用于老年和高龄高血压、单独收缩期高血压或伴心力衰竭患者，也是难治性高血压的基础药物之一。其不良反应与剂量密切相关，故通常应采用小剂量。噻嗪类利尿剂可引起低血钾，长期应用者应定期监测血钾，并适量补钾。痛风患者禁用。高尿酸血症及明显肾功能不全者慎用，后者如需使用利尿剂，应使用袢利尿剂，如呋塞米等。

保钾利尿剂阿米洛利、醛固酮受体拮抗剂螺内酯等有时也可用于控制血压。在利钠排水的同时不增加钾的排出，在与其他具有保钾作用的降压药如血管紧张素转换酶抑制剂或血管紧张素受体阻滞剂合用时需注意发生高钾血症的危险。螺内酯长期应用有可能导致男性乳房发育等不良反应。

5）β 受体阻滞剂：主要通过抑制过度激活的交感神经活性、抑制心肌收缩力、减慢心率发挥降压作用。常用药物包括美托洛尔、比索洛尔、卡维地洛和阿替洛尔等。美托洛尔、比索洛尔对 β_1 受体有较高选择性，因阻断 β_2 受体而产生的不良反应较少，既可降低血压，也可保护靶器官，降低心血管事件风险。β 受体阻滞剂尤其适用于伴快速型心律失常、冠心病心绞痛、慢性心力衰竭、交感神经活性增高及高动力状态的高血压患者。

此类药物常见的不良反应有疲乏、肢体冷感、激动不安、胃肠不适等，还可能影响糖、脂代谢。高度心脏传导阻滞、哮喘患者禁用。慢性阻塞性肺疾病、运动员、周围血管病或糖耐量异常者慎用。必要时也可慎重选用高选择性 β 受体阻滞剂。长期应用者突然停药可发生反跳现象，即原有的症状加重或出现新的表现，较常见有血压反跳性升高，伴头痛、焦虑等，称之为撤药综合征。

6）α 受体阻滞剂：不作为一般高血压治疗的首选药，适用高血压伴前列腺增生患者，也用于难治性高血压患者的治疗，开始用药应在入睡前，以防体位性低血压发生，使用中注意测量坐立位血压，最好使用控释制剂。体位性低血压者禁用。心力衰竭者慎用。

7）肾素抑制剂：为一类新型降压药，其代表药为阿利吉仑，可显著降低高血压患者的血压水平，但对心脑血管事件的影响尚待大规模临床试验的评估。

3. 运动疗法

运动疗法适用于各级高血压的患者，对控制血压、预防心脑血管疾病等十分有益。运动疗法是无糖尿病、无靶器官损害的1级高血压的主要治疗方法。2级和3级高血压患者则需先将血压控制达标后，再进行运动治疗。有节律的运动可改善血管的顺应性，降低血压。对老年高血压患者要在监护和指导下进行，应进行运动安全教育，注意把握运动频率和时间、运动强度、运动方式。

（1）运动频率和时间：老年高血压患者开始运动的时间要短，经过6周左右的适应阶段过渡到每次20~60分钟，每周3~5次。由于老年人身体个体差异较大，每次运动时间要根据身体状况、对运动的耐受程度、主观运动强度来定，以感受到"稍感费力"为宜。高血压患者运动可分准备活动期5~10分钟、持续活动期30~40分钟、放松活动期5~10分钟。

（2）运动强度：老年高血压患者运动时要保证有效的运动量，以达到治疗作用。运动强度应维持在中等程度以下，以运动后不出现过度疲劳或明显不适为宜。高血压患者运动中应注意的是运动的目标是达到靶心率［最大心率（220－年龄）乘以70%为靶心率］。若合并其他疾病，难以达到靶心率，不应强求。如果求精确则采用最大心率的60%~85%作为运动适宜心率，需在医师指导下进行。运动强度指标也可采用自感劳累程度（RPE），通常RPE12~14为宜。患者主观运动强度为"稍感费力"。

（3）运动方式：可根据患者身体状况和气候条件等选择运动方式。运动方式应包括有氧、伸展及增强肌力练习3类，具体项目可选择有节奏、较轻松的运动，如太极拳、步行、踏车、划船器运动、游泳、登梯、降压体操等，避免对抗性强的运动，运动前应了解心血管功能情况，进行相应检查，防止发生意外。

（4）运动中监护：老年高血压患者的运动应在医务人员的指导和监护下进行，应对患者及其家属进行相关知识的教育，掌握运动知识和方法及一些意外情况的处理。对合并有心脑血管疾病的患者更应该加强监护。

4. 物理治疗

适用于各级高血压患者，构成高血压防治及预防心、脑血管疾病的基础。1级高血压如无糖尿病、无靶器官损害即以此为主要治疗方式。2级、3级高血压患者需先将血压控制达标。

（1）超短波疗法：患者取坐位或卧位，用小功率超短波治疗仪，选取2个圆形中号电极，置于颈动脉窦的部位，斜对置，间隔2~3 cm，剂量Ⅰ°~Ⅱ°，时间10~12分钟，每日治疗1次，15~20次为1个疗程。

（2）直流电离子导入疗法：患者取卧位，用直流电疗仪，选取1个（300~400）cm^2电极，置于颈肩部，导入镁离子；2个150 cm^2电极，置于双小腿腓肠肌部位，导入碘离子，电量15~25 mA，时间20~30分钟，每日1次，15~20次为1个疗程。

（3）超声波疗法：患者取坐位，应用超声波治疗仪，于颈区（C_2~T_4脊椎旁及肩上部）涂抹接触剂，超声探头与皮肤紧密接触，连续输出，移动法，剂量0.2~0.4 W/cm^2，时间6~12分钟，每日1次，12~20次为1个疗程。此法适用于2级高血压的治疗。

（周大勇）

第七章

消化系统疾病的康复

消化系统疾病是一组常见病、多发病，包括慢性胃炎、胃及十二指肠溃疡、肝硬化、肠粘连、便秘和大便潴留、胃肠自主神经功能紊乱、顽固性呃逆、肝移植、慢性胰腺炎及小肠功能失调等。在综合治疗的基础上，积极进行康复治疗和健康教育，能改善消化系统疾病患者的生理功能、心理功能、社会功能，提高患者的生活质量，早日回归社会。本章主要介绍慢性胃炎、胃及十二指肠溃疡、肝硬化、功能性胃肠病的康复治疗。

第一节　慢性胃炎

慢性胃炎是指由多种原因引起的胃黏膜慢性炎症和（或）腺体萎缩性病变。病因主要有幽门螺杆菌感染，其次有长期服用损伤胃黏膜药物、十二指肠液反流，口鼻咽部慢性感染灶、酗酒，长期饮用浓茶、咖啡，胃部深度 X 线照射也可导致胃炎。我国成年人的幽门螺杆菌感染率明显高于发达国家，感染阳性率随年龄增长而增加，胃窦炎患者感染率一般为 70% ~ 90%，炎症持续可引起腺体萎缩和肠腺化生，胃体萎缩性胃炎常与自身免疫损害有关。

一、临床表现

（一）症状与体征

慢性胃炎临床症状无特异性，可有中上腹不适、饱胀、隐痛、烧灼痛，疼痛无节律性，一般于食后为重，也常有食欲缺乏、嗳气、反酸、恶心等消化不良症状，有一部分患者可无临床症状。有胃黏膜糜烂者可出现少量或大量上消化道出血，胃体萎缩性胃炎合并恶性贫血者可出现贫血貌、全身衰竭、乏力、精神淡漠，而消化道症状可以不明显。查体可有上腹部轻压痛，胃体胃炎有时伴有舌炎及贫血征象。

（二）辅助检查

1. 胃镜检查与组织学检查

胃镜检查并同时取活组织做组织学病理检查是诊断慢性胃炎最可靠的方法。一般来说浅表性胃炎胃镜所见黏膜呈红白相间，黏液分泌增多，附于黏膜不易剥脱，脱落后黏膜常发红或糜烂，或可见黏膜苍白、小凹明显，严重者黏膜糜烂，且常伴出血，萎缩性胃炎胃镜检查黏膜多呈灰色、灰白色或灰绿色，萎缩范围内可残留红色小斑；黏膜下血管常可显露，呈网状或树枝分叉状。

2. 其他检查

包括幽门螺杆菌检查、胃酸分泌功能测定、X 线钡餐检查等辅助检查。

二、康复评定

（一）生理功能评定

1. 疼痛评定

采用视觉模拟评分法（visual analogue scale，VAS）。

2. 胃液分泌功能检查

萎缩性胃炎时空腹血清胃泌素明显升高，而胃液中胃酸分泌缺乏。

3. 运动功能评定

肌力采用 MMT 方法。

（二）日常生活活动能力评定

ADL 评定采用改良巴氏指数评定表。

（三）社会参与能力评定

主要进行生活质量评定、劳动力评定和职业评定。

三、功能障碍

（一）生理功能障碍

主要有消化吸收功能障碍、营养不良、上腹疼痛，一般不影响运动功能，若出现恶性贫血会使患者肌力下降。

（二）心理功能障碍

主要表现为焦虑、抑郁。慢性胃炎迁延不愈，尤其是出现恶性贫血会影响患者的心理功能，出现焦虑、抑郁。

（三）日常生活活动能力受限

一般患者其日常生活活动不会受限，如果出现恶性贫血可影响患者的正常进食和行走等日常生活能力。

（四）社会参与能力受限

如果出现恶性贫血、肌力下降，最终会影响患者的生活质量、劳动、就业和社会交往等能力。

四、康复治疗

对无症状或症状轻微的慢性胃炎患者，有时可不用药物治疗，只给予物理因子治疗和饮食调节即可治愈。慢性胃炎中最需要药物治疗的是伴有恶性贫血的胃炎，需要补充维生素 B_{12}。康复治疗目标为消除幽门螺杆菌，改善胃的分泌功能、胃动力、ADL 能力、工作能力，提高生活质量。

（一）物理治疗

有促进胃的血液循环及营养状况、调节胃黏膜的分泌功能、消炎解痉止痛的作用。

（1）超短波疗法：电极置于上腹部和背部相应脊髓节段（$T_{6~2}$），距离 3 ~ 4 cm，剂量温热量，15 ~ 20 分钟，每日 1 次，8 ~ 12 次为 1 个疗程。适用于胃酸分泌少，胃酸低。

（2）调制中频电疗法：两个电极胃区前后对置，强度以患者能耐受为度。每次 20 分钟，每日 1 次，15 次为 1 个疗程。适用于有上腹痛的慢性胃炎患者。

（3）紫外线疗法：对胃区和 $T_{5~7}$ 节段进行紫外线照射，剂量从 2 ~ 3 MED 开始，每次增加 1/2 ~ 1 MED，隔日照射 1 次，7 ~ 8 次为 1 个疗程。适于胃酸分泌功能低下的患者。

（4）直流电及直流电离子透入疗法：直流电离子透入疗法适用于胃酸高、胃分泌亢进、胃痛症状较重的患者；直流电疗法适用于胃酸缺少者。

普鲁卡因透入：先让患者口服 0.1% ~ 0.2% 普鲁卡因溶液 200 ~ 300 mL，阳极置于胃区，另一极置于背部的相应节段（$T_{6~9}$），电流强度 10 ~ 20 mA，时间 15 ~ 20 分钟，每日 1 次，12 ~ 18 次为 1 个疗程。

阿托品透入：方法同普鲁卡因导入法，阿托品每次用量为 3 ~ 5 mg。

直流电疗法：电极大小、部位、电流强度、时间及疗程同上述电离子导入疗法，但胃区电极接阴极。

（5）间动电疗法：用 2 个电极，置于胃区及背部的相应节段，电流强度 15 ~ 20 mA，时间 15 ~ 20 分钟，每日 1 次，15 ~ 20 次为 1 个疗程。胃液分泌多用密波，分泌少用疏波；上腹痛选疏密波，萎缩性胃炎加间升波。

（6）其他：红外线、石蜡疗法等，适用于胃酸增高型慢性胃炎。

（二）运动疗法

具有减轻慢性胃炎患者消化不良症状、维持和改善胃蠕动功能、改善机体整体耐力的作用。根据病情选择有氧耐力运动项目，如步行、跑步、游泳、太极拳等，以改善肌力、肌耐力和整体体能。每日 1 次，每次 20 ~ 30 分钟，每周 3 ~ 5 次，连续 4 周或长期运动。

（三）心理治疗

心理治疗具有改善或消除慢性胃炎患者忧郁、焦虑和抑郁心理的作用。一般采用心理支持、疏导的治疗方法，使慢性胃炎患者得到帮助，消除心理障碍。

五、功能结局

慢性胃炎患者可伴有不同程度的忧郁、焦虑和抑郁等心理障碍。慢性萎缩性胃炎患者出现营养不良、贫血时，还可发生 ADL 能力及其相关活动受限、社会交往受限和劳动能力下降，导致生活质量下降。康复治疗可能改善慢性胃炎患者的生理功能、心理功能、社会功能，提高慢性胃炎患者的生活质量，应早期介入。

六、健康教育

（1）慢性胃炎患者应了解有关疾病的知识，注意饮食调节，避免长期饮浓茶、烈酒、咖啡，进食过热、过冷的粗糙食物，以免胃黏膜损伤。

（2）避免长期大量服用阿司匹林、吲哚美辛等非甾体类抗炎药，以保护黏膜屏障，预防慢性胃炎的发生。

（3）患者可根据自身情况，进行自我锻炼，如跑步、游泳、气功、太极拳、医疗体操、球类等，还可选择休闲性作业活动，在娱乐活动中达到治疗疾病、促进康复的目的。

（卢伟娜）

第二节　胃及十二指肠溃疡

胃溃疡（gastric ulcer，GU）及十二指肠溃疡（duodenal ulcer，DU）统称为消化性溃疡（PU），主要是指发生在胃及十二指肠的慢性溃疡，也可是发生在与酸性胃液相接触的其他部位的溃疡，包括食管、胃肠吻合术后的吻合口及其附近肠襻、梅克尔（Meckel）憩室，溃疡的病损超过黏膜肌层，与糜烂不同。消化性溃疡的发生是由于胃黏膜损害因素（幽门螺杆菌、胃酸及非甾体类抗炎药等）大于防御因素（胃黏膜屏障、黏液、黏膜血流、细胞更新及前列腺素等）所致。

一、临床表现

（一）症状与体征

以上腹痛为主要症状。①疼痛部位，十二指肠溃疡在上腹部或偏右，胃溃疡在上腹部偏左。②疼痛性质及时间，空腹痛、灼痛、胀痛、隐痛。十二指肠溃疡有空腹痛、半夜痛，进食可以缓解。胃溃疡饭后半小时后痛，至下餐前缓解。③发病周期性，每年春秋季节变化时发病。④诱因，包括饮食不当或精神紧张等。⑤其他症状，可伴有反酸、胃灼热、嗳气等消化不良症状。

体征主要有：上腹部压痛，十二指肠溃疡压痛偏右上腹，胃溃疡偏左上腹；其他体征取决于溃疡并发症，幽门梗阻时可见胃型及胃蠕动波，溃疡穿孔时有局限性或弥漫性腹膜炎的体征。

（二）辅助检查

1. 胃镜与组织学检查

胃镜是消化性溃疡最直接的检查，可同时取活体组织行病理学和幽门螺杆菌检查。胃镜诊断应包括溃疡的部位、大小、数目以及溃疡的分期（活动期、愈合期、瘢痕期）。

2. X 线钡餐检查

显示 X 线检查的直接征象为具有诊断意义的龛影，间接征象为对诊断有参考价值的局部痉挛、激惹及十二指肠球部变形。

二、康复评定

（1）胃液分泌功能检查。
（2）疼痛、运动功能、心理功能、日常生活活动能力评定，社会参与能力评定。

三、功能障碍

（一）生理功能障碍

1. 疼痛

以上腹痛为主。

2. 运动功能障碍

一般不影响运动功能。

（二）心理功能障碍

主要表现为焦虑、抑郁、沮丧等心理功能障碍。

（三）日常生活活动能力受限

一般患者日常生活活动不会受限。如果出现出血、穿孔可严重影响患者的进食、穿衣、行走、个人卫生及购物等日常生活能力。

（四）社会参与能力受限

如果出现出血、穿孔会影响患者的生活质量、劳动、就业和社会交往等能力。

四、康复治疗

消化性溃疡的康复治疗目标为调节中枢及自主神经系统功能，改善胃及十二指肠血液循环，消除痉挛和水肿，调节胃及十二指肠分泌功能，缓解症状，促进溃疡愈合，改善 ADL 能力，提高生活质量。

（一）物理治疗

具有消炎止痛、改善循环和防治消化不良的作用。但出现以下情况者为治疗禁忌证：①伴有出血者；②伴有穿孔者；③伴有幽门梗阻者。

（1）中频电疗法：①正弦调制中频电疗法，两个电极胃区前后对置，选用交调和变调波，调制频率 100 Hz，调制深度 75%，每个波群治疗 10 分钟，每日 1 次，12 次为 1 个疗程；②干扰电疗法，4 个电极交叉置于腹部和背部 $T_{6~7}$ 区，频率 50 ~ 100 Hz 和 90 ~ 100 Hz，每日 1 次，12 次为 1 个疗程。

（2）超声波疗法：治疗前先让患者饮用温开水 400 ~ 500 mL，患者取坐位或卧位，移动法，强度 1.0 ~ 2.0 W/cm²，分别在胃区和脊柱（$T_{5~10}$）两侧皮肤各治疗 8 ~ 12 分钟，每日 1 次，15 ~ 20 次为 1 个疗程。

（3）直流电离子导入疗法：①鼻黏膜反射疗法，将浸湿的 2.5% 维生素 B_1 溶液的小棉条，轻轻塞入患者的鼻前庭，棉条末端置于口唇上方（皮肤上垫块小胶皮），用一铅板电极与阳极连接；另一极置于枕部接阴极。电流强调度 0.5 ~ 3 mA，每次 15 ~ 20 分钟，每日 1 次，1 ~ 20 次为 1 个疗程。适用于溃疡病早期或有出血的患者；②颈交感神经节反射疗法，用电极浸湿 2% 普鲁卡因溶液，置于喉结节两侧颈交感神经节处，与阳极相接；另一极置于肩胛间，与阴极相接，电流强度 3 ~ 5 mA，时间 15 ~ 30 分钟，每日 1 次，15 ~ 18 次为 1 个疗程。

（4）超短波疗法：用五官超短波治疗仪，电极置于喉结两侧颈交感神经节处，微热量，时间 8 ~ 12 分钟，每日 1 次，15 次为 1 个疗程。

（5）其他：温度生物反馈疗法、电睡眠疗法等也可消除大脑皮质的兴奋灶，反射性地调节胃肠活动功能。

（二）运动疗法

具有减轻胃及十二指肠溃疡患者消化不良症状、维持和改善胃蠕动功能、改善机体整体耐力的作用。根据病情选择有氧运动项目,如步行、跑步、游泳、太极拳等,以改善肌力、肌耐力和整体体能。每日 1 次,每次 20 ~ 30 分钟,每周 3 ~ 5 次,连续 4 周或长期运动。

(三)心理治疗

心理治疗具有改善或消除消化性溃疡患者忧郁、焦虑和抑郁心理的作用,一般采用心理支持、疏导的治疗方法。要鼓励患者正确认识疾病,树立战胜疾病的信心,积极配合治疗,使患者从心理支持系统中得到帮助,消除心理障碍。

五、功能结局

胃、十二指肠溃疡患者可发生出血、穿孔、幽门梗阻甚至癌变,严重胃、十二指肠溃疡患者可有不同程度的忧郁、沮丧、焦虑和抑郁等心理障碍。严重胃、十二指肠溃疡伴有出血、穿孔患者 ADL 能力及其相关活动可受限,社会交往受限,劳动能力和职业受限、生活质量下降。康复治疗可改善胃、十二指肠溃疡患者的生理功能、心理功能、社会功能,提高患者的生活质量,应早期介入。

六、健康教育

在治疗的同时让患者了解有关疾病的知识,积极对患者进行有关饮食起居、自我锻炼、休闲性作业和药物预防等健康教育。

(雷延飞)

第三节　肝硬化

肝硬化(hepatic cirrhosis,HC)是临床常见的慢性进行性肝病,由一种或多种病因长期或反复作用形成的弥漫性肝损害。在我国大多数为肝炎后肝硬化,少部分为酒精性肝硬化和血吸虫性肝硬化。病理组织学上有广泛的肝细胞坏死、残存肝细胞结节性再生、结缔组织增生与纤维隔形成,导致肝小叶结构破坏和假小叶形成,肝脏逐渐变形、变硬而发展为肝硬化。早期由于肝脏代偿功能较强可无明显症状,后期则以肝功能损害和门静脉高压症为主要表现,并有多系统受累,晚期常出现上消化道出血、肝性脑病、继发感染、脾功能亢进、腹水、癌变等并发症。

一、临床表现

(一)症状与体征

通常肝硬化起病隐匿,病程发展缓慢,可潜伏 3 ~ 5 年甚至 10 年以上,少数者因短期大片肝坏死,3 ~ 6 个月便发展成肝硬化。目前,临床上将肝硬化分为肝功能代偿期和失代偿期,代偿期症状以乏力和食欲减退出现较早,可伴有腹胀不适、恶心、上腹部隐痛、轻微腹泻;肝硬化失代偿期的共同临床表现主要为肝功能减退和门静脉高压症。体征有肝轻度肿大,质地结实或偏硬,无或有轻度压痛,脾轻度或中度肿大。常见并发症包括感染、上消化道出血、肝性脑病、肝肾综合征等。

（二）辅助检查

1. B 超检查

肝被膜增厚，肝脏表面不光滑，肝实质回声增强，粗糙不匀称，门脉直径增宽，脾肿大，腹水。

2. 食管胃底钡剂造影检查

食管胃底静脉出现虫蚀样或蚯蚓样静脉曲张变化。

3. CT 检查

肝脏各叶比例失常，密度降低，呈结节样改变，肝门增宽、脾肿大、腹水。

4. 胃镜检查

确定有无食管胃底静脉曲张，阳性率较钡餐 X 线检查为高，可了解静脉曲张的程度，并对其出血的风险性进行评估。食管胃底静脉曲张是诊断门静脉高压症的最可靠指标，在并发上消化道出血时，急诊胃镜检查可判明出血部位和病因，并进行止血治疗。

5. 肝穿刺活检

可确诊肝硬化。

6. 生化指标检查

主要有：①血常规，初期多正常，以后可有轻重不等的贫血；②尿常规，一般正常，有黄疸时可出现胆红素和尿胆原；③大便常规，如有消化道出血可出现黑便；④肝功能，可见转氨酶升高，清蛋白下降，球蛋白升高；⑤其他，乙、丙、丁病毒性肝炎血清标记物，有助于分析肝硬化病因；甲胎蛋白：升高往往提示原发性肝细胞癌；自身免疫抗体：自身免疫性肝炎引起的肝硬化可检出相应的自身抗体。

二、康复评定

（一）生理功能评定

1. 肝功能检测

肝功能失代偿期时转氨酶常有轻中度增高，一般以 ALT（GPT）增高较显著，肝细胞严重坏死时则 AST（GOT）活力常高于 ALT，胆固醇也常低于正常。血清总蛋白正常、降低或增高，但清蛋白降低、球蛋白增高。

2. 腹部超声

可显示肝脾脏大小、外形改变。有门/脾静脉增宽、腹腔积液等，提示肝功能失代偿。

（二）其他评定

疼痛、运动功能、心理功能、日常生活活动能力评定、社会参与能力评定。

三、功能障碍

（一）生理功能障碍

1. 疼痛

上腹部隐痛。

2. 运动功能障碍

肝硬化早期一般无运动功能障碍，到了晚期由于代谢变化、呼吸和循环异常，可出现肌肉萎缩、肌力下降。

（二）心理功能障碍

肝硬化患者从疑诊时开始，到确诊后、治疗前后都可能发生剧烈的心理变化和心理反应过程，出现震惊、恐惧、否认、淡漠、抑郁、焦虑及悲伤情绪。病情恶化、治疗后出现严重不良反应或消化道出血、脾肿大、腹壁静脉曲张、腹腔积液等严重并发症时，患者的心理状况可能随之出现明显的波动和恶化，甚至绝望。

（三）日常生活活动能力受限

一般患者其日常生活活动不会受限，如果出现黄疸、出血、脾肿大、侧支循环的建立和开放、腹腔积液等可严重影响患者的进食、穿衣、行走、个人卫生及购物等日常生活能力。

（四）社会参与能力受限

肝硬化早期一般不会影响患者的生活质量、劳动、就业和社会交往等能力，但是随着肝硬化病情加重，最终会影响患者的生活质量、劳动、就业和社会交往等能力，更严重者不能回归家庭及社会而需住院治疗。

四、康复治疗

肝硬化的康复治疗目标是改善肝循环，增加运动能力，改善 ADL 能力，提高生活质量，最大限度地促进患者回归社会。肝硬化代偿期的患者可进行运动治疗，但肝硬化失代偿期患者应禁止运动，须绝对卧床休息。

（一）物理治疗

物理治疗有改善肝脏的血液循环、促进胆汁分泌、消炎止痛的作用。

超短波疗法：有助于改善肝脏的血流，促进胆汁分泌。每次 15 分钟，每天 1 次，15 次为 1 个疗程。

（二）运动疗法

具有改善肝硬化代偿期患者机体整体耐力的作用。根据病情选择有氧运动项目以改善肌力和整体体能，如散步、太极拳、保健操等。具体运动量要根据患者的病情而定，肝硬化失代偿期患者应禁止运动，须绝对卧床休息。

（三）作业治疗

肝功能代偿期的患者可根据个人兴趣，给予休闲性作业治疗，如打扑克、缝纫、下棋等各种娱乐活动。作业治疗师对患者的娱乐功能进行评定，并指导患者，使其在娱乐活动中达到治疗疾病、促进康复的目的。肝硬化失代偿期患者应禁止竞争性娱乐活动。

（四）康复辅具使用

康复工程在肝硬化中的应用主要涉及辅助器具，对行走困难的患者使用轮椅改善其步行功能和社会交往能力。

（五）心理治疗

心理治疗具有改善或消除肝硬化患者震惊、恐惧、否认、淡漠、抑郁、焦虑、悲伤情绪及绝望的作用。一般采用心理支持、疏导的治疗方法，鼓励患者正确认识疾病，树立战胜疾病的信心，积极配合治疗，使肝硬化患者从支持系统中得到帮助，消除心理障碍。

五、功能结局

肝硬化患者可发生消化道出血、肝肾综合征和肝性脑病等并发症，患者可有不同程度的忧郁、沮丧、焦虑和抑郁，甚至绝望等心理障碍。严重肝硬化患者 ADL 能力及其相关活动明显受限，社会交往受限，劳动能力下降或丧失、职业受限、生活质量下降，甚至不能回归家庭及社会。康复治疗可改善肝硬化患者的生理功能、心理功能、社会功能，缓解病情以及提高患者的生活质量，应早期介入。

六、健康教育

（1）在治疗的同时让患者了解有关疾病的知识，积极配合治疗尤为重要。营造舒适和谐的生活环境，以帮助患者消除焦虑和抑郁情绪，使其重新树立生活信心，促进肝功能恢复。

（2）饮食应以高蛋白质、高热量、维生素丰富而易消化的食物为宜。有食管—胃底静脉曲张者，避免进食坚硬、粗糙的食物；有腹腔积液者，应进食少钠盐或无钠盐食物；有肝性脑病先兆时应严格限制蛋白质食物。

（3）肝功能代偿期的患者可根据自身情况，进行自我锻炼，如步行、气功、太极拳、医疗体操等锻炼。肝硬化失代偿期患者应禁止运动，须绝对卧床休息。

（4）肝硬化的早期防治至关重要。早期防治措施包括：易感人群筛查与干预（注射乙肝疫苗）；在我国以病毒性肝炎所致的肝硬化最为常见，早期诊治病毒性肝炎意义重大。

（樊　琼）

第四节　功能性胃肠病

功能性胃肠病是指具有腹胀、腹痛、腹泻及便秘等消化系统症状，但缺乏器质性疾病（如胃炎、肠炎等）或其他证据的一组疾病，在普通人群的发生率为23.5% ~ 74%。功能性胃肠病包括功能性消化不良（FD）和肠易激综合征（irritable bowel syndrome，IBS）。

一、功能性消化不良

功能性消化不良（FD），也称为非溃疡性消化不良（non-ulcer dyspepsia，NUD），是指一组无器质性原因可究的，慢性持续性或反复发作性中上腹综合征。

（一）临床表现

1. 症状与体征

患者常有上腹部和胸骨后胀闷、疼痛、嗳气、腹胀和肠鸣，进食后胀闷或疼痛加重，还可有厌食、恶心、排便不畅以及焦虑或抑郁等神经系统综合征。但通过各种检查，找不到消化性溃疡或肿瘤等器质性病变。

2. 辅助检查

对有"报警症状和体征"者，即有消瘦、贫血、呕血、黑便、吞咽困难、腹部肿块、黄疸等消化不良症状进行性加重者，必须进行彻底检查，直至找到病因；对无"报警症状和体征"者，可选择基本的检查，如血、尿常规，大便隐血试验、红细胞沉降率、肝功能试验，胃镜、腹部 B 超（肝、胆、胰），或先给予经验性治疗 2～4 周观察疗效，对诊断可疑或治疗无效者有针对性地选择进一步检查。

（二）康复评定

疼痛、运动功能、心理功能、日常生活活动能力评定、社会参与能力评定。

（三）功能障碍

1. 生理功能障碍

主要表现为疼痛不适，一般无运动功能障碍。

2. 心理功能障碍

患者多较脆弱，遇事敏感、多疑，性情不稳定，易受环境的诱导，表现有焦虑、抑郁、失眠等心理改变。

3. 日常生活活动能力受限

一般患者日常生活活动不会受限。

4. 社会参与能力受限

职业能力一般不会受限，但可影响患者的生活质量。

（四）康复治疗

应采取综合治疗措施，以调节自主神经及内脏器官功能、改善胃动力、增加运动耐力、提高生活质量为目标，积极进行康复治疗。

1. 物理治疗

有调节中枢神经、胃肠神经功能，促使胃肠分泌与运动功能正常化，缓解临床症状的作用。主要应用超短波、磁热磁、紫外线等疗法。

（1）超短波疗法：电极置于腹部及背腰部（$T_{11} \sim L_3$）前后对置，微热量，每次 15～20 分钟，每日 1 次，10～20 次为 1 个疗程。

（2）磁热振疗法：传感治疗带置于脐部，温度 42～45 ℃，振动适度，每次 20～30 分钟，每日 1 次，15～20 次为 1 个疗程。

（3）紫外线疗法：采用腹部多孔照射法，置于腹部及背部相应节段（$T_{11} \sim L_3$），距离 50 cm，首次剂量 2～3 MED，每次增加 1/2～1 MED，每日或隔日照射 1 次，8～12 次为 1 个疗程。

（4）直流电离子导入疗法：两个电极于下腹部及腰骶部对置，用 10% 氯化钙从下腹部阳极导入，电流强度 15～25 mA，每次 15～25 分钟，每日 1 次，15～25 次为 1 个疗程。

其他：可选用超声波疗法、矿泉水或松脂浴疗法、全身静电疗法、红外线疗法、蜡疗、泥疗等。

2. 运动疗法

具有减轻患者的症状、维持和改善胃肠蠕动功能、改善机体整体耐力的作用。根据病情选择主动等张运动、抗阻运动和有氧运动项目，以改善肌力、肌耐力和整体体能。有氧运动包括步行、游泳、太极拳等。每日 1 次，每次 20～30 分钟，每周 3～5 次，连续 4 周或长期坚持运动。

3. 心理治疗

（1）物理治疗师应该通过肌肉放松、作业治疗及中医气功等技术来完成放松训练。选择一些放松精神和心灵的磁带给患者在家里舒缓焦虑的情绪。

（2）认知疗法：通过改变患者的错误认识，告知患者所患疾病无器质性改变，以解除患者的顾虑，提高对治疗的信心。

（3）其他心理行为疗法：包括催眠疗法和生物反馈疗法等。

（五）功能结局

患者的生理功能多无明显异常，可有不同程度的沮丧、焦虑和抑郁等心理障碍，社会交往和职业一般不受限，但是可使患者生活质量下降。康复治疗可改善患者的生理功能、心理功能，提高生活质量，应早期介入。

（六）健康教育

（1）饮食上应少食多餐，多食易消化的食物，少食油腻饮食。避免摄入诱发症状的食物，如产气的食物（乳制品、大豆）、辣椒、烟酒、咖啡等。高纤维食物有助于改善便秘。

（2）患者可根据自身情况，进行自我锻炼，如步行、气功、太极拳、医疗体操等锻炼，可调节自主神经功能，减轻症状。

二、肠易激综合征

肠易激综合征是一种以腹痛或腹部不适伴排便习惯改变为特征的功能性肠病，需经检查排除引起这些症状的器质性疾病。其病因和发病机制至今尚不清楚，目前认为与多种因素有关，有精神心理和食物两大因素，肠道感染和精神心理障碍为发病的重要因素。病理特点主要是胃肠动力异常和内脏感觉异常。

（一）临床表现

1. 症状与体征

消化道症状如下。①腹痛：以腹痛最为突出，多位于下腹或左下腹，便前加剧，冷食后加重，多在清晨4~5点出现。②腹泻：常为黏液性腹泻或水样腹泻，可每日数次，甚至几十次，并带有排便不尽的感觉。③腹胀：常与便秘或腹泻相伴，以下午或晚上为重，肛门排气或排便后减轻。④便秘：多见于女性，排便费力，每周大便少于1次或每日粪便少于40 g。患者常便秘与腹泻交替出现。⑤消化道外症状：40%~80%患者有精神因素，表现为心烦、焦虑、抑郁、失眠多梦等；约50%的患者伴有尿频、尿急、排便不尽的感觉；还可出现性功能障碍，如阳痿、性交时疼痛等。

2. 辅助检查

参见功能性消化不良相关内容。

（二）康复评定

疼痛、运动功能、心理功能、日常生活活动能力评定、社会参与能力评定。

（三）功能障碍

1. 生理功能障碍

有不同程度的腹痛，但一般不影响运动功能。

2. 心理功能障碍

表现有焦虑、抑郁、失眠等心理改变。

3. 日常生活活动能力受限

一般不会受限。

4. 社会参与能力

一般不会受限。

（四）康复治疗

目前尚没有一种药物或单一疗法对肠易激综合征患者完全有效，治疗应遵循个体化的原则，采取综合性治疗措施，同时给予积极的康复治疗。康复治疗目标为调节自主神经及胃肠道功能，改善心理状况，提高生活质量。

1. 物理治疗

具有调节中枢神经系统及胃肠神经功能，促使分泌与运动功能正常化的作用。

2. 运动疗法

具有减轻患者的症状、维持和改善胃肠蠕动功能、改善机体整体耐力的作用。根据病情选择主动等张运动、抗阻运动和有氧运动项目以改善肌力、肌耐力和整体体能。有氧运动项目可选择自己喜欢的运动，如跑步、太极拳、步行、游泳等。每日 1 次，每次 20 分钟，每周 3~5 次，连续 4 周或长期坚持运动。

3. 心理治疗

具体方法参照本节功能性消化不良的心理治疗。

4. 其他治疗

对腹痛患者可服用胃肠解痉药如匹维溴铵，对腹泻患者可服用洛哌丁胺，而对便秘的患者可服用乳果糖等。可酌情选用针灸疗法以减轻症状，改善胃肠动力。

（五）功能结局

患者生理功能多无明显异常，常有高度忧郁、焦虑和抑郁等心理障碍；生活质量下降，但是社会交往和职业均未受限。康复治疗可改善患者的生理功能、心理功能，提高患者的生活质量，应早期介入。

（六）健康教育

1. 饮食

饮食上避免摄入诱发症状的食物，如产气的食物（乳制品、大豆、卷心菜、洋葱等）。进食高纤维类食物能增加便量，加速肠道转运，有助于改善便秘。

2. 锻炼

患者可根据自身情况，进行自我锻炼，如步行、气功、太极拳、医疗体操等锻炼，可调节自主神经功能，减轻症状。

（邵丽丽）

第八章

风湿免疫系统疾病的康复

第一节　风湿性关节炎

一、概述

风湿性关节炎是风湿热的主要表现之一。风湿热是一种常见的、反复发作的急性或慢性全身性结缔组织的炎症性疾病，以心脏和关节受累最为显著。临床表现以心脏炎和关节炎为主，伴有发热、皮疹、皮下结节、舞蹈病等症状。风湿热的确切病因迄今尚未完全明了，通常认为遗传、自身免疫反应、链球菌感染是风湿性关节炎的致病因素。就临床流行病学及免疫学等方面的一些资料分析，支持其是一种与 A 组溶血性链球菌感染有关的变态反应性疾病，而目前也注意到病毒感染与风湿热的发生有一定关系。受累关节的病理改变主要是关节滑膜及周围组织的水肿，关节囊液中有纤维蛋白和粒细胞渗出。风湿性关节炎的临床特点是以侵犯四肢大关节为主，在关节局部出现红、肿、热、痛、关节屈伸不利等症状。经治疗炎症消退后，关节功能可恢复正常，不留畸形，但具有反复发作的倾向而形成慢性风湿性关节炎。本病常在冬、春季节发病，以儿童及青年居多。

二、康复评定

1. 一般临床表现

初次发病在 5~15 岁，男女均可发病，没有明显的性别差异。风湿热处于急性期或慢性活动阶段，可表现为发热、关节炎、心脏炎、环形红斑及舞蹈症等神经系统障碍。

2. 关节表现

主要呈现为游走性及反复发作性关节疼痛，常对称地累及膝、踝、肩、腕、肘、髋等大关节，局部呈红、肿、热、痛的炎症表现，但不化脓，关节功能多因肿痛而活动受限。儿童关节炎症状多轻微，或仅一两个关节受累，成人则比较显著。晨僵，即患者晨起或休息较长时间后，关节呈胶粘样僵硬感，活动后方能缓解或消失。关节肿胀和压痛，往往出现在有疼痛的关节，是滑膜炎或周围软组织炎的体征。在急性炎症消退后，关节功能完全恢复正常，一般不出现畸形，如为慢性风湿性关节炎，表现为关节酸痛，呈游走性窜痛或限于一两个关节轻度肿痛，关节功能因疼痛轻度受限，呈反复发作，遇阴雨天气变化时加重。

3. 功能评测

关节因肿胀而活动受限时，可用关节量角器测量其关节活动范围。疼痛症状明显时，可通过视觉模拟量表（VAS）来评定其疼痛的强度。肌肉力量减退时，可通过肌力手法评定，常采用 Lovett 肌力测定法，以评定其肌力。如果患者日常生活受到影响，则可以用 Barthel 指数评定其日常生活活动能力，了解功能受限的程度。

4. 实验室检查

血常规检查白细胞计数轻度至中度增高，中性粒细胞增多，常有轻度贫血。红细胞沉降率多增快，血清中抗链球菌血素"O"多在 500 U 以上，C 反应蛋白（CPR）多为阳性，尿中可有少量蛋白、红细胞、白细胞，甚至管型。

三、康复治疗

风湿性关节炎是一个多病因且病理机制复杂的疾病，故其治疗宜结合多种方法进行综合治疗，任何单一的疗法都难以取得满意的疗效。

1. 一般治疗

治疗最好在疾病进程早期开始，方案必须个体化。康复治疗应定期评定及调整，关节炎发作期或活动期应注意限制体力活动，病程中宜进食易消化和有营养的饮食。

2. 运动治疗

主要进行肢体关节的主动运动及辅助助力运动。运动治疗处方需要考虑每个治疗的关节力学结构的破坏和关节渗出的程度、周围肌肉的状态、患者整体耐受水平、心脏状况等。因为关节炎常会破坏关节及其周围生物力学结构完整性，引起一些不良后果，如关节活动度下降、肌肉萎缩、肌无力、关节渗出、关节不稳、耗能的步态类型及关节负重的改变等。所以，运动治疗方案就应针对其障碍问题而制订出相应的促进其功能的方法，改善已改变的生物力学结构，改善和维持肌力、耐力和关节活动度，增强患者的整体功能。

3. 物理治疗

选用特定电磁波（TDP）照射，具有消炎、镇痛和改善局部循环的作用，对风湿性关节炎受累关节的肿痛有较好疗效。每天 1 次，每次照射 30～40 分钟，10 次为 1 个疗程。也可选用电脑中频、低周波及中药离子导入疗法等，均有一定疗效。

4. 中医治疗

中医治疗风湿性关节炎疗效确切。

（1）中药治疗：中医学认为本病属痹证范畴，多因身体虚弱、劳累过度、久居寒湿之地、内外不固，风、寒、湿、热之邪乘虚而入，流注经络、关节所致。临床根据辨证常可分为：①行痹，治宜疏风通络、散寒除湿，方用防风汤（防风、当归、赤茯苓、杏仁、黄芩、秦艽、葛根、麻黄、肉桂、生姜、甘草、大枣）加减；②痛痹，治宜温经散塞止痛、祛风除湿，方用乌头汤（制川乌、麻黄、芍药、黄芪、甘草）加减；③着痹，治宜除湿通络、祛风散寒，方用薏苡仁汤（薏苡仁、川芎、当归、麻黄、桂枝、羌活、独活、防风、制川乌、苍术、甘草、生姜）加减；④热痹，治宜清热通络、疏风胜湿，方用白虎加桂枝汤（知母、石膏、甘草、粳米、桂枝）加减。临床上对于风寒湿痹，症状复杂，且疼痛明显，可用独活寄生汤或蠲痹汤加减。

（2）针灸治疗：针灸可疏通经络、调和气血，缓解关节肿痛，临床常根据辨证采取局部取穴与循经取穴相结合。针灸每天 1 次，10 次为 1 个疗程。

在利用中医治疗风湿性关节炎时，应遵循中医辨证施治的原则，考虑不同证型的风湿性关节炎患者运用不同的方法和药方。长期坚持，对慢性风湿性关节炎有较好的疗效。

5. 西药治疗

在关节疼痛较显著情况下，常用的抗风湿性关节炎药物如下。①非甾体类抗炎药：如布洛芬、萘普生、双氯酚酸、阿司匹林、吲哚美辛等，一般本类药物易引起胃肠道不良反应，宜饭后口服，溃疡病患者、哺乳期妇女、儿童禁用。疼痛减轻或消失即停用。②细胞毒药物：如环磷酰胺、甲氨蝶呤、雷公藤等，该类药物不良反应多且较严重，但对改善这些疾病的预后有很大的作用。③肾上腺皮质激素：如泼尼松、地塞米松等。肾上腺皮质激素能抑制变态反应，控制炎症发展，减少炎症渗出。但本类药物众多的不良反应随剂量加大及疗程延长而增加，故在应用时衡量其疗效和不良反应而慎重选用。

（杨　丹）

第二节　类风湿关节炎

一、概述

类风湿关节炎（RA）是一种原因不明的以关节组织慢性炎症性病变为特点的全身性自身免疫性疾病。本病属于中医学痹证范畴。临床表现是以对称性、侵犯全身多个关节为主要特征的一种常见的慢性全身性炎性疾患。目前病因尚不清楚，较公认的观点是多种因素诱发遗传易感机体的自身免疫反应而致病。患病率约为 0.4%，男女发病之比为 1：2.5，发病高峰在 34~60 岁。主要累及手、足等小关节，也可累及任何有滑膜的关节、韧带、肌腱、骨骼、心、肺及血管。根据流行病学调查，内分泌、代谢、营养以及地理、职业和精神社会因素等，均可能影响疾病的进展，但不是类风湿关节炎的直接发病原因。

类风湿关节炎致残率高，发病呈隐袭性或急性，可能持续数月，然后缓解。也可以是周期性的，关节受累的程度也不一致。持续时间短者数天，长者数年，一旦罹患，终身延续。后期产生关节功能障碍，影响日常生活。

二、康复评定

1. 临床表现

一般起病缓慢，多先有几周到几个月的疲倦无力、体重减轻、胃纳不佳、低热和手足麻木刺痛等前驱症状。①关节症状：晨僵常在关节疼痛前出现。关节僵硬开始活动时疼痛不适，关节活动增多则晨僵减轻或消失。关节晨僵早晨明显，午后减轻。关节肿痛多呈对称性，常侵及掌指关节、腕关节、肩关节、趾间关节、踝关节及膝关节。后期病例一般均出现掌指关节屈曲及尺偏畸形，如发生在足趾，则呈现爪状趾畸形外观。②关节外表现：是类风湿关节炎全身表现的一部分或是其并发症。类风湿结节多见于前臂常受压的伸侧面，如尺侧及鹰嘴处。类风湿血管炎是本病的基本病变，除关节及关节周围组织外，全身其他处均可发生血管炎。心脏受累可引起类风湿心脏病等。

2. 诊断

典型病例的诊断一般不难，但在早期，尤以单关节炎开始及 X 线改变尚不明显时，需随访观察方能确诊。现国际上沿用美国风湿病学学会 1987 年修订的诊断标准，具备下列指征 4 条或以上：①晨僵≥1 小时持续 6 周以上；②对称性关节肿持续 6 周以上；③≥3 个关节肿持续 6 周以上；④腕关节、掌指关节、近端指间关节肿持续 6 周以上；⑤类风湿结节；⑥X 线示手腕关节骨质破坏；⑦类风湿因子阳性。

3. 关节肌肉功能评定

（1）关节症状：对称性两侧近端指间关节、掌指关节、腕关节肿胀、疼痛、压痛、僵硬、绞锁。早期梭形肿胀，后期关节半脱位，挛缩形成鹅颈畸形、纽扣花畸形、蛇形手、爪形手、槌状指、尺侧偏斜、桡侧偏斜、拇指 Z 字畸形等。受累肢体的其他关节也可出现肿胀、疼痛和压痛。

（2）关节活动范围测定：主要是采用关节量角器测量病变关节的活动范围。

（3）肌肉萎缩的评定：肌肉萎缩的程度可用肢体周径表示。

（4）肌力测定：肌力测定用徒手肌力试验法，常用握力计。由于手指畸形，一般握力计难以准确显示，目前普遍采用血压计预先充气测定，其方法是将水银血压计的袖带卷褶充气，使水银汞柱保持于 4 kPa 处，让患者用力握充气之袖带，握测 2~3 次，取其平均值。注意在测量时，患者前臂要空悬无支托。

4. 实验室检查

血常规示有轻度贫血，活动期红细胞沉降率、C 反应蛋白、IgG、IgA、IgM 升高，α_1、α_2、β、γ 球蛋白升高，补体 C_3、C_4 降低，类风湿因子大多阳性，抗核抗体可阳性。滑液多为炎性、非化脓性，呈淡黄色，黏度降低，膝关节腔积液可达 30~50 mL，蛋白升高。细胞数可达 1.0×10^5/mL，中性粒细胞 <75%。细菌涂片与培养阴性。

5. 关节 X 线平片或 CT 检查（分 4 期）

Ⅰ期：软组织肿胀，骨质疏松。Ⅱ期：软骨下骨轻度侵蚀，关节间隙稍狭窄。Ⅲ期：软骨下骨明显侵蚀、破坏、囊性变，关节间隙明显狭窄。Ⅳ期：关节半脱位，关节间隙纤维性、骨性融合。

6. 整体功能分级

主要依据生活自立（吃饭、穿衣、如厕、洗漱、整理）、职业活动（工作、学习、家务）、非职业活动（娱乐、休闲、社交）的能力分 4 级。

Ⅰ级：生活自理、职业活动与非职业活动均可正常进行。

Ⅱ级：生活自理与职业活动均可正常进行，非职业活动受限。

Ⅲ级：生活能部分自理，职业活动与非职业活动受限。

Ⅳ级：生活大部分不能自理，职业活动与非职业活动能力均丧失。

三、康复治疗

目前类风湿关节炎尚无特效疗法。康复治疗的主要目的是缓解疼痛，消炎退肿，保持肌力及关节功能，预防和纠正畸形及改善生活自理能力。由于本病病程长，且每个患者的病情进展和预后都不同，所以应针对患者个体情况制定完整的康复治疗计划，并使患者充分了解自己的病情，积极配合治疗，提高信心，方可取得最大康复效果。

1. 一般治疗

急性炎症期肢体尽量保持于功能位。加强饮食营养，要注意补充蛋白质和纤维素，并要适当补充维生素 D 和钙剂。避免感受风寒及潮湿，注意肢体保暖。

2. 药物治疗

过去主张"金字塔"型治疗，即从非甾体类抗炎药物（一线药）开始，逐步过渡到免疫抑制剂或激素，及至三线、四线药物等。最新观点认为类风湿关节炎的诊断一旦确立，早期就应该采用最有效的药物，即多采用联合用药疗法，如一、三线药物联用。当病情被有效控制之后，再视病情撤换药物。常用的药物包括：双氯芬酸、尼美舒利、芬必得、萘普生、西乐葆、青霉胺、金诺芬、甲氨蝶呤、雷公藤、糖皮质激素等，可适当选用。注意临床选择药物时，一定要强调个体化。对病情较长、病情严重、老年人及肾功能不全的患者，应当选用半衰期短的药物。既往有胃肠道病史者，用药更应慎重。

3. 物理治疗

如温热疗法，其作用可镇痛、消除肌痉挛、改善局部血液循环和消炎，一般用于慢性期，急性期有发热者不宜用。常用的有：温水浴（水温为 38~40 ℃）疗法、石蜡疗法、泥疗法、中药药物熏蒸疗法，TDP 特定电磁波、超短波、微波和超声波疗法等。

4. 运动治疗

主要进行患者肢体的主动运动、被动运动及辅助助力运动，以改善患病关节的关节活动度，预防肌肉萎缩，增加肌力，矫正畸形，保持患者功能状态及日常生活活动能力。如已有关节活动范围受损或畸形时，应采用系列夹板固定，可采用低温热塑板材制作功能位夹板，效果较好。功能位固定应每 2 小时取下夹板，做该关节不负重、无痛范围内的主动或被动运动，每个动作重复 2~3 次。随着病情改善，无痛活动范围增大，主动运动的重复次数也渐增，可达 10~15 次。随着疼痛减轻，用力程度也逐渐增大，每个动作做到最大幅度时要保持片刻再放松，以起到肌肉等长练习的作用，同时患者应重视全身的保健运动，呼吸练习以及未受累关节的主动锻炼，也可练习太极拳运动以增强体质。

5. 作业治疗

可提高患者生活自理能力，增强患者战胜病残的信心。作业疗法主要进行各种适当的手工操作练习及日常生活活动训练，如手的抓握、取物、进食、倒水、饮水、梳洗、拧毛巾、洗澡、如厕、穿脱上衣和裤子、解扣、开关抽屉、开关电器和水龙头和坐、站、移动、步行、上下楼梯等训练。必要时，需改装某些生活用具以适应其功能状况，或设计、自制一些自助用具，改善生活自理能力。

6. 中医治疗

（1）中药治疗：中医学无类风湿关节炎这一病名，根据本病的临床表现归属于痹证、历节风等证的范畴。认为本病的发生主要由于正气不足，感受风寒湿热之邪，闭阻经络所致。临床须辨证施治。如见关节肿大、红肿热痛，发热、消瘦乃风湿流注关节，化热伤阴，治宜祛风除湿、温经散寒、滋阴清热，方用桂枝芍药知母汤（桂枝、芍药、甘草、麻黄、生姜、白术、知母、防风、附子）加减。如寒湿凝着关节，损伤阴气致关节疼痛不能屈伸，全身无明显热象，应祛寒除湿、通经温阳，以乌头汤（川乌、麻黄、芍药、黄芪、甘草）加减治之。

（2）针灸治疗：针灸具有疏通阻滞的经络气血，调和营卫，解除痹痛的功效。治疗时以循经和局部取穴为主，也可取阿是穴。在针刺治疗时可加艾灸以温经散寒，每天 1 次，10 天为 1 个疗程。

（3）推拿按摩治疗：推拿按摩治疗应根据病情选用相应手法。如改善肌肉、皮肤、血液循环，以捏、摩、擦、揉等手法为主。松解肌肉、关节粘连，以弹拔、拿捏、摇、扳、屈伸关节等法为主。手法操作时力量要适中，一般以患者感到局部舒适，不发生关节肿胀、疼痛为度。

7. 基因治疗

所谓基因治疗是指将新的人工合成的基因片段通过某种途径引入细胞内，借助于该基因片段所控制的遗传性状的改变而达到治疗疾病的目的。常规方法治疗类风湿关节炎目前还达不到理想的效果，促使人们寻求新的途径。基因治疗是一种全新的技术，它避免了传统药物治疗的不良反应，从疾病的根源进行治疗，为患者提供了新的选择。

（夏　鹏）

第三节　退行性关节炎

一、概述

退行性关节炎（OA）在临床上又称骨关节炎、增生性关节炎、肥大性骨关节炎或老年性骨关节炎等，是一种常见的随年龄增长而增加的，以关节软骨退变、破坏及相邻软骨下骨板、关节边缘骨后增生、骨赘形成为特点的一种不对称的慢性、进行性骨关节病。临床出现不同程度的关节肿痛、僵硬与不稳定，导致关节功能减退和畸形。临床上主要影响膝关节、髋关节、脊柱关节、远端指间关节，以膝关节为常见。本病常见于中老年，我国发病率约占人口的3%，女性发病率高于男性，在 65 岁以上的老年人口中占 80%，成为影响老年人生活质量的主要疾病。

退行性关节炎一般分为原发性和继发性两类。原发性退行性关节炎多发生在 50 岁以后，一般认为是一种由多因素引起的疾病，女性多于男性，老年性组织变性和劳损积累是其主要病因。继发性退行性关节炎可发生于任何年龄，常见的原因有：①机械性，即由于重力过度增加而作用于正常的关节软骨，关节力线改变或受创伤后，有机械性改变而磨损所致；②废用性，即由于活动消失或减少，致使关节软骨正常的营养环境改变，导致退化；③先天性，如各种先天性畸形；④各种原因的关节面不平整，关节不稳定以及某些关节疾病，使关节软骨受损；⑤医源性，如长期不恰当地使用皮质激素，引起关节软骨的病损等。

二、康复评定

退行性关节炎是一个缓慢、渐进性病程，大多累及大的负重关节。受累关节出现休息痛的特征，即经过一段时间不活动而开始活动，以及从一种姿势转变为另一种姿势时，感到关节疼痛、僵硬，经活动后好转。但活动过多时疼痛又加重，休息后疼痛缓解或减轻。疾病后期，疼痛持续时间延长，关节功能活动受限。X 线检查可见关节周缘骨质增生，软骨下骨囊肿形成，关节软骨退变，关节面硬化，严重时可以出现关节间隙变窄。当关节退变不规律和关节软骨缺失时，关节力线不正常，有骨摩擦音，行走时可见跛行。退行性关节炎因肢体活动减少可致废用性肌萎缩、关节挛缩畸形及僵直等。因此，本病评定必须针对关节的生物力学及其功能障碍出现对邻近组织的影响和这些障碍对患者的独立性和生活质量的影响程度进行评估。常采用的方法如下。

1. 疼痛评定

临床常采用视觉模拟评分法、数字疼痛评分法、口述分级评分法、McGill 疼痛调查表。

2. 肌力评定

采用徒手肌力检查法和使用各种测力器进行肌力测定。

3. 关节活动度测量

利用关节量角器进行关节活动范围（ROM）测定，了解关节活动受限程度，判断是否对日常生活活动产生影响。

4. 日常生活活动能力评定

可采用 Stewart 设计的量表对骨关节炎患者的躯体活动能力进行评定。

在进行评定时，可按项目编号从 1 开始评定，如 1、2 等项目能够完成，以上各项理应能够完成，不必再逐项进行。评定时对每项用"能""能，但慢"和"不能"3 种回答。根据患者"能"回答的项目，可知其躯体活动能力处于何种水平：如患者对 3 项及 3 项以上均能，表示患者可完成中等强度的体力活动；若患者在中等强度的 5 项只能完成 5、6、7项，可记下数值最小的一项如"Ⅱ5"，便于治疗后比较。

5. 生存质量评定

当患者生理功能及心理和社会活动能力下降时，可通过生存质量评定量表加以评定，如关节炎影响评定表（AIMS）。

三、康复治疗

康复治疗的目的是缓解疼痛，改善关节的稳定性，维持关节活动度，增强肌力，减轻关节负重，保持关节功能，防止畸形，提高患者生活质量。

1. 健康教育

因本病是一个缓慢、渐进性的发病过程，病程较长。要帮助患者认识疾病，树立战胜疾病的信心，以取得患者的积极配合。适当的休息是非常重要的。必须指导患者制订一个适合个体的康复锻炼计划，使患者既不会感到因运动过量而疲劳、疼痛加重，也不会由于活动过少而功能减退、肌肉萎缩。患者可以进行一些非负重状态下的功能锻炼，这样可以使关节保持活动度，使症状减轻，改善机体功能。必须注意，实质上没有一种药物对退行性关节有特异性。临床常用的非甾体类抗炎药物，可以减轻患者疼痛，缓解症状，有助于功能的恢复，但应注意这类药物对老年人肾脏及胃肠道的不良反应。中医中药、针灸治疗均有一定效果，可辨证应用。

2. 物理治疗

可改善关节血液循环，增进代谢，有消炎、退肿、止痛作用。常用的方法有：间动电疗法、干扰电疗法，超短波、红外线、温热式低周波、蜡疗、水疗法等。家庭中热水浸浴与淋浴也有理疗作用，可根据个体情况选择应用。

3. 运动疗法

（1）关节运动：适宜的关节运动可以改善血液循环，促进慢性炎症的消除，可以维持关节的正常活动范围，并可对关节软骨进行适度的加压与减压，以促进软骨基质液与关节液的交换，改善关节软骨的营养与代谢。方法：①关节不负重的主动运动，下肢运动宜在坐位与卧位进行，以减小关节的应力负荷；②器械上的连续被动运动；③必要时可做恢复关节范围的牵引。

（2）肌力练习：患肢及患病关节周围肌群的肌力练习，可给关节以一定的应力刺激，预防和治疗废用性及关节源性肌萎缩，增强关节的稳定性，起保护关节的作用。方法：在不引起疼痛的角度作肌肉的等长运动，等长运动不使关节受更大负荷，而对增加肌力最为适宜。一般认为一次等长运动的时间在6秒以上时，增强肌力的效果达到顶点，所以一般持续6秒左右，然后放松休息，如此反复进行。平常受累多的膝关节发生退行性关节炎时，容易引起股四头肌的肌力下降，宜做直腿抬起运动，即取仰卧位，在膝伸展的情况下做下肢的抬高运动，可以达到增强股四头肌和髂腰肌肌力的目的。练习时注意循序渐进。

（3）有氧运动：全身大肌群参加的有氧运动，有利于脂质代谢，配合适当的饮食控制可促进体重正常化，以减轻关节负荷。

4. 辅助器具的应用

根据病程的情况需要适当选用各种杖、支架、轮椅等，可以减轻受累关节的重力负荷，有积极的辅助治疗作用。

5. 手术治疗

当非手术方法不能有效控制症状时，应进行手术治疗。手术目的在于减轻关节疼痛，矫正畸形，保留功能和关节的稳定性，或恢复严重病例的关节功能。目前用于治疗退行性关节炎的手术方法有关节清理术、截骨术、融合术、关节切除成形术、骨软骨移植术及人工关节置换术等。

（卢艳丽）

第四节　强直性脊柱炎

一、概述

强直性脊柱炎（AS）是以中轴关节包括骶髂关节、肋椎关节及周围组织的慢性、进行性炎症为主的全身性自身免疫性疾病。一般发病缓慢，病程较长，早期常见腰骶部疼痛，晨僵，椎旁肌痉挛，腰部活动受限，病变主要以轴线骨骼和骶髂关节受累为主，也常累及周围关节。其病理改变是慢性、非特异性滑膜炎，肌腱末端附着点炎症。由于反复发作，能导致相应部位软骨及骨质出现炎症而致被破坏或新骨形成。晚期可因椎间盘纤维环钙化，骨性融合及附近韧带钙化形成脊柱强直，生理曲度消失，出现胸椎后凸，呈驼背畸形。

本病目前病因不明。近年来，由于人类组织相关抗原（HLA）研究的发展，发现有90%以上的患者HLA-B$_{27}$为阳性，而在正常人群中只占8%。本病有家族遗传倾向，发病率约0.3%。不同地区、不同民族发病率差异较大。好发于男性青壮年，男女比例为9：1，发病高峰在15~35岁，40岁以后极少发病。男性多表现为进行性脊柱和髋关节病变，女性常以外周关节受累多见，且症状较轻，易被忽略或误诊。本病25%以上患者可出现虹膜炎，3.5%~10%患者可出现心脏损害，10%~80%患者可发生肾脏损害、肺部有纤维浸润病变及肺功能障碍等。本病致残率较高。

二、康复评定

1. 临床表现

发病一般缓慢，早期感腰骶部疼痛，可伴有椎旁肌肉痉挛或僵硬，特点为休息时加重，活动时减轻。晚期脊柱自下向上逐渐强直，生理曲度消失，出现驼背畸形。实验室检查，红细胞沉降率及 C 反应蛋白轻度升高，HLA - B$_{27}$ 阳性。X 线片显示：早期骶髂关节边缘模糊，稍见致密，关节间隙加宽；中期关节间隙狭窄，关节边缘骨质增生与腐蚀交错，呈锯齿状；晚期关节间隙消失。脊椎早期仅见骨质疏松，中晚期出现小骨刺、方椎，小关节融合，关节囊及韧带钙化、骨化，脊柱强直呈"竹节"状。

2. 胸廓呼吸差测定

由于脊肋关节受累及肌腱末端炎症，使胸廓活动受限。测定方法：前方可在第 4 肋骨与胸骨交接处（女），或在乳头上缘（男）的水平面上，后方在肩胛骨的下角作为测量标准水平面。测量深吸气及呼气时的胸围，两次测量胸围之差称为呼吸差。一般胸围呼吸差值小于 5 cm，提示胸廓扩展活动受限。

3. 脊柱活动测定

（1）Wright-Schober 试验可准确地反映腰椎的活动情况：令患者直立，取背部正中线髂嵴水平为零，分别向下 5 cm、向上 10 cm 各作一标记，然后让患者保持双膝直立，弯腰，测定两标记之间的距离，若两点延伸少于 4 cm，提示腰椎活动度降低。

（2）手地距离：患者直立位，膝伸直，腰前屈，测量患者中指指尖与地面距离，此距离的大小可表示脊椎功能状态。手地距离越小，说明功能越好。

（3）枕墙距离：主要评定颈椎、胸椎后凸程度。其方法是让患者靠墙站立，足跟必须贴紧墙面，测量后枕部与墙的水平距离。正常人枕墙距离应为 0。

（4）下颌胸骨距离：此法主要评定颈椎前屈功能，患者取坐位，颈部前屈，测量下颌至胸骨体上缘距离。正常人应为 0。

4. 关节活动度的测量

强直性脊柱炎除侵犯脊柱骨外，也常累及髋、膝、踝、肩等大关节，出现受累关节疼痛、僵硬、活动受限等。可采用关节量角器，测量各关节的关节活动度，以评定其功能障碍情况。

5. 肌力评定

强直性脊柱炎由于疼痛、废用常影响肌力，包括背肌、呼吸肌及四肢肌力等。常可采用 Lovett 肌力测定法，以评定其肌力分级。

当患者因肢体功能障碍，影响其自理生活能力时，则应进行日常生活活动能力评定。

三、康复治疗

强直性脊柱炎，目前临床上仍无令人满意的治疗方法。其治疗原则是控制炎症，缓解疼痛，保持关节活动度，维持肌力和肢体功能位，防止脊柱和关节的强直和畸形。

1. 一般治疗

本病活动期关节炎症明显时，应卧床休息，睡硬板床，睡眠时取仰卧位，有助于脊柱伸展。教育患者认识病情，保持乐观情绪，增强抗病的信心和耐心。指导患者坐、站位时，应保持挺腰，练习背靠墙站立姿势，以防止脊柱畸形。

2. 运动疗法

医疗体操是运动疗法首先选用的方法，主要有预防畸形、改善关节活动度、增加肌力、改善肺功能等作用。

（1）呼吸体操：经常进行深呼吸练习能最大限度地扩张胸廓，促进膈肌运动，也可进行腹式呼吸练习。气功疗法可增加肺活量，放松肌肉，全身入静，是一种积极的休息疗法。

（2）脊椎运动及背肌练习：经常做颈椎、腰椎各个方向运动，也可骑在椅上扭动，增加胸椎旋转活动，以保持脊柱的活动度及维持脊柱的生理曲度。并可利用徒手或器械进行背肌练习。

（3）外周关节运动：本病可累及髋、膝、踝、肩关节等，应注意做各关节的主动及被动运动，尤其是髋伸肌和外旋肌的练习，做下蹲起立、行走跑步、抬腿外旋等运动，以保持髋关节的屈伸、内收、外展功能。

（4）耐力性运动：患者病情稳定、一般情况良好时，可做游泳、登山、羽毛球及网球运动，可增强全身肌力，促进心肺功能，防止脊柱畸形。

（5）注意事项：强直性脊柱炎的运动疗法必须动作缓慢，持续用力，逐渐加力。锻炼本着循序渐进的原则，时间从短到长，次数从少到多，力量逐渐加大。每种训练方法禁止动作过大、用力过猛、强行锻炼，避免造成骨折、肌腱损伤。关节完全强直，骨桥通过的关节，禁止该关节功能锻炼，避免造成损伤。

3. 物理治疗

应用物理疗法可缓解肌肉痉挛，减轻疼痛和僵硬，对提高强直性脊柱炎患者的生活质量，配合运动疗法的正常进行有着重要作用。常用的方法有温热疗法，如红外线、TDP特定电磁波、热水浴、中药汽化理疗和药物离子导入、超声波以及脊柱部位磁穴治疗等。

4. 药物治疗

一般按抗风湿治疗，西药给予非甾体类抗炎药，如美洛昔康、尼美舒利等，以缓解疼痛和僵硬。中医中药治疗以辨证施治为主，常用的药物有羌活、独活、秦艽、防风、赤芍、牛膝、狗脊、当归、桑枝、威灵仙、薏苡仁等，临床可辨证选用。草药雷公藤具有消肿、通经止痛的作用，对本病有一定的疗效。

5. 小针刀治疗

对于肌肉痉挛或挛缩而引起的疼痛效果较好，主要是对痛点进行纵剥和横剥治疗。每次可治疗2~3个痛点，每周1次，3次为1个疗程。

6. 其他康复措施

本病中晚期，患者功能障碍问题较突出时，可采取针对性的康复措施，如因脊柱强直、活动受限、髋关节功能障碍而致生活自理能力下降时，应进行日常生活活动训练；指导患者如何使用辅助器具，改善其功能状况，提高生活自理能力。患者如有严重畸形，根据病情需要可进行手术治疗，包括滑膜切除、骨切除、人工髋关节置换、脊柱矫形术等。

（咸　瑶）

第九章

骨科康复治疗方法

第一节　关节活动度训练

人体全身的骨骼主要依靠关节来连接，如果疾病、外伤等原因影响关节的功能时，就会严重妨碍人体的正常活动。关节活动度（range of motion，ROM）是指关节运动时所通过的运动弧。对于两个长骨所构成的关节，关节活动度就是关节的远端骨朝向或离开近端骨运动的过程中，远端骨所达到的新位置与开始位置之间的夹角，即远端骨所移动的度数，而非关节远端骨与近端骨之间的夹角。关节活动度训练是指利用各种方法以维持和改善关节活动度的训练。

一、影响关节活动度受限的因素

1. 正常的生理因素

包括拮抗肌的肌张力，如髋关节的外展动作受到内收肌张力的限制，使其不能过度外展；软组织相接触，如髋膝关节屈曲与胸腹部相接触而影响髋膝关节的过度屈曲；关节韧带的张力，如膝关节伸展时会受到前交叉韧带、侧副韧带等的限制；关节周围组织的弹性情况，关节囊薄且松弛，关节的活动度就大；骨组织的限制，如肘关节伸展时，会因骨与骨的接触而限制肘过伸。

2. 病理性因素

包括关节周围软组织挛缩，在临床上由于关节长期制动、创伤、烫伤等造成肌肉皮肤短缩，形成瘢痕而导致挛缩；神经性肌肉挛缩，包括反射性挛缩、痉挛性挛缩和失神经支配性挛缩；粘连组织的形成，如关节受损后会有浆液纤维组织渗出，局部出现胶原纤维，导致粘连的形成；关节内异物；关节疾病，如类风湿关节炎、异位骨化等疾病都会致使关节活动度受限；疼痛（保护）性肌痉挛，关节损伤后由于疼痛而限制关节的活动以及引发保护性痉挛，产生继发性粘连和挛缩，造成关节活动受限；关节长时间制动，关节周围的结缔组织是由网硬蛋白和胶原组成，关节损伤制动后使网硬蛋白和胶原纤维沉积，形成致密的网状结构，导致关节活动受限。

二、关节活动度训练的基本原则

1. 反复原则

只有反复多次、持续较久的牵张方能使纤维组织产生较多的塑性展长，因此关节活动度训练必须采用反复多次或持续一定时间的牵张方式；训练要循序渐进，以防软组织发生损伤。

2. 安全原则

训练应在无痛及患者耐受的范围内进行，尽量避免过力过量，使患者尽可能放松，应在活动关节及相邻关节稳定性许可的范围内进行，避免继发性损伤。如腰椎骨折患者早期康复训练时屈髋不宜超过 90°。

3. 顺序原则

按照固定近端、活动远端的原则进行，由近端到远端的逐个关节进行训练。

4. 综合治疗原则

关节活动度训练中还可以配合理疗或者药物治疗等措施达到增强疗效的目的。

三、关节活动度训练方法

通常将关节活动度训练分为被动和主动关节活动度训练，当患者的被动活动达到全范围关节活动度后，就可逐渐过渡到辅助主动甚至主动关节活动度的训练。辅助主动关节活动度训练的辅助力可以由治疗师、患者健肢、训练器械等提供。虽然目前利用各种器械进行主动关节活动度（AROM）和被动关节活动度（PROM）训练已得到广泛应用，但在临床使用中，治疗师结合患者的具体情况进行被动、辅助主动和主动关节活动度的训练仍是关节活动度训练的基础和主要方法。以下就被动关节活动度训练进行详细阐述。

1. 肩关节

（1）屈曲：患者仰卧位，治疗师一手握住患者肘关节下方手臂使其呈伸展位，另一只手握住腕关节，然后慢慢把患者上肢沿矢状面向上高举过头，完成肩关节的屈曲动作（图 9-1）。

（2）外展：患者仰卧位，治疗师一手握住患者肘关节下方手臂，另一只手握住腕关节，肘关节可屈曲，然后慢慢把患者上肢沿额状面向躯体外侧展开。注意若要达到关节最大外展活动度，须将肱骨外旋后再继续移动至接近患者同侧耳部（图 9-2）。

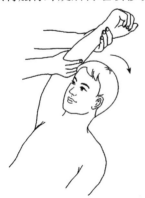

图 9-1　肩关节屈曲

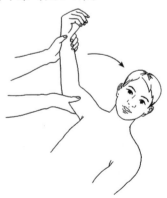

图 9-2　肩关节外展

（3）内旋、外旋：患者仰卧位，肩关节外展90°伴肘关节屈曲90°，治疗师一手固定肘关节，另一只手握持患者的腕关节，以肘关节为轴，将前臂向前、向后运动，完成肩关节的内旋、外旋活动（图9-3）。

2. 肘关节

屈曲、伸展：患者仰卧位，上肢外展，治疗师一手固定肘关节，另一只手握持患者的腕关节，做肘关节的屈伸动作（图9-4）。

3. 前臂

旋前、旋后：患者肘关节屈曲90°，治疗师一手固定肘关节，另一只手握住患者前臂远端，旋转前臂，进行前臂的旋前和旋后运动（图9-5）。

4. 腕关节

掌屈、背伸：治疗师一手握住患者腕关节下方，另一只手四指握患手的掌面，拇指在手背侧，做腕关节的掌屈、背伸动作（图9-6）。

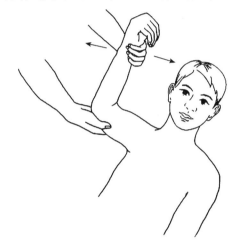

图9-3 肩关节内旋、外旋

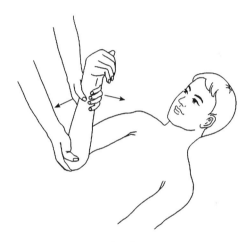

图9-4 肘关节屈曲、伸展

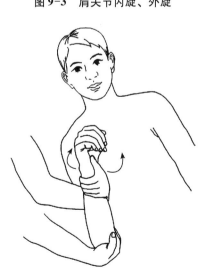

图9-5 前臂旋前、旋后

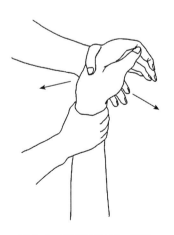

图9-6 腕关节掌屈、背伸

另外，根据多年的临床工作经验，在进行上肢肩、肘、腕关节的被动运动时，通常会将上述的各个分解动作综合起来进行训练，也就是利用一套手法来完成上肢多个关节的被动活动，称为"多向被动运动手法"。

此方法分为两部分：一部分是不包含肩关节内旋、外旋的动作，只进行肩关节的屈曲、伸展、内收、外展以及肘关节的屈曲、伸展等动作，其主要目的在于放松肢体、缓解肌肉疲劳、维持关节活动度。另一部分则是加入了肩关节内旋、外旋动作，在第一部分的基础上进一步扩大关节的活动度。其方法是治疗师的一手掌心向上握住患者的手，作为控制运动方向的"引导手"，另一手则以掌心支持患者的肘关节进行上述肩、肘关节的运动。

进行肩关节运动时的关键是以控制患者肘关节的手进行肘关节向上、向下的运动，使肩关节能够完成内旋、外旋的运动。

多年的临床实践证明，利用"多向被动运动手法"进行关节被动运动时的最大优点就是可以根据患者的关节功能受限程度而采取循序渐进的方式训练，逐渐增加运动的角度，易于被患者接受，使患者在不知不觉中发生改善，一套手法综合了平时需要多个单关节的重复运动，简便而且易于操作。

5. 髋关节

（1）屈曲：患者仰卧位，治疗师一手托住患者腘窝处，另一手托住足跟，双手将患者大腿沿矢状面向上弯曲，进行髋关节的屈曲活动（图9-7）。

（2）伸展：患者俯卧位，治疗师一手握住患者踝关节上方，另一只手托住膝关节前部，将患者大腿沿矢状面向上抬，进行髋关节的伸展动作（图9-8）。

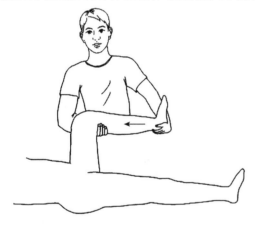

图9-7　髋关节屈曲

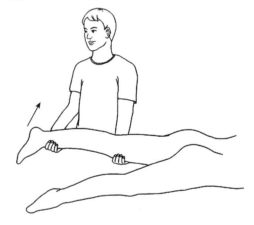

图9-8　髋关节伸展

（3）外展：患者仰卧位，治疗师一手托住膝关节下方，另一只手握住踝关节，将患者大腿沿额状面方向进行外展活动（图9-9）。

（4）内旋、外旋：患者仰卧位，髋关节屈曲，治疗师一手扶持小腿近端，另一只手握住足跟，以髋关节为轴，向内、外侧摆动小腿，完成髋关节的外旋和内旋动作（图9-10）。

6. 踝关节

（1）背屈、跖屈：患者仰卧位，下肢伸展。进行背屈时，治疗师一手固定踝关节上方，另一只手握住足后跟，利用治疗师的前臂贴住患者脚掌及外侧，用力向上方拉动。进行跖屈时，治疗师一只手握持足背，另一只手固定足跟，往下压足背（图9-11）。

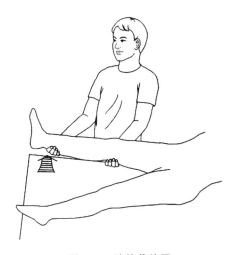

图 9-9　髋关节外展

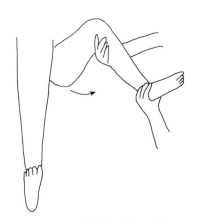

图 9-10　髋关节内旋、外旋

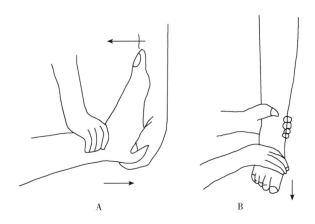

A　　　　　　　　　　B

图 9-11　踝关节背屈（A）和跖屈（B）

（2）内翻、外翻：患者仰卧位，下肢伸展，治疗师一手固定踝关节，另一只手握住足前部，完成踝关节的内翻、外翻动作（图 9-12）。

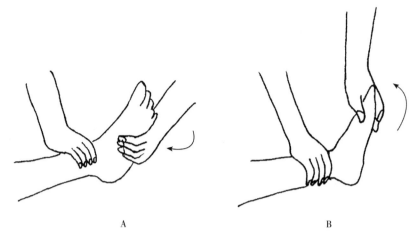

图 9-12 踝关节内翻（A）和外翻（B）

四、关节松动技术

1. 概念

关节松动技术也称"麦特兰德（Maitland）"手法，是治疗者在患者关节活动允许范围内完成的徒手操作技术，通常用于治疗关节功能障碍，如疼痛、可逆的活动受限或者僵硬，具有针对性强、见效快、痛苦小、患者易于接受的特点，是骨科患者关节活动受限较为常用的治疗方法。

2. 原理

关节松动技术的基本原理是利用关节的生理运动和附属运动作为治疗手段。

（1）关节的生理运动：关节在生理范围内完成的运动，如关节的屈曲、伸展、内收、外展及旋转等。生理运动可以由患者主动完成，也可以由治疗师被动完成。

（2）关节的附属运动：关节在自身及其周围组织允许范围内完成的运动，是维持关节正常活动不可缺少的一种运动，一般不能主动完成，需要由他人帮助才能完成。如一个人不能主动地使脊柱任何一个关节发生分离或相邻椎体发生前后移位、旋转，但别人可以帮他完成上述活动，因此这些活动就属于关节的附属运动。关节的附属运动主要包括滚动、滑动、旋转、挤压和牵引。

1）滚动：特点是两骨骼面不相吻合，滚动的结果是产生角运动（摆动），滚动的方向与关节面的凹凸无关，常与骨骼的角运动方向相同。滚动一般不能单独发生，会伴随着关节的滑动和旋转。在做关节松动技术手法时，滚动往往导致关节受压而不单独使用。

2）滑动：特点是两骨骼面必须非常吻合，如果骨表面是曲面，两骨表面的凹凸程度就要相同。因此，在关节内不会出现单纯的滑动。滑动的方向取决于移动面的凹凸形状，即通常所说的"凹凸定律"：运动的关节面为凸面时，滑动的方向与骨骼角运动的方向相反；运动的关节面为凹面时，滑动的方向与骨骼角运动的方向一致。这也是关节松动技术中使用滑动手法时决定施力方向的基础。

3）旋转：特点是骨骼围绕静止的机械轴进行旋转，很少单独发生，常与滑动和滚动一起进行。

4）挤压：指两骨骼间关节腔减小，在肌肉发生收缩时，会发生一定程度的挤压，可保证关节的稳定性。当挤压异常增高时会使关节软骨发生退行性病变。

5）牵引：指关节面的牵开或分离。沿骨的长轴进行牵拉称为长轴牵引；当骨的运动方向与骨的长轴方向不同，与关节面呈直角方向时称为关节牵引或关节分离（图9-13）。牵引手法常与其他手法组合使用。

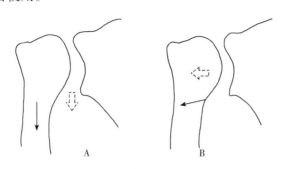

图9-13 关节松动牵引技术

A. 长轴牵引　B. 关节分离

6）治疗平面（treatment plane，TP）及施力方向：治疗平面是指与运动轴中心至关节凹面中心的线相垂直的一个平面。关节牵引技术的施力方向垂直于治疗平面，滑动技术的施力方向平行于治疗平面，骨骼滑动的方向是由凹凸定律决定的（图9-14）。

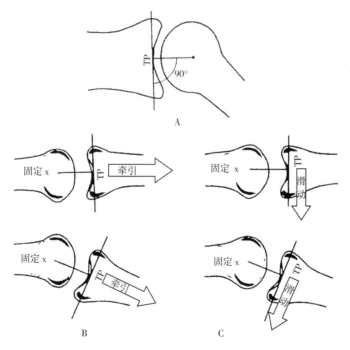

图9-14 治疗平面与施力方向

A. 治疗平面TP　B. 关节牵引施力方向　C. 关节滑动施力方向

3. 手法分级

关节松动技术的一个特点就是对治疗师施加的手法进行分级，按照关节的活动范围和治疗师所应用手法幅度的大小，将手法划分为4级（图9-15）。具体的分级方法为：①Ⅰ级，治疗者在关节活动的起始端，小幅度、节律性地来回推动关节；②Ⅱ级，治疗者在关节活动允许范围内，大幅度、节律性地来回推动关节，但不接触关节活动的起始端和终末端；③Ⅲ级，治疗者在关节活动允许范围内，大幅度、节律性地来回推动关节，每次均要接触到关节活动的终末端，并能感觉到关节周围软组织的紧张；④Ⅳ级，治疗者在关节活动的终末端，小幅度、节律性地来回推动关节，每次均要接触到关节活动的终末端，并能感觉到关节周围软组织的紧张。

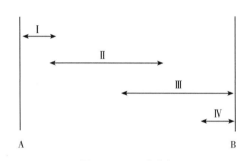

图9-15　手法分级

A. 运动起始端　B. 运动终末端

4. 治疗作用

（1）恢复关节内结构的正常位置或无痛性位置，改善关节活动范围。

（2）促进关节液的流动，提供并改善软骨的营养，防止关节退变，缓解疼痛。

（3）增加本体反馈，提高机体的平衡反应。

5. 治疗原则

（1）患者应采取舒适的姿势，并尽可能地放松。治疗师选择便于操作且能够充分利用重力完成关节运动的位置。

（2）治疗师应扩大与患者的身体接触区，使受力广泛。特别需要注意的是，固定近端骨，活动远端关节。

（3）治疗前后均应进行评定，以观察治疗的效果。

（4）手法的选择应根据患者存在的问题来确定，如一般疼痛比较适合使用振动手法。

6. 适应证和禁忌证

（1）适应证：①脱位关节的复位，如肩关节半脱位；②关节内错乱组织的复位；③关节内及周围组织的粘连。

（2）禁忌证：①关节活动过度；②外伤或疾病引起的关节肿胀；③关节炎症；④恶性疾病；⑤未愈合的骨折。

7. 具体应用

下面以桡腕关节和髋关节为例进行具体阐述。

（1）桡腕关节。关节面形状：桡骨为凹面，近侧列腕骨为凸面。治疗平面：在桡骨关节面内，与桡骨长轴垂直。固定：远端桡骨与尺骨。

1）手法名称：关节牵引（图9-16）。

患者体位：坐位，前臂置于治疗桌面，手腕垂于桌子的边缘。

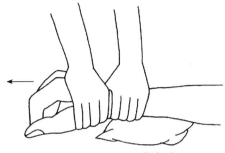

图9-16 桡腕关节牵引

治疗师体位：一只手握住尺骨茎突，将桡骨与尺骨固定于治疗桌面。另一只手握住远排腕骨。

松动手法：将腕骨向远端拉。

作用：改善腕关节活动受限。

2）手法名称：滑动手法。

患者体位：同牵引手法时的体位。

治疗师体位：同牵引手法时的体位。

松动手法：握住远排腕骨的手做松动。

作用：向背侧滑动可改善屈曲（图9-17A）；向掌侧滑动可改善伸展（图9-17B）；向桡侧滑动可改善尺偏；向尺侧滑动可改善桡偏的活动度（图9-17C）。

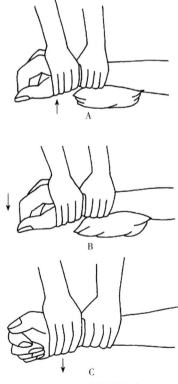

图9-17 桡腕关节滑动手法

A. 背侧滑动 B. 掌侧滑动 C. 尺侧滑动

（2）髋关节。关节面形状：髋臼为凹面，股骨头为凸面。固定：以皮带将骨盆固定在治疗床上。

1）手法名称：负重面牵引（图9-18）。

患者体位：髋关节休息位，膝关节伸直。

治疗师体位：站在治疗床尾端，治疗师双手握住患者足踝近端。

松动手法：治疗师身体后仰，牵拉患者下肢，做长轴牵引。

作用：控制疼痛。

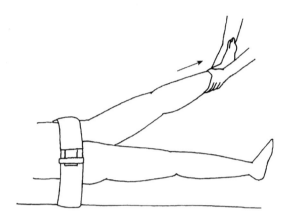

图9-18　髋关节负重面牵引

2）手法名称：向后侧滑动（图9-19）。

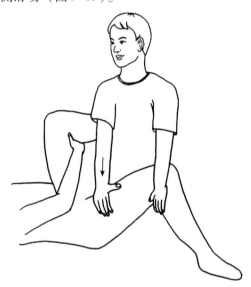

图9-19　髋关节向后侧滑动

患者体位：仰卧位，髋部在床尾端。健侧髋关节、膝关节屈曲，并用双手环抱健腿，治疗侧髋关节休息位。

治疗师体位：站在患者患腿内侧，远端手放在大腿末端下方，近端手放在大腿近端前面。

松动手法：治疗师近侧手给予向后的作用力。

作用：改善屈曲和内旋的活动度。

3）手法名称：向前滑动（图9-20）。

患者体位：俯卧于治疗床，髋部垂出床缘，健侧足着地。

治疗师体位：站在患者大腿内侧，远端手握住小腿，近端手放在大腿近端后面。

松动手法：治疗师近端手给予向前的作用力。

作用：改善伸展及外旋的活动度。

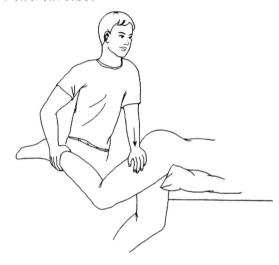

图 9-20 髋关节向前滑动

（包欢欢）

第二节 肌力增强训练

肌力指在肌肉骨骼系统负荷的情况下，肌肉为维持姿势、启动或控制运动而产生一定张力的能力，即肌肉收缩时所能产生的最大力量。

肌肉收缩的类型包括：①等长收缩，即肌肉收缩时肌张力明显增高，但肌长度无变化，也不发生关节运动；②等张收缩，即肌肉收缩时肌张力基本保持不变，但肌长度发生变化，产生关节运动。等张收缩又可分为向心收缩和离心收缩。向心收缩指肌肉收缩时，肌肉的起止点彼此靠近、肌肉长度缩短的收缩形式。离心收缩指在拮抗肌的作用下，肌肉收缩时肌肉的起止点彼此远离、肌肉长度增加的收缩形式。

影响肌力的因素主要有：①肌肉的横截面积，肌肉的横截面积越大，肌力就越大；②肌纤维类型，骨骼肌纤维可分为白肌纤维、红肌纤维和中间肌纤维，当白肌纤维所占比例高时，肌肉收缩力量大；③肌肉收缩类型及收缩速度，离心收缩过程中产生的肌力最大，其次为等长收缩，最小的是向心收缩；④肌肉的初长度，肌肉初长度指肌肉收缩前的长度，一般认为肌肉的初长度为其静息长度的 1.2 倍时产生的肌力最大；⑤肌腱和结缔组织的完整性；⑥中枢和外周神经系统调节；⑦个体状况，如年龄、性别、心理因素等。

肌力增强训练应选择适当的训练方法。根据训练目的、疾病、时期及肌力级别的不同选择不同的训练方法。例如，对 1 级肌力或 0 级肌力但有动作电位的肌肉可应用肌电生物反馈训练。

一、肌力训练的原则

1. 阻力原则

无阻力状态下的训练不能达到增强肌力的目的，因此在训练中必须给予一定的阻力。阻力可来自肢体自身的重量或肌肉运动时外加的阻碍力量等。施加的阻力应达到足以使患者发挥最佳能力，但又不能过大而阻止患者完成活动，要根据患者的情况逐渐加大。

2. 超量负荷原则

只有使运动强度、运动时间、运动频率、运动周期这 4 个基本条件达到一定水平，才能达到肌力增强的目的。

（1）运动强度：常用最大肌力的比例或相对 1RM 或 10RM 的比例为患者选择合适的运动强度。1RM 即 1 次抗阻力运动的最大值，指受测试者仅能完成 1 次全关节活动度的最大抗阻力重量。10RM 即 10 次抗阻力运动的最大值，指受测试者能连续运动 10 次所能对抗的最大阻力。当肌收缩强度相当于最大收缩强度的 40% 时，对增强耐力有效，收缩强度增加时对增强肌力有效。

（2）运动时间：包括肌肉收缩时间和运动时间。运动时间是指 1 次训练所需要的时间。肌肉收缩时间常用于等长收缩的训练。

（3）运动频率：包括肌肉收缩频率和运动频率。肌肉收缩频率指 1 次训练中肌肉收缩的次数，等于收缩时间加上休息时间除以运动时间。运动频率是指每日、每周或每个月的训练次数。一般肌力增强训练的频率以每周 3 次最佳。

（4）运动周期：运动周期长短对训练效果有着重要的作用。

（5）治疗方式：肌肉收缩方式不同，治疗方法也不同。

3. 反复训练原则

必须进行多次的重复收缩训练，才能达到增强和巩固肌力水平的目的。

4. 适度疲劳原则

根据超量恢复的原理，肌力训练会引起一定的肌肉疲劳，因为无明显的肌肉疲劳也无超量恢复出现，肌力训练也难以取得明显的效果。但是，过度疲劳对较弱的肌肉是有害的，会极大地影响训练效果。疲劳的标志为肌力不增加反而减少、运动速度减慢、运动幅度下降、运动协调性明显降低、患者主诉疲乏劳累。一旦出现疲劳现象，原则上应停止训练。因此，肌力训练要特别注意掌握适宜的训练频度，训练间隔太短时，易引起肌肉劳损；间隔太长时，就无从积累而无法使肌肉收缩力增强。

二、肌力训练的方法

根据患者肌肉肌力的水平，临床上一般采用以下 4 种训练方法：辅助主动运动、主动运动、抗阻力主动运动和等长运动训练。具体训练方式包括徒手肌力训练和器械肌力训练。近年来各种专用的肌力增强设备在临床得到广泛应用，这些设备在训练过程中可以对肌力进行定量评定，同时还可进行肌电监测及对运动中的心肺功能进行测定。但治疗师结合患者的具体情况进行辅助主动、主动及抗阻主动运动训练仍是肌力训练的基础和主要方法。

1. 辅助主动运动

（1）定义。指在外力的辅助下通过患者主动收缩肌肉来完成的运动或动作，助力可由患者健肢或治疗师提供，也可利用器械、引力或水的浮力来完成。

（2）适应证。适用于肌力较弱，尚不能独立完成主动运动的患者即2级肌力的患者。

（3）方法。①徒手辅助主动运动：助力来自治疗师，利用治疗师的手法来帮助患者进行主动运动。例如，患者一侧的股四头肌肌力为2级，不能在抗重力条件下完成膝关节伸展的全关节活动度的运动，可采取辅助主动运动的方式。训练时患者呈患侧卧位，膝关节屈曲，治疗师面向患者站立，一手托起健肢，让患者的患肢主动伸展膝关节，同时治疗师的另一只手在患肢小腿后方施加助力。根据患者的进展情况，可以对助力进行调整，通过逐渐减少助力而增加肌力。②悬吊辅助主动运动：借助于器械给予助力，如利用绳索、挂钩、滑轮等简单装置，将运动的肢体悬吊起来，以减轻肢体的自重，然后在水平面上进行训练。如训练股四头肌的肌力时，患者呈侧卧位，患肢在上方，在膝关节和踝关节位置上固定悬吊带，使小腿悬空，令患肢完成膝关节屈伸的全关节活动度的运动（图9-21）。注意训练时应固定膝关节，动作要充分、缓慢，避免下肢借助惯性做钟摆样动作。根据患者的情况，可通过调节运动面倾斜度等方法来增加训练的难度。③滑车辅助主动运动：不方便使用悬吊训练的身体部位，也可利用滑车进行训练，由于肢体下面的滑轮使摩擦力减小，进行辅助主动运动。此方法较徒手和悬吊的辅助方法在难度上有所提高。

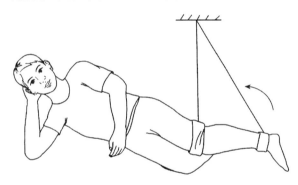

图9-21 膝关节悬吊辅助主动运动

2. 主动运动

（1）定义。指患者通过肌肉主动收缩而完成的运动，既无助力，也不用克服阻力。

（2）适应证。适用于肌力达到3级的患者。

（3）方法：在训练中应采取正确的体位和姿势，肢体处于抗重力位。运动中避免外加阻力，完成动作要缓慢，防止代偿运动，注意训练的安全。例如训练上肢肱二头肌的肌力时，患者取坐位，将上肢置于台面上，肘关节伸展，前臂旋后位，手掌朝上，完成肘关节屈曲的动作。如能反复完成全关节运动，可开始适当增加阻力（图9-22）。

3. 抗阻力主动运动

（1）定义。指在肌肉收缩过程中，同时克服外来阻力完成的运动。

（2）适应证。适用于肌力达到4级或5级的患者。

（3）方法。①徒手抗阻力主动运动：阻力来自治疗师，因此可以根据患者的具体情况随时进行阻力大小的调整，效果较好。运动时要固定关节的近端，缓慢施加阻力，阻力的方向与运动的肢体成直角。例如，进行股四头肌抗阻力运动时，患者取椅座位，下肢自然下垂，治疗师一手固定其大腿远端，另一只手在小腿远端给予阻力，使患者抗阻力完成膝关节伸展的全关节活动度的运动（图9-23）。②重物抗阻力主动运动：直接拿起重物或把重物系在身体某部位进行练习。例如，进行股四头肌抗阻力运动时，患者取椅座位，下肢自然下垂，将大腿固定，在踝关节处绑沙袋，让患者抗重物重力完成膝关节伸展的全关节活动度的运动（图9-24）。③弹簧抗阻力主动运动：例如利用弹簧作阻力进行膝关节伸展的肌力增强训练。④水中抗阻力主动运动：利用浮力可以辅助运动，对抗浮力的运动就是抗阻力主动运动。

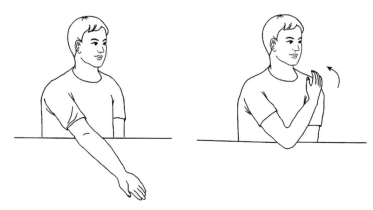

图9-22　肘关节屈伸主动运动

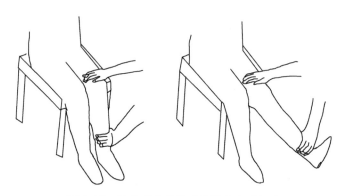

图9-23　膝关节伸展徒手抗阻力主动运动

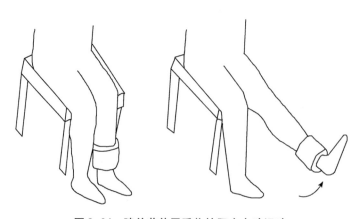

图9-24　膝关节伸展重物抗阻力主动运动

4. 等长运动

（1）定义。肌肉等长收缩时长度基本不变，不产生关节活动，故也称为静力收缩，是肌力与阻力相等时的一种收缩形式。以等长收缩为肌肉收缩形式的运动即为等长运动。

（2）适应证。几乎适用于肌力从 1 级到 5 级的所有患者。由于等长运动是肌肉的静态收缩，不引起关节运动，所以特别适用于骨折、关节炎以及因疼痛而关节不能活动的患者。

（3）方法。①徒手等长运动：受训肢体不承担负荷而保持肌肉的等长收缩活动。②利用器械的等长运动：利用墙壁、拉手、肋木、床、桌子、地面等固定物进行肢体肌肉等长运动。如患者在床上呈仰卧位，用脚钩住床头的栏杆，用力上抬下肢，进行股四头肌等长运动训练。

5. 注意事项

（1）选择适当的训练方法：根据训练目的、疾病、时期及肌力级别的不同选择不同的训练方法。

（2）阻力的施加与调节：注意施加阻力的部位、方向和强度。

（3）科学设计运动量：根据超量负荷的原则，结合患者具体情况，设计足够的运动量。

（4）固定：充分固定关节的近端，提高肌力训练效果。

（5）正确设计姿势与肢位。

（6）防止出现代偿动作。

（7）对患者进行讲解和鼓励，取得患者的合作。

三、生物反馈治疗

生物反馈疗法（biofeedback therapy，BFT）是 20 世纪 60 年代兴起的，60 年代中期后开始应用生物反馈和自我调节的原理治疗疾病。生物反馈疗法是应用电子仪器，将人们正常意识不到的生理变化（如肌电、皮温、心率和血压等），转变为可以被人感觉到的信号，如以视觉或听觉形式显示出来，再让患者根据这些信号，学会有意识地控制自身非随意性的生理活动的治疗或训练方法。

一般情况下，人体是通过自身健全的调节机制来克服外环境的变化，而产生适应性反应，保持内环境平衡，使人体处于健康的状态。人体进行自我调节的方式主要有 3 种：神经调节、体液调节和器官组织的自我调节。神经调节是人体主要的调节方式，是通过反射活动完成的。反射的基础为反射弧，包括感受器→传入神经→中枢→传出神经→效应器这 5 个环节。神经反射活动有两种，一是条件反射，可经过后天学习或训练而获得，属于高级的神经调节方式（根据巴氏学说可分为第一信号系统和第二信号系统反射）；二是非条件反射，是人与动物共有的反射活动，属于较低级的神经调节方式。

工具条件反射（属于第二信号系统反射）受意志控制，此种条件反射的建立，要通过一定的操作或使用工具，是一种比较复杂和比较高级的学习。生物反馈疗法多与内脏和自主神经的工具条件反射有关。形成工具条件反射时需要有几个基本因素，即：①靶反应，是实验者和受测试者均希望得到的一种特异反应，如 EMG、BP、心率的变化等；②强化刺激，是当生物反馈仪出现靶反应时向受测试者提供的如声、光、图像、仪表读数等的反馈信号；③有接收和放大作用的电子仪器。

生物反馈治疗的原理：人通过对外界信息的感知而产生情绪与心理反应，出现心理边缘系统反应，刺激下丘脑和垂体而引起应激生理反应。再通过生物反馈仪，经过有意识的学习或训练，使人体间接感知体内的信息变化产生情绪与心理反应，出现心理边缘系统反应，又刺激下丘脑和垂体从而产生生理反应，达到对应激反应的修正。生物反馈训练能加强机体对体内信息的直接感知，提高灵敏度，使间接感知转化为直接感知，达到由意识控制内环境、调节机体和治疗疾病的目的。

目前，生物反馈疗法在临床和康复医学中主要用于：降低神经肌肉兴奋性的松弛性训练（如痉挛性瘫痪、紧张性头痛等）；提高神经肌肉兴奋性的功能性训练或肌力训练（如弛缓性瘫痪、四肢瘫痪等）；调节心律失常、高血压及胃肠运动功能亢进等。

（郭晓华）

第十章

老年骨骼肌肉系统疾病的康复

第一节　颈椎疾病

一、概述

老年人颈椎疾病十分常见。随着年龄的增长，颈椎退行性改变日渐严重，可诱发多种疾病，可涉及周围的脊髓、神经、血管等多种重要组织，进而引发多种特异性表现。如颈交感神经受刺激、损伤会出现胃肠功能异常，表现为食欲不振、恶心、呕吐、便稀或便秘等，此时，极易与浅表性胃炎、胃溃疡等相混淆。又如第4颈椎压迫神经根，可致心动过速、冠脉供血不足、心绞痛等症状，若仅给予心脏病药物治疗而不治疗颈椎，虽能暂时缓解症状，但易反复发作。此外，颈椎的退行性改变还可引起呼吸或吞咽困难、血压异常等许多看似与颈椎病无关的症状。因此，了解并熟悉颈椎疾病的诊断处理以及康复防治措施是十分重要的。

（一）定义

颈椎椎间盘组织退行性改变及其继发病理改变累及其周围组织结构（神经根、脊髓、椎动脉、交感神经及脊髓前中央动脉等），并出现与影像学改变相应临床表现者，称为颈椎病。国际上倾向将这类疾病统称为"颈椎疾病"。

（二）分类

按照临床表现的不同，通常可将颈椎病分为以下类别。

1. 神经根型

常有外伤、长时间从事伏案工作和睡眠姿势不当的病史。主要表现为颈部活动受限，颈、肩部疼痛。上颈椎病变，颈椎疼痛，向枕部放射，枕部感觉障碍或皮肤麻木。下颈椎病变，颈肩部疼痛可向前臂放射，手指呈神经根性分布的麻木和疼痛。并可伴有头痛、头晕、视物模糊、耳鸣等表现。检查可见颈部活动受限，棘突、棘突旁或沿肩胛骨内缘有压痛点。

2. 椎动脉型

主要是头痛、头晕、眩晕，甚至猝倒。有时可有恶心、耳鸣、耳聋和视物不清。

3. 脊髓型

是由颈椎间盘的突出物刺激或压迫交感神经纤维，反射性地引起脊髓血管痉挛、缺血而产生脊髓损害的症状。表现为颈肩痛伴有四肢麻木、肌力减弱或步态异常。严重者可发展至四肢瘫痪、小便潴留、卧床不起。体检可见颈部活动受限不明显。肢体远端常有不规则的感觉障碍，腱反射亢进，肌张力增高和出现病理反射。

4. 交感型

多数有轻微的颈肩痛等交感神经的刺激症状。表现为头晕、头痛、头沉、偏头痛、视物模糊、耳鸣、耳聋、心律失常，还有肢体或面部区域性麻木、出汗异常等表现。

5. 混合型

兼有以上两种以上型别的症状、体征。

6. 颈型

仅有颈部酸困不适、疼痛、板滞甚至僵硬等症状。

（三）流行病学

颈椎病的发病率很高，国内外的流行病学研究显示，本病患病率高达 43% ~ 66.7%。全球研究资料表明，20% 的患者病情反复，最终进展为长期慢性病程。年龄大于 50 岁者40% 以上颈椎、腰椎有活动受限情况，其中 60% 会产生颈椎、腰椎病变，严重者压迫神经系统出现各种症状，甚至造成截瘫。近年来，颈、肩、腰腿痛的发病有年轻化趋势，有统计表明，青少年颈椎病患者所占比例由 1996 年的 8.7% 上升到 2004 年底的 12%。

二、康复诊断与功能评定

（一）康复诊断

1. 诊断方法

主要依据病史、体格检查、X 线片、CT 和 MRI 检查。

（1）病史：了解患者职业、生活习惯与爱好，有无颈部外伤史和局部受寒史。

（2）症状与体征：①症状，患者多有颈肩疼痛，一侧或者双侧手麻、头晕、心慌、胸闷、四肢肌无力、行走不便等症状；②体征，颈椎或其两侧有压痛点、相关肌肉紧张或压痛，颈椎活动受限；颈背部或一侧手臂有感觉异常；③特征性检查，臂丛牵拉试验、前屈旋颈试验、压顶试验、低头试验、仰头试验等，有阳性发现。

总之，特定的运动方向受限与特定的疼痛发生部位相关，如颈后伸、侧屈和旋转时疼痛提示疼痛源于小关节，侧屈和轴性挤压时出现放射痛提示神经根性疼痛。

（3）实验室检查：与颈痛有关的实验室检查方法可分为 4 类。①基本项目检查，包括全血细胞计数、血清生化和尿液分析；②炎性疾病标志物检测，如 ESR、CRP 及补体试验；③特异性自身抗体测定（排除强直性脊柱炎）；④体液分析，如脑脊液和关节腔液检查。根据初步临床诊断、监测疗效的需要选择合适的检查。

机械力学性颈痛是多数与躯体活动有关的急性颈痛，如颈部扭伤、颈椎间盘突出、颈椎狭窄、颈椎关节强直或颈部骨关节炎，不需要实验室检查。但以下情况则需要进一步检查：①对于老年患者或出现不明原因的体重减轻、疲乏或夜间颈痛者，应考虑恶性肿瘤；②对于免疫功能减弱的患者或出现发热、寒战者，或最近有菌血症者，应考虑感染；③出现炎症性关节炎体征者，应考虑炎症性关节炎。对于无典型症状的慢性颈痛患者，应进一步行影像学检查和实验室检查以排除隐匿的恶性肿瘤或无痛性感染，这些检查包括 ESR、全血细胞计数、甲状腺功能测定、血清蛋白电泳、碱性磷酸酶及血清钙、骨代谢指标测定等。

（4）影像学检查。

1）颈椎 X 线片检查：对颈椎骨质增生、韧带钙化、椎节不稳、生理曲度、椎间隙、椎间孔等均能良好显示，具有很高的应用价值。通常摄正位片、侧位片、斜位片及动力位片。可显示颈椎曲度改变，或椎间关节不稳定，具有"双边""双突""切凹""增生"等表现。

2）CT、MRI 检查：可显示椎间盘突出、椎管狭窄；神经根或椎动脉有受压表现等。主要有：①颈椎 CT 平扫、多层螺旋 CT 薄层扫描、多平面重建、三维重建、椎动脉血管造影三维成像、脊髓造影后 CT 扫描、椎管多层螺旋 CT 仿真内镜成像；②颈椎 MRI 平扫及增强扫描，一般包括矢状位 T_1WI 扫描、矢状位 $FSE-T_1WI$ 扫描、轴位薄层 $GRE-T_2WI$ 扫描；若怀疑神经根病变，可作斜冠状面扫描、颈部时间飞跃法 MR 血管成像、三维对比增强 MR 血管成像、MR 脊髓水成像、颈椎屈伸位动态 MR 扫描、PC-MR 脑脊液流速测量。

3）其他影像学检查：椎动脉数字减影血管造影（DSA）、椎动脉彩色多普勒超声血流显像、经颅多普勒超声（TCD）检查。其中常规超声波检查即可发现局部椎动脉扭曲、狭窄；而肌骨超声检查，可行椎旁肌肉的动态功能检查，有肌萎缩等表现。

2. 诊断标准

颈椎病在医学上的独立性已得到公认，其发病机制、临床表现以及治疗原则已经有了统一的概念及标准。目前通用的颈椎病诊断标准及类型如表 10-1 所示。

表 10-1 颈椎病诊断标准及类型

一般原则	①临床表现与 X 线片均符合颈椎病者，可以确诊
	②具有典型的颈椎病临床表现，而 X 线片上尚未出现异常者，应在排除其他疾患的前提下，诊断为颈椎病
	③对临床上无主诉及体征，而在 X 线片上出现异常者，不应诊断为颈椎病，可对 X 线片上的异常所见加以描述

各型颈椎病的诊断	（1）颈型颈椎病
	①主诉头、颈、肩疼痛等异常感觉，并伴有相应的压痛点
	②X 线片上颈椎显示曲度改变，或椎间关节不稳定，具有"双边""双突""切凹""增生"等表现
	③除外颈部扭伤（俗称"落枕"）、肩周炎、风湿性肌纤维炎、神经衰弱及其他非因颈椎间盘退行性变所致的肩颈部疼痛
	（2）神经根型颈椎病
	①具有较典型的根性症状（麻木、疼痛），且其范围与受累的神经根所支配的区域相一致
	②X 线片上显示颈椎曲度改变、不稳或骨质增生
	③压颈试验或上肢牵拉试验阳性
	④痛点封闭治疗效果不明显
	⑤临床表现与 X 线片上的异常所见在节段上相一致
	⑥除外颈椎骨实质性病变（如结核、肿瘤等）、胸廓出口综合征、肩周炎、网球肘、肱二头肌腱鞘炎等以上肢疼痛为主的疾患
	（3）脊髓型颈椎病
	①临床上有脊髓受压表现，分为中央型及周围型两型；中央型症状先从上肢开始，周围型者则从下肢开始，又分为轻、中、重三度
	②X 线片上显示椎体后缘多有骨质增生，椎管前后径出现狭窄
	③除外肌萎缩型脊髓侧索硬化症、脊髓肿瘤、脊髓损伤、继发性粘连性蛛网膜炎、多发性末梢神经炎
	④个别鉴别诊断困难者，可作脊髓造影检查
	⑤有条件者，可做 CT 扫描检查

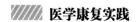
各型颈椎病的诊断	
	（4）椎动脉型颈椎病 ①曾有猝倒发作，并伴有颈性眩晕 ②旋颈试验阳性 ③X 线片显示椎间关节失稳或钩椎关节骨质增生 ④除外耳源性及眼源性眩晕 ⑤除外椎动脉 I 段（即进入 C_6 横突孔以前的椎动脉段）和颈椎动脉 III 段（即出颈椎进入颅内以前的椎动脉段）受压所引起的基底动脉供血不足 ⑥除外神经官能症、颅内肿瘤等 ⑦确诊本病，尤其是手术前定位，应根据椎动脉造影检查 ⑧椎动脉血流图及脑电图只有参考价值 （5）交感型颈椎病 临床表现为头晕、眼花、耳鸣、手麻、心动过速、心前区疼痛等一系列交感神经症状，X 线片上有失稳或退行性变，椎动脉造影阴性 （6）混合型颈椎病 如食管型颈椎病，颈椎椎体前鸟嘴样增生压迫食管引起吞咽困难等。经食管钡剂造影可证实

3. 鉴别诊断

颈椎病最易与肩周炎相混淆，后者特征性运动障碍与活动相关，静止时无疼痛，夜间无痛。各种疾病与颈椎病的鉴别要点参见表 10-2。

表 10-2 颈椎病的鉴别要点

疾病	病史	症状、体征	功能	影像片
肩周炎	多发于 50 岁左右，女性多于男性，缓慢起病	肩关节周围疼痛和有压痛点（结间沟、三角肌前后沿、冈上窝），姿势不合适或活动时可诱发剧痛，并可放射到颈部和上臂中部	肩关节活动（主动、被动活动均受限），尤其外展、外旋后伸受限明显，肩部肌肉萎缩	X 线片一般无改变，有时可见局部骨质疏松，冈上肌腱、肩峰下滑囊钙化
颈椎结核	有结核史，有低热、盗汗、食欲不振等全身症状	早期颈肩背痛，受累椎体有压痛、叩击痛，随后上肢放射性疼痛、麻木	晚期四肢瘫	X 线可见骨质坏死
脊髓空洞症	多发于 30 岁左右	以节段性分离性感觉障碍为特征	上肢肌力减退，皮肤营养障碍（上肢均明显于下肢），脊柱侧凸等	MRI 表现明显区别于椎间盘病变导致的颈椎病
椎管内肿瘤	多发于 20~50 岁人群，一般起病缓慢，但进行性发展	根性痛	感觉障碍，运动障碍，自主神经功能障碍	CT 可见病变部位椎管扩大，椎体后沿受压，有软组织填充于椎管内；腰椎穿刺可见脑脊液蛋白增多

（二）功能评定

1. 颈椎功能评定

（1）ROM：针对颈椎活动范围，可以采用方盘量角器进行颈椎屈曲、伸展、侧弯，以及旋转度的具体测量。

（2）肌力评定：胸锁乳突肌、斜方肌、前臂肌群（有时需要评定下肢肌力）。

（3）疼痛评定：视觉模拟评分法、数字疼痛评分法、口述分级评分法、McGill 疼痛问卷表。

（4）感觉检查：痛觉、温觉、触觉检查等。

2. 日常生活活动能力评定

Barthel 指数评定表和功能独立性评定（FIM）量表。

3. 功能能力评定（FCE）

传统的 ROM、肌力、耐力的评定方法不足以描述脊柱疾病所致的功能限制。临床医生经常需要评定患者重返工作的能力并提供工作限制的建议，这促进了 FCE 的发展。目前 FCE 在美国已被广泛使用。FCE 不仅用于颈椎病，还用于工伤的预防和许多疾病的康复。FCE 要求患者执行一系列的特定测试活动以评定个体满足工作要求的能力。除了用于工伤后职业康复程序的制定和监测外，FCE 被越来越多地用于判断患者重返工作岗位的能力、就业前筛选、确定残疾和协助法医鉴定。

4. 颈椎病综合评估

较为常用的有 JOA 颈椎病评分（脊髓型）等。

（1）日本骨科学会 1975 年制定了日本骨科学会治疗成绩判定标准（JOA score，又称 17 分法），此后得到了日本国内以及国际上的广泛认同。1994 年，日本骨科学会又在旧的 17 分法基础上加入神经根功能的评价部分，制定了新的 17 分法。虽然 17 分法非常常用，但是对患者的健康程度和日常生活的影响方面评价仍然非常困难，也存在各种问题，参见表 10-3。

表 10-3 颈椎病判定标准（JOA score，1994）

项目	分级	评分
运动功能		
上肢		
正常	0	4
用筷子吃饭有些困难	1	3
用筷子吃饭很困难	2	2
能用汤匙吃饭，但不能用筷子	3	1
自己不能吃饭	4	0
下肢		
正常	0	4
不用任何辅助，可以行走		
有轻度的肌肉挛缩	1	3
上下台阶需要扶栏杆	2	2

项目	分级	评分
在平地上行走需要辅助器具	3	1
不能行走	4	0
感觉		
上肢		
正常	0	2
轻微感觉缺失	1	1
明显感觉缺失	2	0
下肢		
正常	0	2
轻微感觉缺失	1	1
明显感觉缺失	2	0
躯体		
正常	0	2
轻微感觉缺失	1	1
明显感觉缺失	2	0
膀胱功能		
正常	0	3
轻度功能障碍	1	2
严重功能障碍	2	1
完全尿潴留	3	0
总分		17

$$恢复率（百分率）= （术前分 - 术后分）÷17×100\%$$

（2）北京大学第三医院颈椎脊髓功能状态评定法（40分）见表10-4。本法用于脊髓型颈椎病患者的评估。

表 10-4　颈椎脊髓功能状态评定法

0	上肢功能：两侧共16分
	0：无使用功能
	2：勉强握食品进餐，不能系扣、写字
	4：能持匙进餐，勉强系扣，写字扭曲
	6：能持筷，系扣，但不灵活
	8：基本正常
1	下肢功能：不分左右，共12分
	0：不能端坐站立
	2：能端坐，但不能站立

	4：能站立，但不能行走	
	6：扶双拐或需人费力搀扶，勉强行走	
	8：扶单拐或扶楼梯上下楼行走	
	12：基本正常	
2	括约肌功能：共6分	
	0：尿闭或大小便失禁	
	3：大小便困难或其他障碍	
	6：基本正常	
3	四肢感觉：上下肢分别评定共4分	
	0：有麻、痛、紧、沉等异常感觉或痛觉减退	
	2：基本正常	
4	束带感：指躯干部，共2分	
	0：有束带感	
	2：无束带感	

一级肢体残疾：完全不能实现日常生活活动	0~10分
二级肢体残疾：基本不能实现日常生活活动	11~20分
三级肢体残疾：能够部分实现日常生活活动	21~30分
四级肢体残疾：基本能实现日常活动	31~40分

注：治疗前后分别评分：改善率=（术后分值－术前分值）÷术前分值×100%。

三、康复治疗

（一）康复原则与目标

1. 康复原则

原则为综合措施、防治结合，尽可能采用各种非药物康复治疗措施，消除疼痛、麻木等症状，防治复发。

2. 康复目标

消除症状，恢复功能。

（二）康复方法

1. 物理治疗

（1）牵引治疗：颈椎牵引是颈椎病等病症的首选康复治疗方法。多用机械方式牵引，牵引力可以利用砝码或重锤等。也可人工手法牵引，或利用体位（斜卧位）即利用自身体重进行牵引。拟定牵引处方时，应考虑以下因素：①体位（坐位或卧位）；②牵引角度；③牵引重量；④牵引治疗时间；⑤牵引疗程等因素。其中②③④又称为牵引治疗三要素。牵引参数的选择参见表10-5。

表 10-5 牵引参数的选择

体位	体位的选择应按照患者病情而定。一般而言，下列情况应首选卧位牵引：重度骨质疏松症、高龄老人、脊髓型颈椎病、寰枢关节半脱位，以及其他不能耐受坐位牵引者；除此以外，均可选用坐位牵引
牵引角度	指牵引作用力的方向，即牵引力（枕颌牵引套为牵引力作用起点）与沿身体纵轴之间的夹角。角度的选择应服从于颈椎病变的节段，以及患者颈椎的弧度，目的是将牵引产生的最大应力更好地集中在病变部位，同时调整生理弧度，如果患者生理弧度存在，则只考虑病变节段
牵引重量	牵引重量应视疾病性质、患者体质及其对牵引的反应而定。例如：寰枢关节半脱位，不宜过重，通常以 5 kg 左右为宜，依患者体重而有所加减 0.5～1 kg。此外，脊髓型颈椎病、重度骨质疏松、年老体弱等，也不宜过重。除此以外，通常仅控制最大重量不超过 20 kg，这是由于颈项部周围韧带薄弱、肌肉短小密集，牵引重量过大，容易造成肌肉、韧带、关节囊的损伤。常用牵引重量约相当于体重的 10%～15%。首次牵引重量宜小，以 5 kg 起始，2～3 日递增 1 kg，症状改善后维持此重量直到症状缓解消失；当牵引 2～3 周后，症状完全没有改善，或牵引过程中症状加重，应终止牵引治疗
牵引时间	通常牵引时间以（20±5）分钟为宜。研究表明，牵引的前 10 分钟之内，应力随时间增加，可使椎间隙产生有效分离，15 分钟时达到最大值，之后逐渐减慢，30 分钟达到饱和（即再延长牵引时间，椎间隙的分离也不再增加）。因此，最佳的牵引时间是 15～20 分钟，超过 30 分钟，疗效不会因此而增加。颈椎牵引时间与牵引重量之间存在相关性，牵引重量大则牵引时间可相应缩短，牵引重量轻则牵引时间可适当延长
牵引疗程	门诊患者可以每天 1 次接受牵引治疗，住院患者可每天两次，以 10～12 次为 1 个疗程，一般治疗 2～3 个疗程即可获得症状、体征的缓解甚至消失。个别患者恢复缓慢，但症状、体征确有所缓解的，可以继续治疗。如果连续治疗 2～3 个疗程后，完全没有缓解，则需终止治疗

1）适应证：①各型颈椎病；②颈椎关节功能紊乱；③颈椎骨折、脱位的固定；④其他，颈部肌肉痉挛、颈椎退行性疾病、肌筋膜炎等引起的严重颈肩痛，儿童的自发性寰枢关节半脱位早期。

2）禁忌证：①颈椎结构完整性损害，如颈椎及其邻近组织的肿瘤、结核等疾病侵犯到椎体；颈椎附近的血管损害性疾病；颈内动脉严重狭窄且有斑块形成；②颈椎不适宜活动的疾病，如颈椎严重失稳（Ⅱ度以上滑脱）；颈椎椎体骨折；颈脊髓明显受压；重度颈椎间盘突出明显且突出物有钙化，脊髓受压明显；严重的骨质疏松；③牵引后症状加重，如颈部肌肉及软组织的急性拉伤、扭伤、急性炎症等；④其他，如强直性脊柱炎、类风湿关节炎、先天性脊柱畸形等。

（2）电疗：患者症状以疼痛与麻木为主时，可以采用微波等高频电疗，改善微循环，营养神经。如果患者局部肌痉挛显著，则可以加低频或中频电疗，以解痉镇痛。

（3）磁疗：可镇痛、消炎、消肿，可酌情选用。

（4）超声波治疗：合并肩周炎时，可以应用超声波松解粘连。

（5）温热疗法：红外线、中药热敷等均可选用。

2. 运动疗法

可以采用麦肯基运动疗法，S-E-T 悬吊运动疗法等。

3. 康复工程辅具选择

（1）颈托、颈围：可按需选用颈围领或颈托，均可起制动和保护作用。有助于组织的修复和症状的缓解，配合其他治疗方法同时进行，可巩固疗效，防止复发。但长期应用颈托会引起颈背部肌肉萎缩、关节僵硬，不利于颈椎病的康复，仅在颈椎病急性发作时使用。颈围或颈托对症状的减轻有一定帮助，但颈围的高度应以保持颈椎处于中立位为宜。若由于颈部损伤所致则可应用前面宽、后面窄的颈托使颈部处于轻度后伸位，以利于颈部损伤组织的修复。

（2）睡枕：颈部姿势对颈椎病症状有明显影响，其中睡眠姿势的影响尤大。枕头是颈椎的保护工具。一个成年人，每天有 1/4～1/3 的时间是在睡眠（枕头上）中度过的，人在熟睡后，颈肩部肌肉完全放松，只靠椎间韧带和关节囊的弹性来维护椎间结构的正常关系。如果长期用高度不合适的枕头，使颈椎某处屈曲过度，就会将此处的韧带、关节囊牵长并损伤，进而造成颈椎失稳，发生小关节错位，以后可发展成颈椎病。这类患者常常表现为睡眠中或睡醒后晨起时颈项不适、落枕、头昏、头痛或顽固性失眠等症状。

合理的枕头对治疗和预防颈椎病十分重要，是药物治疗所不能替代的，但应长期坚持应用。合理的枕头必须具备两项：科学的高度和舒适的硬度。对枕头的高度有多种数据，不宜过高，也不宜过低。少数人需适当高枕，如棘突发育畸形等，此时枕头过低则可使症状加重。

由于人体的颈椎有正常的生理弯曲，只有保持这种状态时，颈部的肌肉、韧带、椎间盘及颈部其他器官，如气管、颈动、静脉和神经组织才能处于正常生理状态。而高枕时，无论是左侧还是右侧卧，都会使颈椎处于非生理弯曲状态（图 10-1A）。这就使颈部肌肉、颈椎骨和韧带等都处于紧张状态，得不到真正放松和休息，甚至使一些神经和血管受压，使颈椎病症状在睡后加重。同样，如果采用低枕或不用枕睡觉，也会使颈椎处于非生理弯曲状态（图 10-1B），继之发生高枕一样的弊病，故枕高应结合个体体型。一般以仰卧时头枕于枕上，枕中央在受压状态下高度 8～15 cm 为宜；而在枕的两端，应比中央高出 10 cm 左右。因为侧卧时，肩部在下垫起，会使颈椎弯曲，增加枕两端高度则可消除这一不良影响，保证颈椎的生理弯曲（图 10-1C）。总之，枕头的高度应以醒后，颈部无任何不适为宜。

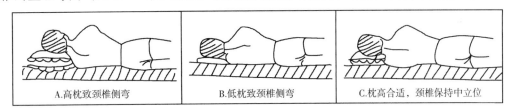

图 10-1　睡姿与枕高

良好的睡姿对脊柱的保健十分重要。睡眠应以仰卧为主，头应放于枕头中央，侧卧为辅，要左右交替；侧卧时左右膝关节微屈对置。应及时纠正不良睡姿，如俯卧、半俯卧、半仰卧或上、下段身体扭转而卧等。过高、过硬、过短、过窄、充填物不合适的枕头都是不适宜的。合乎人体生理状况的枕头应该具有以下特点：曲线造型符合颈椎生理弯曲；枕芯可以承托颈椎全段，使颈肌得到充分的松弛和休息；枕芯透气性良好，避免因潮湿而加重颈部不适。

4. 作业治疗

可酌情选用放风筝等操作，游泳等运动，这些操作与运动是以颈部后伸的动作，有利于缓解颈部屈曲肌群与后伸肌群的职业性或姿势性因素所致的疲劳性损伤。

颈椎病虽然是中老年人群十分常见的多发病之一，但病情不一，原因不同，症状、体征较为多样化。针对不同的诊断，不同的病程，常选用不同的康复措施。

5. 传统医学治疗

中外都有很多传统医学的方法可以用于本病防治，中国的传统医学中适合老年人群的主要有推拿按摩等。①手法按摩颈部：手法按摩简便易行，有很好疗效，但按摩前必须明确诊断，手法切忌粗暴。按摩的主要作用是缓解肌肉和血管痉挛，改善局部血液循环，可起到活血化瘀、消肿止痛、分解粘连、整复移位椎体的作用，从而使症状消失或减轻。通常在颈椎牵引后进行按摩较合适。按摩一般在患者坐位下进行，按摩范围应包括整个颈部及病侧肩背部，神经根型还应包括患侧上肢。②足底按摩：足底集合了身体全部器官的反射区，通过治疗足底反射区相对应的颈椎反射区即可产生较好的疗效。颈椎的足底反射区是双足踇跗趾趾腹根部横纹处，双足外侧第五趾骨中部（足外侧最突出点中部）。颈部肌肉反射区是双足底跖趾后方的 2 cm 宽区域。按摩方法是：用拇指指尖或指腹；也可用第二指或第三指的关节，以数毫米幅度移动。力度最初较轻，渐渐增强，以患者稍有痛感为宜，按摩时间可自选抽空进行。每次 10 ~ 30 分钟，坚持 2 周以后对一般颈椎病患者即可显现效果。③按揉后溪穴：当长期保持同一姿势伏案工作或学习的时候，上体前倾，颈椎处于紧张状态，压抑督脉（督脉总督一身阳气，压抑督脉即压抑全身阳气），长此以往，整个脊柱渐趋变弯，精神趋于萎靡。此时，可通过按揉后溪穴来解决。后溪是小肠经上的一个穴位，把手握成拳，掌指关节后横纹的尽头就是该穴。此穴是奇经八脉的交会穴，通督脉，能泻心火、壮阳气、调颈椎、利眼目、正脊柱。中医理论，脊柱问题（颈椎、腰椎等）都可用此穴，效果较著。它可以调整长期伏案或在电脑前学习和工作对身体带来的不利影响（具体做法：工作中，可以让双手的后溪穴抵在桌沿，来回滚动，揉一揉），坚持每次刺激 3 ~ 5 分钟，每小时刺激一次。

6. 康复教育

（1）调节生活、工作姿势：颈椎病的起病与头部长期所处位置有密切关系，故纠正生活、工作中的不良姿势，防止慢性损伤，对颈椎病的防治显得尤为重要。

调整颈椎姿势的同时，还应加强颈肩部肌肉的锻炼，在工间或工余时，作头及双上肢的前屈、后伸及旋转运动，既可缓解疲劳，又能使肌肉发达，韧度增强，从而有利于颈段脊柱的稳定性，增强颈肩顺应颈部突然变化的能力。

（2）颈椎操：颈椎操是一种颈部保健运动，种类有很多，主要都是通过上下左右，简单轻缓转动头部、颈部的方式，来达到对颈部的局部锻炼。需要注意的是，颈椎操虽然有预防颈椎病的效果，但主要适合长期伏案工作和轻度颈椎病人群。其原理主要是加强对颈部肌肉的强化练习，增强其功能活动能力，以保持颈椎具有较好的稳定性。这里介绍一组颈椎操，本组操与麦式（Mckenzie）操，以及 Pilates 技术的颈椎操有着异曲同工之妙，都有相同的原理与相近的操练方法。具体做法如下，①仙鹤点头（类似于麦氏的颈项牵拉），先做预备姿势（立正姿势，两脚稍分开，两手撑腰）。练习时：低头看地，以下颌能触及胸骨柄为佳；还原至预备姿势；动作宜缓慢进行，以呼吸一次做一个动作为宜。②犀牛望月（类似于麦氏抬头拉颈），预备姿势同上，练习时：缓慢抬头，双目仰望天空；还原至预备姿势；呼吸一次做一个动作。③金龟摆头（类似于麦氏侧弯颈椎），预备姿势同上，练习时：头颈向左侧弯，左耳尽力靠向左肩，还原至预备姿势；头颈向右侧弯，右耳尽力靠向右肩，还原。动作要配合呼吸，缓慢进行。④金龙回首，预备姿势同上，练习时：头左右旋转，先用头部旋转，再以颈部尽力接触肩峰，还原。

以上 4 个动作按节律反复进行，主要是练习颈部的伸屈与侧弯功能。每个动作可做两个八拍（按做操口令）。每日可进行 1~2 次。

（3）其他注意事项：①避免诱发因素，诱发因素除外伤外，常见的还有落枕、受凉、过度疲劳、强迫体位工作、姿势不良及其他疾病（如咽喉部炎症、高血压、内分泌紊乱等）；②防止外伤，设法避免各种生活意外及运动损伤，如乘车中睡眠，急刹车时，极易造成颈椎损伤，故应尽量防止，坐车时尽量不要打瞌睡。劳动或走路时要防止闪挫伤。在头颈部发生外伤后，应及时去医院进行早期诊断和治疗；③矫正不良姿势，要注意防止外伤和纠正工作与生活中的不良姿势。

（吕丽华）

第二节 腰椎疾病

一、概述

老年人腰椎疾患十分常见，由于增龄，机体日趋衰老，骨质疏松等多种慢性疾病的发生与衰老交织，故而腰椎疾患发病率大大增加。老年腰椎疾病主要包括老年性腰椎间盘膨出、老年性腰椎骨关节炎、骨质疏松症 3 类。

（一）定义

老年腰椎疾病通常以腰痛（low back pain，LBP）为主诉，而腰痛是指腰骶部的急性或慢性疼痛，部位通常是指肋骨下缘与臀下皱褶之间的疼痛，伴有或不伴有下肢的放射性疼痛。这些疼痛可能与肌肉、韧带、关节、椎间盘、椎体与神经功能异常有关。

腰椎间盘突出症是导致腰腿痛最常见的原因之一。它是因腰椎间盘变性、纤维环破裂、髓核组织向椎管内或侧方突出压迫和刺激腰骶神经根、马尾神经所引起的一种综合征。老年性腰椎间盘膨出是指因增龄所致腰椎间盘纤维环弹性下降，影像摄片示椎间盘均匀膨出于椎体外缘，严重者可压迫脊髓、神经根，引发腰腿疼痛的症状。

慢性退行性骨关节疾病是一类非炎症性关节疾病，多发于老年人，所以又称为老年性关节炎、骨性关节炎或退行性关节炎等，简称为骨关节炎（OA）。本病是发生在滑液关节的一种发展缓慢的，以局部关节软骨破坏，并伴有相邻软骨下骨板骨质增生、骨唇形成为特征的骨关节病。老年性腰椎骨关节炎是指腰椎小关节产生增生退行性变等改变，引发慢性腰腿疼痛的疾患。

（二）分类

腰痛的病因分类中，约 97% 为人体力学性腰痛，1% 为非人体力学性腰痛，2% 为内脏性疾病。人体力学性腰痛中，72% 是腰部扭伤和过劳，11% 是椎间盘退行性疾患，14% 为椎间盘突出。

一般将 LBP 分为 3 类：以疼痛为症状的特异性 LBP（1%~2%），神经根性 LBP（大约占 5%）及非特异性 LBP（超过 90%）。LBP 患者的疼痛通常在 4~6 周内得到明显缓解，所以多数"指南"将急性 LBP 定义为病程短于 4~6 周，将慢性 LBP 定义为病程 >12 周。

老年腰椎疾病通常可分类为无疼痛性与疼痛性两类，例如老年性腰椎间盘膨出，影像学证实有膨出，但部分病例临床可以没有症状。

（三）流行病学

在发达国家，腰背疼痛的发病率可高达 60% ~ 80%，是仅次于上呼吸道疾患的就诊综合征。影像学检查证实椎间盘病变以椎间盘膨出最为多见，腰椎间盘膨出合并突出次之。发病部位依次为 $L_4 \sim L_5$、$L_5 \sim S_1$、$L_3 \sim L_4$、$L_2 \sim L_3$、$L_1 \sim L_2$ 间隙。老年性腰椎间盘退行性变与年龄呈正相关，且多为两个或两个以上椎间盘同时发病。老年性腰椎间盘退行性变与性别关系密切，发病率男性大于女性。

老年骨关节炎发病率也与年龄成正比，有研究表明，60 岁以上的人群中，80% 被证实有骨关节炎，但有症状者仅为 20% ~ 30%。

二、康复诊断与功能评定

如前所述，腰痛是一组综合征，而非一种疾病，因而准确的诊断直接与治疗方案的选择相关。诊断主要依据主诉，疼痛性质，查体，触诊发现压痛点位置，压痛区有无硬结、条索及疼痛激发点，肌力及皮肤浅感觉有无异常等，结合影像学检查如 X 线、CT、MRI 检查等来综合判断。其他辅助检查有肌电图、运动诱发电位、平衡测试等。

（一）康复诊断

依据临床表现、体征、特征性的检查，结合影像学表现，排除其他相关疾病，可以做出临床诊断。康复诊断主要在于疼痛是否影响到步行、日常生活能力等，即功能诊断。

1. 临床诊断

依据患者临床表现（典型的一侧腰腿疼痛表现）、疼痛特点（与运动相关）、腰椎神经根刺激症状（直腿抬高加强试验阳性）、疼痛是否与腰椎应力相关（平卧位缓解），影像学表现（CT、MRI）有腰椎间盘膨出、腰椎间隙狭窄、椎小关节增生等表现，排除其他可致一侧腰腿疼痛的疾患，可以做出临床诊断。常见的几种腰痛及其鉴别参见表 10-6。

表 10-6　常见的腰痛鉴别表

疾病	外伤史	疼痛	压痛点	腰肌痉挛	根性刺激征	直腿抬高试验	其他
腰肌扭伤	+ +	剧烈	明显、局限	+ +	-	-	X 线片无异常
腰椎间盘突出症	+/-	剧烈	多处	+/-	+ +	+ +/-	腓肠肌挤压痛（++），有 X 线片、CT、MRI 改变
腰椎小关节紊乱	+ +	剧烈	明显、局限	+ +	+/-	-	腓肠肌挤压痛（++），有 X 线片改变
退行性脊柱炎	-	酸痛、钝痛	不明显	-	-	-	劳累后显著，休息可缓解，有 X 线片改变
骶髂关节扭伤	+ +	较强	明显、局限	+/-	+/-	-	"4" 征（++）
臀上皮神经卡压	+/-	锐痛	明显、局限	+/-	-	-	局限浅感觉障碍
腰骶结构不良（移行椎）	-	酸痛、钝痛	不明显或局限轻压痛	-	-	-	劳累后显著，休息可缓解，有 X 线片改变
腰肌纤维炎	-	钝痛	不明显或广泛轻压痛	-	-	-	劳累后显著，休息可缓解

2. 功能诊断

依据是否影响到患者日常生活自理能力、睡眠、步行等项目，分别作出 ADL 障碍、睡眠障碍、步行障碍等。

（二）功能评定

功能评估可从疼痛程度、肌力、腰椎活动度、腰骶段曲度、对工作、生活影响程度等几个方面进行评估。可进行单项评估（徒手肌力检查法、ROM、ADL）或综合评估。

1. 疼痛评估

本症以疼痛为主诉，因而可以采用 VAS 疼痛评估尺进行疼痛强度的评估。

2. 肌力评估

利用徒手肌力检查法，评估腰椎相关肌肉肌力，受累下肢肌力。

3. 睡眠评估

由于本症严重者可影响到睡眠，因而可以进行相应睡眠评估。

4. 综合评估

较为全面的评估量表有日本骨科学会的腰椎疾患评估表（JOA score），满分为 29 分。见表 10-7 腰椎疾患评估表，以及表 10-8 OSWESTRY 腰痛问卷（满分为 50 分）。

表 10-7　腰椎疾患评估表

1. 自觉症状（最高分 9 分）	
（1）腰痛	
无	3 分
偶有轻度腰痛	2 分
常有轻度腰痛，或偶有严重腰痛	1 分
常有剧烈腰痛	0 分
（2）下肢痛和（或）麻木	
无	3 分
偶有轻度下肢痛和（或）麻木	2 分
常有轻度下肢痛和（或）麻木，或偶有严重下肢痛和（或）麻木	1 分
常有剧烈下肢痛和（或）麻木	0 分
（3）步行能力	
正常	3 分
步行 500 m 以上发生疼痛、麻和（或）肌无力	2 分
步行 500 m 以内发生疼痛、麻和（或）肌无力	1 分
步行 100 m 以内发生疼痛、麻和（或）肌无力	0 分
2. 日常生活动作（最高分 14 分）	
（1）睡觉翻身	
容易	2 分
困难	1 分
非常困难	0 分

（2）站立

容易	2分
困难	1分
非常困难	0分

（3）洗脸

容易	2分
困难	1分
非常困难	0分

（4）弯腰

容易	2分
困难	1分
非常困难	0分

（5）长时间（1小时）坐立

容易	2分
困难	1分
非常困难	0分

（6）持重物或上举

容易	2分
困难	1分
非常困难	0分

（7）行走

容易	2分
困难	1分
非常困难	0分

3. 临床检查（最高分6分）

（1）直腿抬高试验

正常	2分
$30° \sim 70°$	1分
$<30°$	0分

（2）感觉

正常	2分
轻度感觉障碍	1分
明显感觉障碍	0分

（3）肌力（两侧肌力均减弱时以严重侧为准）

正常（5级）	2分
轻度肌力减弱（4级）	1分
重度肌力减弱（0～3级）	0分

4. 膀胱功能（最高分0分）（应除外尿路疾患）	
正常	0分
轻度排尿困难（尿频、排尿延迟）	-3分
重度排尿困难（残尿感、尿失禁）	-6分
尿闭	-9分

5. 自我满意程度（参考）

很好（治愈）

好（改善）

无变化

恶化

6. 精神状态（参考）

（1）主诉（疼痛）性质、部位、程度不确定

（2）疼痛伴有从功能上难以解释的肌力减弱、疼痛过敏和自主神经改变

（3）多医院多科室就诊

（4）对手术期望值过高

（5）以往手术部位异常疼痛

（6）病休时间超过1年

（7）对职业及家庭生活不满意

（8）工伤及交通事故

（9）精神科治疗史

（10）医疗纠纷史

表 10-8　OSWESTRY 腰痛问卷

	疼痛强度
5	我能忍受疼痛，不需要用任何药物
4	疼痛虽使我感到不适，但只要调整好姿势等，不必用药物镇痛
3	用药后能解除疼痛
2	用药后能减轻疼痛
1	用药后稍稍减轻疼痛
0	药物不能起任何镇痛作用，我已不用此类药物
	负重
5	抬举重物不感到疼痛
4	抬举重物感到轻微疼痛
3	抬举重物感到明显疼痛
2	不能搬起、拿起在地面上的重物，但能抽、拉在台面上的重物
1	只能搬动一些轻物
0	无法举起和搬运任何物品

	坐位
5	我能够随心所欲地长时间坐位工作
4	我能较长时间坚持坐位工作，但必须是我习惯的座椅
3	疼痛使我不能在坐位体位超过 1 小时
2	疼痛使我不能在坐位体位超过 0.5 小时
1	疼痛使我不能在坐位体位超过 10 分钟
0	因疼痛难忍，我无法坐下来
	睡眠
5	睡眠不受影响
4	用药后我能很好入睡
3	用了药，我的睡眠仍少于 6 小时
2	用了药，我的睡眠仍少于 4 小时
1	用了药，我的睡眠仍少于 2 小时
0	疼痛使我无法入睡
	社交活动
5	没有因为疼痛而影响我的社交活动
4	社交活动正常，但常以加重疼痛为代价
3	疼痛虽不影响我的社交活动，但有些内容受限（如跳舞等）
2	社交活动有所减少，比以前少出门
1	因为疼痛而大大减少我的社交生活，常愿意待在家中
0	动了就痛，因而无法参与社交活动
	生活料理（梳洗、穿衣、如厕等）
5	生活自理，且在此过程中不加重疼痛
4	生活自理，但在此过程中会加重疼痛
3	在梳洗过程中感到不便，只能放慢速度和非常小心
2	在有人帮忙的情况下，几乎全部自理
1	大部分的梳洗需要每天有人帮我一起完成
0	我不能自己着装，梳洗也很难，自理能力障碍
	行走
5	能随意行走
4	因疼痛的关系，行走不能超过 1.5 km
3	因疼痛的关系，行走不能超过 700 m
2	因疼痛的关系，行走不能超过 300 m
1	只能借助拐杖行走
0	我绝大部分时间卧床，甚至难以一个人上厕所
	站立位
5	站立位不加重疼痛

4	站立位过久会加重疼痛
3	因为疼痛，站立时间不能超过 1 小时
2	因为疼痛，站立时间不能超过 0.5 小时
1	因为疼痛，站立时间不能超过 10 分钟
0	疼痛难忍，无法站立
	性生活
5	我的性生活正常，做爱过程中未引起疼痛
4	我的性生活正常，但做爱过程始动时有疼痛
3	我的性生活接近正常，但做爱中过程中很痛
2	因为痛的缘故，我的性生活频率和动作极有限
1	疼痛使我几乎失去了性生活
0	疼痛妨碍，使我无法过性生活
	旅游
5	能去任何地方旅游，不感到疼痛
4	能去任何地方旅游，但累了感到疼痛
3	有疼痛，但我能支撑 2 小时的旅行
2	旅行出门不能超过 1 小时
1	旅行出门不能超过 0.5 小时
0	我根本不想动，除非是为了去接受治疗等

三、康复治疗

由于腰椎的功能由活动度、肌力、协调性和稳定性组成，康复治疗也应重点落在这几个方面。

（一）康复原则与目标

1. 康复原则

防治结合、动静平衡。所谓防，是要防止发生，特别是防止复发，因而功能训练是长期的；所谓动静平衡，是强调恢复脊柱的协调性与稳定性，即动态、静态的力学平衡。

2. 康复目标

缓解疼痛、减轻肌肉痉挛、改善关节活动度、提高肌力、矫正姿势、改善功能。

（二）康复方法

方法众多，但应针对不同的病因，选用某种疗法为主，辅以其他治疗。病因治疗应与症状治疗同步进行，并强调早期（介入）、综合（治疗）、主动（患者参与）、长期（维持性训练）。

1. 物理治疗

有很多物理因子可用于腰痛的治疗，痛点明确且固定的，可以采用超声治疗，同步加双氯芬酸乳胶剂于接触剂中。神经根性刺激症状明显者可加腰椎牵引治疗；肌痉挛明显者可加温热疗法，如红外线照射治疗等。总之物理因子可以根据患者其他病症的有无（骨质疏松症），体内是否有金属内固定物等，酌情选用。

（1）牵引治疗：通常有骨盆牵引、自身体重悬吊牵引等方法。可用于腰椎间盘突出症、腰椎小关节紊乱（或错缝）、腰椎小关节滑膜嵌顿、腰椎滑脱、腰肌筋膜卡压、腰肌痉挛等症。对腰椎间盘突出症而言，牵引之外力可使腰椎间盘内压下降，突出的髓核因椎间盘中心负压而暂时回纳；一旦外力去除之后，即便髓核再度突出，仍可能改变原突出物与神经根的相对位置关系，达到解除根性压迫，消除症状、体征的目的。此外，牵引的其他作用有：使错缝的小关节重新对位良好、释放嵌顿的小关节滑膜、松解卡压的腰肌筋膜、增加ROM等。

（2）其他理疗：腰痛急性发作时可选用局部冰敷（消肿止痛），亚急性期可用温热疗（促进局部血液循环，消除无菌性炎症，消除局部水肿）、治疗性超声、电疗、直流药物离子导入疗法（消除局部粘连、消除水肿等）、低中频电疗（消除局部肌痉挛等）、高频电疗（短波等）、肌电生物反馈等均可酌情选用。

2. 运动治疗

运动治疗种类繁多，其中最重要的当属体位疗法。

姿势疗法：或称体位疗法。体位对腰椎负荷具有极为重要的影响，因而姿势疗法有其生物力学的基础。脊柱的负荷为某节段以上的体重、肌肉张力和外在负重的总和。不同部位的脊柱节段承担着不同的负荷。由于腰椎处于脊柱的最低位，负荷重，又是活动段与固定段的交界处，因而损伤机会多，成为腰背痛最常发生的部位。脊柱的负荷有静态和动态两种。静态是指站位、坐位或卧位时脊柱所承受的负荷及内在平衡。动态则指身体在活动状态下所施于脊柱的力。这些负荷需要相应的关节、韧带和肌肉来维持。此时应尽可能避免有可能增加脊柱负荷、增加椎间盘压力的动作或姿势，参见表10-9。

表10-9　活动和 L_3 椎间盘压力增加之百分比

活动	L_3 椎间盘压力增加之百分比	活动	L_3 椎间盘压力增加之百分比
咳嗽或施压	5%～35%	前弯	150%
大笑	40%～50%	旋转	20%
行走	15%	以直背屈膝的方式举起20 kg重的东西	73%
侧弯	25%	以屈背直膝的方式举起20 kg重的东西	169%
轻跳	40%		

（1）立姿矫治：正常立姿时，身体重力线通过齿突、颈胸及胸腰交界处，经骶骨岬前方，髋关节中心稍后方，膝及踝关节前方达地面。正常站立姿势（图10-2D），身体重力经椎间盘均匀传到椎体各部。姿势不正，如腰椎前凸增加（图10-2A、10-2B），则重力后移到关节突关节，可引起关节退行性变；胸椎后凸增加（图10-2C），则易引起韧带慢性劳损。

（2）坐姿矫正：坐位时腰椎的负荷比站立时大，此时骨盆后倾，腰椎前凸消失，身体重力中心移向脊柱前方，力臂加长，后部韧带紧张，应力增大，椎间盘受压增大。直坐时骨盆前倾，腰椎前凸，腰椎负荷较上述为小。但仍比直立时大；坐椅腰后有腰托时，腰椎前凸接近直立位置，负荷也较小（图10-3）。

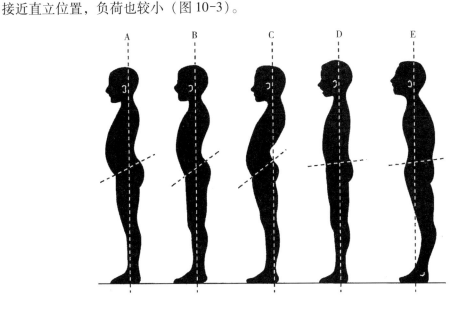

图 10-2　站立姿势

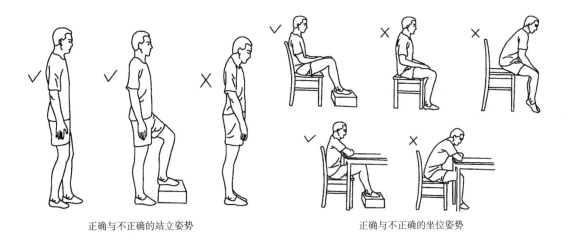

正确与不正确的站立姿势　　　　　　　　　正确与不正确的坐位姿势

图 10-3　正确与不正确的站姿、坐姿

（3）卧姿矫正：仰卧时脊柱减少了上身的重量，因而负荷最小。伸髋仰卧位腰大肌紧张，增加对脊柱的压力。屈髋仰卧腰部肌肉放松，椎间盘负荷减少。因此椎间盘突出患者屈髋仰卧（或侧卧）较伸髋仰卧时痛轻。腰部牵引时，应使髋处于半屈位（图10-4、表10-10）。

（4）Alixanda 技术：为一种头颈躯干姿势疗法，适用于职业性颈肩腰背痛患者。原理为采用自我调节的方式将姿势调节到最为放松、舒适的姿势。

总之，根据腰痛病因的不同，可分别选用不同的体位疗法。例如：对小关节滑膜嵌顿可采用向疼痛的对侧方向过屈的体位，反复数次即可缓解。又如：对屈曲位发生的肌痉挛性疼痛，应采用背伸位体位；反之，对背伸肌痉挛，应采取屈曲位体位等。而腰椎间盘突出症则应保持正常腰椎生理曲度位置，如卧硬板床休息、直立位活动等，避免弯腰久坐，以减轻腰椎间盘内压。

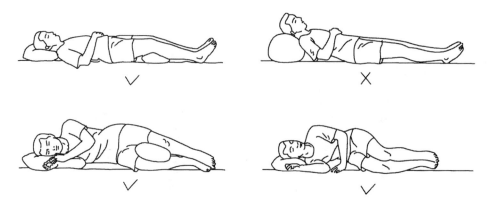

图 10-4　正确与不正确的卧位姿势

表 10-10　腰椎休息位

位置	腰椎
休息位置	在屈曲与后伸的中间
关节最紧位置	后伸
关节囊受限模式	侧弯与旋转相同受限、后伸

3. 运动疗法

运动疗法技术有多种方法，其中可用于老年腰椎疾病的主要有肌力训练技术。

（1）肌力训练：躯干肌群（前屈肌群、后伸肌群）肌力的不平衡，腰骶生理曲度不良（前凸过大、过小甚至僵直、侧凸等），腰骶结构不良（骶裂，移行椎如 S_1 腰化、L_5 骶化等），腰椎间盘突出等，均应进行相应肌力训练。常用有 Mckenzie 式背伸肌训练及 Williams 式前屈肌训练等，主要适用于亚急性期与慢性期。此外其他肌力训练有 Kraus-Weber 训练，S-E-T 悬吊式肌力训练等。

1）Kraus-Weber 训练：Kraus-Weber 曾提出评定躯干全部肌肉适应能力的简便方法，通过评定找出有缺陷的部分进行针对性的训练。其要点简示见图 10-5。其中图 A 用于评定及训练腰背肌和股后方肌的柔韧性，如有不足，可针对不足进行训练；图 B 用于评定及训练上背部肌群的强度；图 C 评定及训练臀大肌的强度；图 D 评定及训练上腹部肌群的强度；图 E 评定及训练髂腰肌及下腹肌的强度；图 F 评定及训练髂腰肌以外的下腹肌群强度。

2）S-E-T 悬吊式肌力训练：调节不同的悬吊点，可以按需进行肌力增强训练。要点见图 10-6。

如上所述，正确的运动维持性训练对预防腰痛的发生，特别是预防复发有着极为重要的意义。但针对不同的病因，应选用适宜的训练方法，并定期随访。

（2）健身运动：老年腰椎疾病患者适合游泳、骑自行车等活动，由于游泳体位下腰椎间盘内压最低，同时可以有效训练腰腹肌及四肢肌肌力，稳定核心肌群，因而是一项较好的运动。此外，自行车运动适合于已有腰椎管狭窄者，可用于辅助治疗。一些特殊用于健身的操练也可酌情选用。

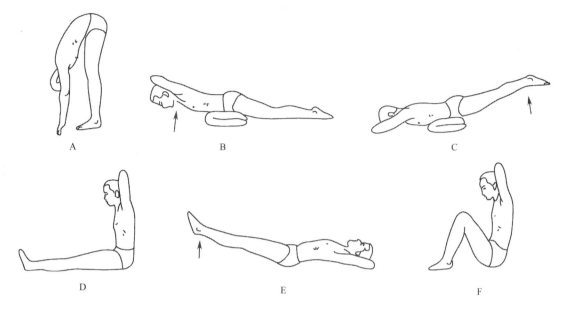

图 10-5 Kraus-Weber 训练

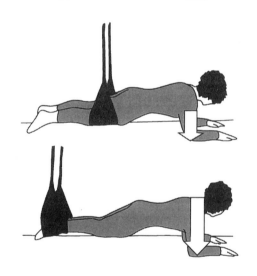

图 10-6 S-E-T 悬吊式肌力训练

4. 传统治疗

主要有针灸、推拿等，可酌情选用。

（1）推拿手法：运用各种手法治疗腰痛常有较好疗效，是我国传统医学特色之一，目前在西方国家也获得普遍认可及应用。手法治疗的机制，主要是恢复脊柱的力学平衡。特别适用于腰椎间盘突出症、腰椎小关节紊乱（或错缝）、腰椎小关节滑膜嵌顿、腰肌筋膜卡压、腰肌痉挛等症。但针对不同病因，应采用适宜的手法。

（2）小针刀松解疗法：是一种闭合性手术，可用于直接切开或剥离肌筋膜疼痛或粘连的痛点。其治病机制除了有经络刺激调整作用外，更多的是用于解剖学上局部粘连的分离。首先是机械刺激和分离，使局部组织活动能力加强和淋巴循环加快，局部被切开的瘢痕组织被吸收。但小针刀治疗在一些含有重要神经血管或器官的部位，如梨状肌或坐骨神经出臀点等部位要慎用。

（3）银针局部导热疗法：是一种密集型温质针治疗。在刺入的针杆上加艾绒燃烧使针道的细胞蛋白凝固，随之刺激新生毛细血管长入，由此改善局部微循环，对一些慢性顽固性腰痛有效。此法属有创治疗，治疗前，入针点应进行局部麻醉。

（三）临床治疗

1. 药物治疗

由于本病常与骨质疏松并存，因而必须兼顾用药，同时给予对症处理。例如：针对肌痉挛显著，可加乙哌立松，50 mg，每天 3 次；疼痛显著，腰痛急性发作时，可视疼痛程度选用非甾体抗炎止痛剂，如对乙酰氨基酚、双氯酚酸钠或塞来昔布等；有肌痉挛时，可加用肌松剂如氯唑沙宗、乙哌立松等；局部有水肿时，可加用脱水剂甘露醇等。

2. 枝川注射疗法

类似于局部封闭，但注射点不同。可用于慢性腰痛。枝川液配制：生理盐水 10 mL + 地塞米松 0.3 mg（普通用）；生理盐水 10 mL + 地塞米松 0.1 mg（较广部位用，如肌硬结重，部位较小用 0.5 ~ 1 mg）。进针时，针头与肌纤维平行，与皮肤表面小于 45°，斜行刺入；不要只向一个方向注射，应将药液"浸润"到有压痛肌硬结的四周。

3. 射频热凝疗法

类似于密集型温质针治疗机制。正在探索的射频热凝疗法，是采用射频进行椎间盘内电热疗。近几年对于椎间盘源性腰痛应用椎间盘内电热疗逐渐增多。治疗过程包括经后外侧置入管道，然后将热疗管插入纤维环内。电热治疗的机制还不是很明确，一种假说是引起蛋白变性和使纤维环失神经支配，从而达到止痛的目的。

4. 其他治疗

如局部封闭、中医中药、手术等应视病情酌情选用。

（四）预防及保健

1. 腰痛的预防

通过健康教育、康复工程的辅助，可以减缓或预防本病发作。

（1）健康教育：①姿势疗法，了解并维持正确的坐、立姿势，即保持正常的腰椎生理前凸；②脊柱调衡，需要长时间固定同一姿势或重复同一动作时，要注意定时改变和调整姿势和体位，并穿插简短放松运动；③充分利用杠杆原理，学习省力的姿势动作，如搬动重物时尽量采取屈膝屈髋下蹲，避免直腿弯腰搬物；同时，重物应尽量靠近身体，缩短阻力臂；④避免在腰椎侧弯及扭转时突然用力；不能避免时，也应先作热身运动，以增强脊柱抗负荷能力；⑤肥胖者应适当减肥。

（2）康复工程：配用内置支撑钢条的弹力腰围。可用于腰痛急性发作时，如腰椎间盘突出症、腰椎滑脱、腰椎压缩性骨折等症。

（3）环境改造：按生物力学规律改造工作环境、家居环境。如：改造各种常用设施高度等，尽量减少弯腰；一般而言，以直立位或端坐位操作为宜。

2. 保健

注意营养、着装等。

（1）营养：保持维生素、钙等的摄入量。

（2）着装：避免着高跟鞋，不能避免时也要尽量缩短连续穿着高跟鞋的时间。腰痛发作时应选用低跟或坡跟轻便鞋。

（3）家具：卧具应选硬板床，选硬木高靠背椅子，且中下 1/3 处应加靠垫。

（五）注意事项

（1）腰痛急性发作时，局部水肿、神经根性刺激症明显者慎用手法及温热疗法，以免加重病情。

（2）腰椎间盘突出症，当突出物占椎管矢状径 1/2 以上时，牵引及大手法（如斜扳、旋转复位等）慎用。

（3）对严重骨质疏松者、孕妇，慎用牵引及大手法。

（4）合并有出血性疾患、恶性肿瘤的患者慎用理疗。

（5）治疗性运动处方应根据患者年龄、体质状况及病程阶段而定，并根据疗后反应调整。

（朱宏莉）

第三节　骨质疏松症

骨质疏松症是一种以骨量低下、骨的微结构退化，导致骨脆性增加，易发生骨折为特征的全身性骨骼疾病。已成为困扰老年人的主要疾病，发病率已经紧随糖尿病、阿尔茨海默病，跃居老年疾病第 3 位。骨质疏松症最大的危害是易导致骨折，与骨质疏松相关的骨折在老年人中发病率高达 30% 以上，对老年人健康的危害越来越大，甚至已成为社会问题，目前已受到世界各国的重视。

一、概述

（一）概念解析及诊疗历史沿革

1885 年 Pommer 首先提出骨质疏松一词，其意为骨质减少的一种疾病。随着历史的发展和科学技术的进步，人们对骨质疏松的认识逐渐深化。20 世纪中叶以来，世界上许多著名科学家都对骨质疏松症进行了精辟的阐述，如美国的 Peck 认为以骨量减少为特征，骨组织显微结构改变和骨折危险度增加的疾病称为骨质疏松症；日本的井上哲郎认为，骨质疏松症是指骨组织内单位体积中骨量减少的一种综合征。直到 1990 年在丹麦举行的第三届国际骨质疏松研讨会，以及 1993 年在我国香港举行的第四届国际骨质疏松研讨会上，骨质疏松症才有一个明确的定义，并得到世界的公认：骨质疏松症是以骨量减少、骨的微观结构退化为特征的，致使骨的脆性增加以致易于发生骨折的一种全身性骨骼疾病。

1996 年英国国家骨质疏松学会创办"世界骨质疏松日"，从 1997 年由国际骨质疏松基金会赞助和支持，其宗旨是对骨质疏松症防治缺乏足够重视的政府和人民大众进行普及教育和信息传递。随着参与国和活动组织逐年稳定地增长，"世界骨质疏松日"的影响日益扩大，到了 1998 年世界卫生组织（WHO）开始参与并作为联合主办人，担当了一个非常重要的角色，并将"世界骨质疏松日"定为每年 10 月 20 日。2004 年科技部下属机构管辖的骨质疏松基金委员会正式作为国家团体委员会，加入国际骨质疏松基金会（IOF）。2008 年 10月 20 日由国际骨质疏松基金会与中国健康促进基金会共同发布了《骨质疏松症防治中国白皮书》。

骨质疏松症概念的内涵主要包括以下 5 个方面：①骨量减少，包括骨矿物质和有机基质均减少；②骨的微观结构退化，由骨吸收所致，表现为骨小梁变细、变稀乃至断裂，这实际上是一种微骨折，是周身骨骼疼痛的主要原因；③骨的强度下降，脆性增加，难以承载原有载荷，可悄然发生腰椎压缩性骨折，或在微小外力下就可发生桡骨远端骨折或髋骨近端骨折；④X 线片、光镜病理片、电镜显微照片以及应用骨形态计量学方法都可发现骨组织中形态结构以及骨量的变化，这为用各种射线装置、超声波检测仪以及生物化学检测来诊断或鉴别诊断骨质疏松提供了理论依据；⑤骨基质减少、骨钙溶出、脊柱压缩性骨折，"龟背"出现，并伴发老年呼吸困难、骨质增生、高血压、老年痴呆、糖尿病等一些老年性疾病。

骨质疏松症临床上主要表现如下。①疼痛，原发性骨质疏松症最常见的症状，以腰背痛多见，占疼痛患者中的 70%～80%。疼痛沿脊柱向两侧扩散，仰卧或坐位时疼痛减轻，直立时后伸或久立、久坐时疼痛加剧，日间疼痛轻，夜间和清晨醒来时加重，弯腰、肌肉运动、咳嗽、大便用力时加重。②身长缩短、驼背，多在疼痛后出现，脊柱椎体前部多为松质骨组成，而且此部位是身体的支柱，负重量大，容易压缩变形，使脊椎前倾，腹屈增加，形成驼背，随着年龄增长，骨质疏松加重，驼背曲度加大，致使膝关节拘挛显著。③骨折，这是退行性骨质疏松症最常见和最严重的并发症，好发部位为胸椎、腰椎椎体，桡骨远端，股骨近端及踝关节等。④呼吸功能下降，胸椎、腰椎压缩性骨折，脊椎后凸，胸廓畸形，可使肺活量和最大换气量显著减少，患者往往可出现胸闷、气短、呼吸困难等症状。

世界卫生组织将骨质疏松症定义为骨矿物质密度（BMD）低于年轻健康的峰值平均骨量成人的 2.5 个标准偏差，即 T 值为 2.5。T 值显示了个体骨骼的量密度与同性别青年人（35 岁）峰值骨密度的比较情况。T 值数值前面 + 和 - 表示的意义是高于或低于正常青年人骨峰值；后面的数字，是指被测人的骨密度与正常同性别青年人峰值之间差几个标准差。T值是评价骨质疏松最有意义的指标。但需要注意的是用来诊断原发性骨质疏松，即绝经后及老年性的骨质疏松，适用范围是绝经后的女性及 50 岁以上的男性。而对于儿童、绝经前女性及 <50 岁男性，是不能用 T 值来诊断的，根据国际临床密度检测学会（ISCD）的推荐，这时候需要看 Z 值。Z 值是个体骨密度与具有相同年龄、性别、种族、身高和体重的人进行比较。通过 Z 值可以了解被测人与同龄人骨密度相比的情况。同样，" + "和" - "表示的意义是高于或低于同性别同年龄同种族的人骨密度；后面的数字，是指被测人的骨密度与同性别、同年龄、同种族的人骨密度之间差几个标准差。例如，一个 75 岁的女人，Z 值为-1.0，是指低于 75 岁女性平均骨密度的一个标准偏差，但她的 T 值可能是-3.0，因为她是低于 BMD 的平均 35 岁的女性的三个标准偏差。

老年性骨质疏松的诊断标准为：BMD 是 T 值-1 以上；骨质减少，T 分值在-1 和-2.5之间；骨质疏松症，T 值得分-2.5 或更低；严重骨质疏松症，T 评分为-2.5 或更低，伴有骨折。在无症状期，骨质疏松症的特征在于骨质量减少而无骨折。仅当骨折时，骨质疏松症才成为棘手的临床问题。诊断标准见表 10-11。

表 10-11 老年性骨质疏松症诊断标准

判断	BMD
正常	T 值 > −1
骨量减少	−2.5 < T 值 < −1
骨质疏松症	T 值 ≤ −2.5
严重骨质疏松症	伴有骨折

（二）流行病学

骨质疏松是一种退化性疾病，随年龄的增加，患病风险也增加。40 岁以后，随年龄增长，骨密度呈下降趋势，骨量异常发生率逐渐增高，随增龄骨质疏松的检出率增加。随着我国社会老龄化程度的加深，骨质疏松已经成为一个重要的健康问题。2003 至 2006 年全国一项大规模流行病学的调查显示，50 岁以上人群以椎体和股骨颈骨密度为基础的骨质疏松症总患病率女性为 20.7%，男性为 14.4%。60 岁以上人群患病率明显增加，女性尤为明显。

骨质疏松是一种威胁人们健康的疾病。骨质疏松性骨折常见的发生部位是髋骨、椎骨和桡骨远端和肱骨近段等，其中髋骨骨折是骨质疏松性骨折中数量最多、程度最重的一种。骨质疏松导致的髋关节骨折 1 年内病死率高达 20%，存活者中约 50% 致残，生活不能自理，生命质量明显下降，为此全球都予以普遍关注和重视。

1995 年对北京市区 1 333 人双能 X 线骨密度测定表明，骨质疏松发病率 49 岁以前无论男性或女性均在 10% 以内，50 岁以后随年龄增长而增加，以骨的累积丢失率最高的部位统计，50 岁以上女性为 30% ~ 40%，男性为 20% ~ 30%；60 岁以上女性为 60% ~ 70%，男性为 25% ~ 35%；70 岁以上女性达 80% ~ 90%，男性达 48% ~ 56%；80 岁以上女性达 85% ~ 100%，男性达 60% ~ 65%。导致骨质疏松症的原因主要包括：遗传因素，营养失衡，活动量不足，长期酗酒、吸烟和嗜食含咖啡因的食品，以及长期服用抗生素、类固醇激素、利尿剂等药物。

二、康复诊断与功能评定

骨质疏松症已成为影响中老年人生活质量的流行病，对人体健康的危害是多方面的，如造成腰酸背痛、变矮和驼背，影响生活质量。但其最大的危害还是容易发生骨折，发病率为 27.5% ~ 32.6%，许多患者因此致残，50% 的患者需全天候生活护理，20% 的患者需常年照顾。此外，尚有许多患者因各种并发症死亡，存活者也会因残疾致使生活质量大大降低，给家庭和社会带来沉重的负担。

（一）诊断

1. 影像学诊断

（1）普通 X 线诊断：普通 X 线诊断包括定性和半定量的估计方法。

1）定性的方法：已为放射科医生应用多年，根据 X 线表现可将骨质疏松分为 3 度：①轻度骨质疏松，在单纯性骨质疏松表现为小梁变细、中断、皮质轻微变薄或无明显改变；②中度骨质疏松，单纯骨质疏松表现皮质变薄；小梁变细少，分布不均，可见区域性小梁缺少或消失；③重度骨质疏松，单纯骨质疏松表现骨密度明显降低，皮质变薄；小梁稀少消失，髓腔扩大，骨的密度与软组织密度接近，可发生椎体、桡骨远端、股骨近端、肱骨近段等部位骨折。

2）半定量的方法：近年来也逐渐为国内学者应用，包括骨小梁形态观察法（腰椎骨小梁观察法、股骨颈 Singh 指数法、跟骨小梁 Jhamaria 分度法等）、骨皮质厚度测量法（应用于管状骨，如掌骨、桡骨、股骨、锁骨、跖骨的骨皮质 X 线摄影）等。

（2）骨密度诊断技术：主要包括单光子吸收法、双能 X 线吸收法、定量 CT 法、超声波测定法等。

1）单光子骨密度测定法：单光子骨矿分析仪（SPA）测定骨矿含量和骨密度的原理是利用 241Am 放射源发出的 γ 射线束在穿透骨组织时，其能量由于骨矿物质的吸收而衰减，衰减程度与骨矿物质的含量有关，骨矿含量的数值可由仪器的计算机给出。

2）双能 X 线骨密度测定法：在目前各种不同的非侵入性骨矿测量中，最常用的是双能 X 线骨密度吸收测定法（dual-energy X-ray absorptiometry，DEXA）。单光子骨密度测量仪能够用于测量周围骨骼的骨密度变化，但骨质疏松早期其骨量的变化首先发生在富含松质骨的区域，但周围骨骼松质骨较少，同时单能照射源也无法准确地测量一些软组织变异大的部位（如中轴骨、髋关节及全身），而 DEXA 能够克服 SPA 的这些不足之处，能够测量中轴骨的骨量变化，且其准确性与精确性明显优于 SPA，已经成为目前世界上公认的较好测定骨密度及骨矿含量的工具。

3）定量 CT 法（quantitative computed tomography，QCT）：QCT 能精确地选择特定部位的骨测量骨密度（BMD），能分别评估皮质骨和松质骨的骨密度。临床上，骨质疏松引发的骨折常位于脊柱、股骨颈和桡骨远端等富含松质骨的部位，运用 QCT 能分别观测这些部位的骨矿变化。由于 QCT 的测量不受相邻组织的影响，其测量结果具有较高的敏感性和准确性，也具有较高的重复精度。这些特点使其在骨质疏松的研究领域中占有重要的地位，具有独特的作用。但由于其检查费用较昂贵，临床应用受到限制。

4）超声波测定法：超声波测定法所测定的骨是末梢骨。尽管超声波测定法可以反映骨结构的变化，但是末梢骨结构变化能否反映躯干骨的变化仍是一个需要讨论的问题。

2. 生化检查

（1）血钙、磷和碱性磷酸酶：在原发性骨质疏松症中，血清钙、磷以及碱性磷酸酶水平通常是正常的，骨折数月后碱性磷酸酶水平可增高。

（2）血甲状旁腺激素：应检查甲状旁腺功能除外继发性骨质疏松症。原发性骨质疏松症患者血 PTH 水平可正常或升高。

（3）骨重建标记物：骨质疏松症患者部分血清生化指标可以反映骨转换（包括骨形成和骨吸收）状态，这些生化测量指标包括：骨特异的碱性磷酸酶（反映骨形成）、抗酒石酸酸性磷酸酶（反映骨吸收）、骨钙素（反映骨形成）、I 型原胶原肽（反映骨形成）、尿吡啶啉和脱氧吡啶啉（反映骨吸收）、I 型胶原的 N-C-末端交联肽（反映骨吸收）。

（4）晨尿钙/肌酐比值：正常比值为 0.13±0.01，尿钙排量过多则比值增高，提示有骨吸收率增加可能。

3. 其他诊断技术

（1）核素骨显像诊断技术：核素骨显像的成像原理是基于骨的代谢状态，是功能与形态相结合的一种显像方法，其敏感性高，便于动态观察及定量分析，而且一次检查可获得全身的骨影像学资料，对于代谢性骨病的研究甚为有利。但由于代谢性骨病骨代谢病理变化的复杂性，以及各种不同代谢性骨病之间的病理变化又存在着密切的相互关系，核素骨显像对各种代谢性骨病的鉴别诊断尚存在一定困难。

（2）骨组织形态计量学诊断法：近年来，骨组织形态计量学已越来越广泛地应用于骨质疏松症的临床和科研领域。骨组织形态定量检查，即骨形态计量，能够准确地测量骨矿化的动态指标，并能客观地记录经过治疗以后骨组织的变化。骨组织切片有脱钙和不脱钙两种，不脱钙切片的制备较脱钙切片复杂，但可克服脱钙切片不能观察骨化类骨组织及其矿化的动态过程。

（二）功能评定

1. 跌倒评估工具

预防骨折无疑是骨质疏松防治策略的最重要、最核心的目标。跌倒是骨质疏松症患者骨折发生的直接因素，因此对于老年人一定要进行跌倒文献因素的评估。老年人的平衡功能、体能状况、认知状态、药物以及环境因素等都是影响跌倒的重要因素。

（1）骨折风险预测简易工具（FRAX）筛查：FRAX 是一种利用临床危险因素来评估每个个体发生骨质疏松性骨折绝对风险的软件工具。2007 年世界卫生组织（WHO）推荐 FRAX，用以评估临床上哪些患者更需要接受骨质疏松诊断和治疗。该软件可以根据股骨颈骨密度（BMD）和骨折危险因子情况，通过一系列大样本循证医学原始数据，预测出患者 10 年内发生骨折的可能性，包括髋部骨折百分率，也能计算出全身主要部位骨折的百分率。

该工具适用于无骨折史但伴随低骨量的人群（T 值 >-2.5）。因临床难以作出治疗决策，使用 FRAX 工具，可以方便快捷地计算出每位个体发生骨折的绝对风险，为制定治疗策略提供依据。适用人群为 40~90 岁男女，<40 岁和 >90 岁的个体可分别按 40 岁或 90 岁计算。不适用于临床上已确诊骨质疏松者，即骨密度（T 值）低于-2.5，或已发生了脆性骨折，应及时开始抗骨质疏松治疗，不必再用 FRAX 评估。应用 FRAX 计算，髋部骨折概率≥3% 或任何重要的骨质疏松性骨折发生概率≥20% 被列为骨质疏松性骨折高危患者。

（2）亚洲人骨质疏松自我筛查工具（OSTA）：通过亚洲地区绝经后妇女骨质疏松相关风险因素的研究，学者发现年龄和体重能够比较好地反映骨质疏松发生的风险。结合年龄和体重，设计出一个简单的工具，即亚洲人骨质疏松自我筛查工具，可以让中老年朋友自己初步计算评估骨质疏松发生的风险。OSTA 指数计算公式是：（体重－年龄）×0.2。参见图10-7。

（3）跌倒危险评估表（FRAT）：由澳大利亚昆士兰大学研制，在国外应用较为成熟。量表由 10 个条目构成，即年龄、跌倒史、平衡能力、精神状态、营养及睡眠、视力、表达能力、药物治疗、慢性病、尿失禁，每个条目采用 Likert 4 级评分法，对应分值为 0~3 分，分数越高表明跌倒发生的危险度越高。

（4）老年人跌倒风险评估量表（FRASE）：用于测评老年住院患者的跌倒风险，该量表与STRATIFY量表有相关性，量表的 8 个条目分别为性别、感觉功能、目前的诊断、年龄、跌倒史、步态、活动状况及用药情况，总分 13 分以上评估为跌倒高风险。该量表的内在信度为 0.964，但是敏感度为 62%，特异性为 50%，可能由于该量表评估内容只包含了跌倒的内在危险因素。

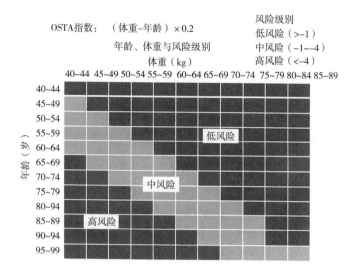

图10-7 亚洲人骨质疏松自我筛查工具

（5）Morse跌倒量表（Morse fall scale，MFS）：是专门用于测量住院患者跌倒风险的量表，应用于医院的急性、慢性病房，特点是用于评估住院患者的跌倒风险，使用耗时短、简单，能快速地作出判断，由Janice Morse于1989年研制。MFS有6个条目：跌倒史、其他疾病诊断、使用行走辅助用具、静脉输液或使用肝素钠、步态、认知状态。每个条目评分为0～25分不等，总分为125分，评分越高表示跌倒风险越大。Susan等用该量表对我国香港地区医院的954名患者进行评估，并将量表翻译成中文版进行信效度测验，研究结果表明其敏感度为31%，特异性为83%，内部一致性效度为0.97，认为该量表针对不同的人群应进行修订。

（6）斯巴达跌倒风险评估工具（the Spartanburg fall risk assessment tool，SFRAT）：由美国的Robey-Williams等在2007年报道，与其他跌倒风险评估工具不同的是，SFRAT的研制是为了评估急症患者的跌倒风险，评估包括3个流程：患者在3个月内是否跌倒过，用药情况（是否服用苯二氮䓬类、β受体阻滞剂、抗惊厥及抗精神病药物）和步态，其中步态的评估是通过"站起—走"计时测试（TUGT）。

（7）Hendrich Ⅱ跌倒风险评估模型（Hendrich Ⅱ fall risk model）：由Hendrich研制的由多个量表组合用于预测住院患者的跌倒风险。Hendrich Ⅱ模型既有对患者的客观测试，也有护士的主观评价，有学者对住院的994名患者进行测评，敏感度为74.9%，特异性为73.9%，建议在患者发生病情变化时重新评估。但是Hendrich Ⅱ量表更适合在急症病房使用。

（8）托马斯跌倒风险评估工具（St Thomas's risk assessment tool，STRATIFY）：评估跌倒风险从而启动预防跌倒的措施，是为了降低医院内老年患者的跌倒发生率而设计。该量表包含5个条目：入院后患者是否在院内发生过跌倒？患者是否存在烦躁不安？视力障碍的程度及对功能的影响？是否有尿失禁或尿频？行走和躯体活动的得分情况。Oliver对STRARIFY进行测评，表明它的敏感度为93%，特异度为88%，内在信度为0.836。Jan等在养老机构对该量表进行信效度测评，敏感度为50%，特异性为76.2%，因此，他认为该量表不适合在养老机构中使用。STRATIFY的缺点是在评估中考虑到了跌倒的内在因素，但是忽略了外在因素如环境因素等。

2. 用于测定跌倒相关心理的常用方法

与跌倒相关的心理因素方面的研究一直以来很受关注,尤其是曾经发生过跌倒的老年患者,因害怕再次跌倒的心理暗示,使自己对进行日常生活活动缺乏信心,导致活动能力下降,跌倒风险增加。

(1) 特异性活动平衡自信量表(activities-specific balance confidence scale,ABC):要求被测者用目测类比评分给自己在行使基本日常活动时的平衡信心打分。量表包括 16 个条目。16 项任务包括日常生活中的基本任务(如在屋子周围行走、上下楼梯、在室内取物、扫地等)以及在社区中难度较大的任务(如在拥挤的商场里穿行、上下扶梯、在室外冰面行走等)。ABC 适用于活动功能较高的老年人的平衡信心测定,可以配合平衡测试量表来评价其活动能力的高低,但是该量表不能独立用于评价老年人的跌倒风险。

(2) 跌倒功效量表(falls efficacy scale,FES):测定老年人进行穿衣、简单购物、清洁房间等日常活动时对跌倒的自我功效或对不发生跌倒的自信程度,对老年人害怕跌倒的心理进行定量分析。FES 有 10 个问题,每题 1~10 分,总分 100 分。FES 仅以室内活动为测评内容,适合低运动能力的老年人。

三、康复治疗

(一) 临床防治策略

骨质疏松症防重于治,要未病防病,有病防跌倒,跌倒防骨折,骨折后防并发症。平时在饮食上应多摄入含有丰富钙质及维生素 D 的食物,要养成进行户外运动的习惯,养成良好的生活方式,不吸烟、不酗酒,必要时去医院做骨密度测试,并在医生的指导下服用防治骨质疏松的药物。无论原发性骨质疏松症、继发性骨质疏松症和特发性骨质疏松症的治疗和预防原则均包括以下 3 个方面。①对症处理,骨质疏松症的临床表现主要为腰背或全身酸痛、驼背和骨折等,临床医生要根据这些症状和体征,采取药物、物理、营养等不同的治疗、预防、康复措施来对症处理,改善或消除症状,提高患者的生存质量。②延缓骨量丢失或增加骨量,在骨质疏松症的治疗和预防中特别强调年龄段,女性 35 岁前为骨量增长期,此后,骨量逐渐丢失,50 岁以后呈快速丢失。在骨量增长年龄段应尽量使骨峰值加大,并使骨峰值在骨量丢失年龄段维持较长时间,延缓其骨量丢失,在女性绝经后快速丢失阶段应采用相应的治疗和预防措施。骨量丢失年龄段(女性 35 岁以后,男性 40 岁以后),应尽量延缓其骨量丢失,但 70 岁以后的老年人想通过治疗来延缓骨量丢失则较为困难。③预防骨折的发生,骨折是骨质疏松症最严重的后果,所以预防骨折发生是质疏松症的治疗和预防中最重要的事件。采取的主要措施中首要是使骨峰值达最大,延缓骨量丢失,这是预防骨质疏松性骨折最有效的措施;其次,增加骨的韧性,提高骨的抗折弯和抗扭转性能,降低骨折发生率;最后,减少跌倒的机会,尽量消除骨质疏松性骨折发生的外因。

预防和药物干预措施如下。

1. 基础措施

(1) 调整生活方式:①富含钙、低盐和适量蛋白质的均衡膳食;②注意适当户外活动,有助于骨健康的体育锻炼和康复治疗;③避免嗜烟、酗酒和慎用影响骨代谢的药物等;④采取防止跌倒的各种措施,如注意是否有增加跌倒危险的疾病和药物,加强自身和环境的保护措施（包括各种关节保护器）等。

（2）骨成分补充剂：①钙剂，我国营养学会推荐成人每日钙摄入推荐量 800 mg（元素钙量），绝经后妇女和老年人每日钙摄入推荐量为 1 000 mg。我国老年人平均每日从饮食中获钙约 400 mg，故平均每日应补充的元素钙量为 500~600 mg；②维生素 D 成年人推荐剂量为 200 IU（5 μg）/d，老年人推荐剂量为 400~800 IU（10~20 μg）/d。治疗骨质疏松症时剂量可为 800~1 200 IU（目前国内销售的钙剂和维生素 D 复合制剂中维生素 D 含量普遍偏低）。建议老年人血清 250 HD 水平应为 30 ng/mL（75 nmol/L）以上，以降低跌倒和骨折风险。应定期监测血钙和尿钙，酌情调整剂量。但是，如患者伴有肾结石及高尿钙，则应慎用钙剂及维生素 D 制剂。

2. 药物干预

仅补充钙剂对于骨质疏松症的治疗是远远不够的，需根据患者情况加用药物。现代医学的飞速发展，使骨质疏松症的治疗有了突破性进展：雌激素的应用由单纯雌激素的运用，转变为小剂量雌激素与孕激素合用；综合用药代替单一用药；这些都开创了骨质疏松症治疗的新纪元。

现代西医治疗骨质疏松的药物主要有 3 类：第 1 类为骨吸收抑制剂，包括雌激素、降钙素、异丙氧黄铜等，第 2 类为促进骨形成药，包括氟化物、生长激素等，第 3 类为矿化作用药，如钙制剂和维生素 B 等。

（1）药物治疗适应证：已有骨质疏松症（T≤-2.5）或已发生过脆性骨折；或已有骨量减少(-2.5 < T <-1.0)并存在一项以上骨质疏松症危险因素者。无条件测定骨密度，但具备以下情况者，也需药物治疗：①已发生过脆性骨折；②OSTA 筛查为高风险；③FRAX 工具计算出髋部骨折发生概率≥3% 或任何重要的骨质疏松性骨折发生概率≥20%。

（2）抗骨吸收药物：①双膦酸盐类，可选择的药物有阿仑膦酸盐、唑来膦酸钠、利塞膦酸钠等；②降钙素类，更适合有疼痛症状的骨质疏松症患者，不宜长期使用；鲑鱼降钙素，皮下或肌内注射，根据病情每周 2~5 次；鲑鱼降钙素鼻喷剂；鳗鱼降钙素，肌内注射；③选择性雌激素受体调节剂，用于女性患者，能降低雌激素受体阳性浸润性乳腺癌的发生率，不增加子宫内膜增生及子宫内膜癌的危险；雷洛昔芬，有静脉栓塞病史及有血栓倾向者如长期卧床和久坐期间禁用；④雌激素类，只能用于女性患者。应全面评估利与弊，遵循以下原则。①适应证，有绝经期症状（潮热、出汗等）和（或）骨质疏松症和（或）骨质疏松危险因素的妇女，尤其提倡绝经早期开始用，收益更大风险更小。②禁忌证，雌激素依赖性肿瘤（乳腺癌、子宫内膜癌）、血栓性疾病、不明原因阴道出血及活动性肝病和结缔组织病为绝对禁忌证；子宫肌瘤、子宫内膜异位症、有乳腺癌家族史、胆囊疾病和垂体泌乳素瘤者慎用。有子宫者应用雌激素时应配合适当剂量的孕激素制剂，以对抗雌激素对子宫内膜的刺激，已行子宫切除的妇女应只用雌激素，不加孕激素。激素治疗的方案、剂量、制剂选择及治疗期限等应根据患者情况个体化，应用最低有效剂量。坚持定期随访和安全性监测（尤其是乳腺和子宫）。

（3）促进骨形成药物：甲状旁腺激素（PTH），治疗时间不宜超过 2 年。肌内注射，用药期间要监测血钙水平，防止高钙血症的发生。

（4）锶盐：雷奈酸锶，睡前服用。不推荐 CCr（肌酐清除率 < 30 mL/min）者使用。

（5）其他药物：①活性维生素 D 更适合老年人，肾功能不全，1α-羟化酶缺乏者。包括1α-羟维生素D（α-骨化醇）和1，25双羟维生素D（骨化三醇）两种。定期监测血钙和尿钙水平。骨化三醇、骨化醇在治疗骨质疏松症时，可与其他抗骨质疏松药物联合应用；②维生素K_2（四烯甲萘醌）餐后服用。禁用于服用华法林的患者。

（二）物理治疗

物理治疗是应用自然界或人工的各种物理因素作用于机体，以达到治疗和预防疾病的方法。物理治疗已成为治疗骨质疏松症的重要方法之一。

1. 人工紫外线疗法

（1）原理：中长波紫外线照射皮肤时，可在体内引起一系列光生物学效应，能使皮肤内的7-脱氢胆固醇转化成内源性维生素D_3，进而调节钙、磷代谢，促进肠黏膜吸收食物中的钙质，促进钙在骨中沉积，有利于骨生成。

（2）紫外线照射方法：紫外线照射治疗骨质疏松症时，可采用全身照射法，具体可分为二野法、四野法、八野法。一般根据患者身体状况及对紫外线的敏感性等来决定使用何种方法。现介绍常用的二野法的照射步骤。

1）嘱患者戴墨绿色防护镜，以免刺激角膜。

2）要求除内衣外，身体尽量完全裸露。

3）照射前面一野时，光源中心应正对前正中线与双股上1/3中点连线的交点。照射后面一野时，光源中心应正对后正中线臀折纹处。

4）照射距离可用100 cm。注意采用二野照射法全身照射时不宜使用超过E_0级的剂量，根据患者的耐受情况等可选择不同的进度法。一般分为基本进度法、加速进度法及缓慢进度法。

2. 日光浴疗法

日光浴疗法就是科学地利用日光，增强体质及治疗疾病的方法。日光浴照射方法包括局部照射法和全身照射法。

日光浴时必须严格掌握照射剂量，最精确的方法是：用日照计测量某地当时获得4.18 J热量所需要的日照时间，根据所需要的治疗剂量计算照射时间。

3. 高频电疗

高频电疗具有如下治疗作用。

（1）止痛：高频热可使支配梭内肌的γ纤维活动减弱，缓解肌痉挛，使局部血液循环加强，加速致痛性产物的排出，降低感觉神经的兴奋性，并作为一种干扰痛冲动传导的刺激而达到镇痛的目的。

（2）改善组织的血液循环：高频热能使血管扩张，增强物质代谢，使氧和营养物质加快向局部组织输入及加速代谢产物的排除。

（3）消炎：热作用可促进血液循环，使炎性代谢产物的排出加速，使组织的供氧和营养供给加强，并且可增强体液免疫与细胞免疫功能，有利于消除炎症。

（4）降低肌张力及结缔组织张力：热能降低γ纤维系的兴奋性，缓解肌痉挛，从而降低肌张力。热能改变纤维结缔组织的物理特性，减弱其张力，增加弹性。

4. 水疗

水疗就是利用水的物理性质，以各种方式作用于人体，达到治疗和预防疾病的方法。应用水疗治疗骨质疏松症的主要作用如下。

（1）温热作用：水疗的水温多选择温水浴，即 36~38 ℃，其温热疗法的治疗作用与高频热效应相似。

（2）药物作用：水疗常选用药物浴，即在溶解有无机盐类、矿物质、芳香药类、中草药等的温热淡水中进行水浴的方法，临床上具有温热疗法与药物的协同治疗作用。

（3）水中运动作用：水中运动是指在水中进行各种体育锻炼的治疗方法。水疗主要是通过静水压力作用，水流的冲击作用、浮力作用，即机械作用的媒介。其中尤以浮力作用重要，它能使人体在水中失去大约 9/10 的体重，从而有利于骨质疏松症患者水下运动的完成。又因为水的阻力使动作变得缓慢，可增强机体的耐力与持久性。

5. 磁疗

骨质疏松症，可选用脉冲磁疗，磁疗具有促进血液循环、消炎、消肿、止痛以及促进骨折愈合等作用。

（三）运动疗法

1. 运动疗法的原理

运动通过肌肉活动产生对骨的应力，刺激骨形成。机械的变形压力可使骨矿含量沿外力方向增加。

运动通过神经内分泌的调节机制，影响机体的钙平衡，对骨形成提供充分的矿物营养素，使局部及全身的骨矿含量增加。运动使绝经后妇女的血中雌激素水平轻度增加。伴随雌激素的增加，组织对甲状旁腺激素（PTH）的感受性降低，减弱了破骨细胞的活动，引起血中的钙磷含量减少，作为代偿，机体尿钙排泄减少，并通过增加 $1,25-(OH)_2-D_3$，促进肠的钙吸收及骨组织以外的钙磷再利用。另外，长期运动可以降低胰岛素水平，提高血中的胰高血糖素、儿茶酚胺及促甲状腺激素水平，从而增加骨矿含量。

2. 运动疗法的种类

根据肌肉所受外力的不同，可将运动类型分为以下 4 类。

（1）被动运动：通过外力使某个部位活动，未引起肌肉收缩，多用于维持或增大关节活动域。

（2）主动辅助运动：肌力较弱尚不能完成主动运动时，借助于帮助者或器械，使某个部位活动，可引起肌肉收缩。多用于在维持关节活动域的同时，提高肌力和控制本体感受器。

（3）主动运动：肌力应在Ⅲ级以上，即通过自身的肌力进行抗重力运动。多用于维持关节活动域、提高耐力和改善协调性。

（4）抗阻运动：即有阻力抵抗的运动。抵抗包括徒手抵抗和器械抵抗两种。徒手抵抗的优点在于训练中可随时根据患者的肌力情况，给予最恰当的抵抗；器械抵抗则适用于需要较大的抵抗时，或者在自己家里进行。

3. 运动疗法的应用

对可主动步行者：绝大多数骨质疏松症患者都属此类型。其运动目的在于增强肌力，以维持日常生活所必需的最小活动量。运动种类包括抗阻运动和主动运动。①抗阻运动：通常根据患者的实际情况，先进行有针对性的徒手抵抗，然后利用一些运动器械，如哑铃、自行车、划船器、股四头肌训练器及综合训练器等，进行器械抵抗训练。②主动运动：包括步行、上下台阶以及防止和治疗骨质疏松症的体操。运动疗法方案见表 10-12；基于骨矿物密度 T 值的康复指南见表 10-13。

表 10-12　运动疗法方案

运动项目	运动目标	强度/频率/时间	实施要点
有氧运动 有氧舞蹈、爬山、慢跑、爬楼梯、快步走、羽毛球、网球、太极拳、八段锦等	增加心肺功能 提高钙质吸收 增强平衡能力，避免跌倒	强度：65%~85% 时间：至少 15~20 分钟 频率：每周 3~5 次	体力不佳者可减少时间再作调整
肌力训练 哑铃训练、俯卧撑、仰卧起坐等	刺激成骨细胞产生新骨 加强肌肉与韧带，免于跌倒时的伤害	每个动作可做 15~20 次 每次 3~5 组、每组休息相隔 30 秒	重量可从轻至重逐渐加强 配合呼吸，不可闭气用力
柔软性训练 伸展操、瑜伽等	加强平衡性 增加关节活动度	时间不限	配合呼吸，不可闭气用力 动作从静态至动态为佳

表 10-13　基于骨矿物密度 T 值的康复指南

T 值 > -1SD（正常）

- 不需特殊治疗
- 患者教育，预防措施
- 起身训练
- 合理饮食（钙和维生素 D）
- 慢跑（短距离）
- 负重训练
- 有氧运动
- 腹肌和腰背肌训练
- 竖脊肌协调性训练

（骨量减少）-2.5 SD < T 值 < -1 SD

- 治疗咨询
- 患者教育，预防干预
- 疼痛管理
- 腰背肌训练
- 有限载荷训练（≤10~20 磅）（1 磅 = 0.45 kg）
- 有氧运动：步行，每天 40 分钟
- 力量训练：每周 3 次以上
- 姿势训练：负重后凸畸形矫形器结合骨盆倾斜和背伸训练
- Frenkel 体操，预防跌倒
- 如果喜欢可以进行太极训练
- 需要时可应用抗吸收药

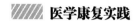

T 值≤ – 2.5SD（骨质疏松症）

- 药理干预

- 疼痛管理

- 关节活动度、肌力和协调性训练

- 需要时，进行午休，热或冷治疗，按摩

- 腰背肌训练

- 耐受情况下，行走，每天 40 分钟；Frenkel 体操

- 每周 1 次或两次水中运动

- 防跌倒

- 姿势训练：负重后凸畸形矫形器结合骨盆倾斜和背伸训练

- 预防椎体压缩性骨折（根据需要应用矫形器）

- 预防脊柱应力（举重≤5 ~ 10 磅）

- 平衡、助行器的评估

- 生活环境的安全改造，如改造浴室（扶手杆）和厨房（柜台调整），作业治疗咨询

- 开始肌力训练，手握 1 ~ 2 磅，并逐渐增加，至每手可提起 5 磅

- 需要时进行动态脊柱本体感觉伸展训练

- 髋关节保护措施

Bonaiuti 等通过 Meta 分析综述了 18 个随机对照研究，共 1 423 位绝经后妇女，证实有氧运动、负重和力量训练都能提高绝经后妇女的脊柱骨密度。中等强度的步行训练还能同时增加髋关节骨密度。

（四）骨质疏松性骨折的治疗

由骨质疏松症引起的病理性骨折的治疗除遵循一般创伤性骨折处理的 4 大原则外，还要兼顾骨质疏松这一因素。

1. 骨质疏松性骨折处理的一般原则和目的

除遵循骨折处理的 4 大原则，即复位、固定、功能锻炼和内外用药外，还要遵循骨质疏松症骨折处理的一般原则和目的。

（1）对老年人有效治疗的目的在于及早恢复活动和功能。

（2）采用有利于早期恢复和稳定骨折的有效固定方法。对骨折稳定性的要求比解剖复位重要。

（3）选择有利于骨折片稳定的内固定。因为骨的强度与矿化密度密切相关，采用内固定时要慎重。

（4）骨科手术要求尽量做到安全、有效、简便及减少手术时间和次数。

（5）可靠的功能恢复有赖于早期而有效的制动。

（6）骨折后的功能锻炼时间一般稍迟于普通骨折。

2. 脊柱骨折

脊柱骨折是骨质疏松性骨折最常见的类型，尤以椎体压缩性骨折最为常见，其好发部位为胸腰段脊椎。治疗可分为解除疼痛的对症治疗、骨折的治疗和骨质疏松程度的改善治疗。对脊柱椎体骨折的急性期来说，以解除疼痛为主的对症治疗很重要。对症治疗包括物理治疗和药物治疗。物理治疗主要为安静卧床（一般不超过 2 天）和温热疗法，但长期卧床会导致骨质的进一步疏松，因此在疼痛减轻后应尽早加强功能锻炼，尤其是腰背肌的训练，早日恢复正常生活。骨折的治疗一般为非手术治疗。微创手术经皮椎体成形术和后凸成形术是脊柱微创治疗的新进展之一，适用于新鲜不伴脊髓或神经根症状、疼痛严重的椎体压缩性骨折，有很好的止痛效果。

腰背肌肌力降低和腰背部筋膜的过度牵拉是导致疼痛的主要原因，矫正畸形和改善腰背肌肌力的训练方法有助于缓解这种慢性疼痛，并改善患者的平衡功能，预防跌倒，避免骨折和再次骨折。

3. 髋部骨折

髋部骨折是一种紧急情况。跌倒后，下肢外旋和缩短。X 线检查可以区分是股骨颈骨折，还是转子间骨折。为缩减卧床时间，手术是治疗股骨颈骨折和转子间骨折的最常用方法。手术方式包括内固定、人工关节置换和使用外固定器等。但当患者严重虚弱、合并严重颅脑损伤等情况时，保守治疗是不得已的选择。

髋部骨折的特点：①死亡率高，容易发生肺炎、泌尿系感染、压疮、下肢静脉血栓等并发症；②骨坏死率及不愈合率高；③致畸、致残率高；④康复缓慢。

（1）股骨颈骨折：股骨颈骨折是骨质疏松性骨折常见的类型之一，治疗的原则如下。

1）正确复位，及时制动。

2）合理选择内固定及髋关节成形术，必要时行人工关节置换术。

3）争取早日离床，预防髋内翻或髋外翻畸形，减少并发症。

4）应采取积极态度，不应把年龄偏大视为手术禁忌证，努力降低死亡率。

（2）股骨转子间骨折：又称股骨粗隆间骨折，也是骨质疏松性骨折较为常见的类型，其治疗原则如下。

1）稳定型骨折以非手术疗法为主，如手法复位、牵引、制动。

2）不稳定型骨折多采用内固定术，较常用的内固定物是加压螺纹钉、加压滑动鹅头钉、Y 钉等。

3）治疗方法以简单安全为原则。

4）注意纠正髋内翻、肢体短缩畸形。

4. 桡骨远端骨折

根据受伤时姿势及骨折远端移位方向，可分为伸直型骨折和屈曲型骨折两种。伸直型骨折受伤时手掌先着地，腕关节呈背伸位，骨折远端向桡、背侧移位；屈曲型骨折受伤时手背先着地，腕关节呈掌曲位，骨折远端向桡、掌侧移位。骨质疏松性桡尺骨远端骨折多为粉碎性骨折，且累及关节面，骨折愈合后易残留畸形，常造成腕关节和手指功能障碍。治疗方法一般采用手法复位，可用夹板或石膏固定，或外固定器固定。对于少数不稳定的骨折可考虑手术处理。

（宋颖达）

参考文献

[1] 王俊华, 陈汉波. 颈椎病和下腰痛的预防与康复 ［M］. 北京: 人民卫生出版社, 2014.

[2] 王艳. 周围神经系统疾病及损伤的中西医康复治疗 ［M］. 北京: 科学出版社, 2015.

[3] 高强. 康复医学基础 ［M］. 西安: 第四军医大学出版社, 2015.

[4] 古剑雄. 临床康复医学 ［M］. 北京: 科学出版社, 2015.

[5] 陈卓铭. 特殊儿童的语言康复 ［M］. 北京: 人民卫生出版社, 2015.

[6] 陈启明. 骨关节医学与康复 ［M］. 北京: 人民卫生出版社, 2015.

[7] 范建中. 神经康复病例分析脑卒中康复治疗 ［M］. 北京: 人民卫生出版社, 2016.

[8] 黄建平, 朱文宗. 帕金森病诊疗与康复 ［M］. 北京: 人民军医出版社, 2015.

[9] 郭铁成, 黄晓琳, 尤春景. 康复医学临床指南 ［M］. 北京: 科学出版社, 2016.

[10] 王文燕. 实用特殊儿童康复与训练 ［M］. 济南: 山东大学出版社, 2016.

[11] 励建安, 张通. 脑卒中康复治疗 ［M］. 北京: 人民卫生出版社, 2016.

[12] 福坦纳斯. 颈背疼痛康复手册 ［M］. 王正珍, 译. 北京: 人民卫生出版社, 2016.

[13] 桑德春. 老年康复学 ［M］. 北京: 科学出版社, 2016.

[14] 孙晓莉. 作业疗法 ［M］. 北京: 人民卫生出版社, 2016.

[15] 沈光宇. 康复医学 ［M］. 南京: 东南大学出版社, 2016.

[16] 李晓捷. 实用儿童康复医学 ［M］. 北京: 人民卫生出版社, 2016.

[17] 陈红霞. 神经系统疾病功能障碍 ［M］. 北京: 人民卫生出版社, 2016.

[18] 陈立典, 吴毅. 临床疾病康复学 ［M］. 北京: 科学出版社, 2016.

[19] 刘立席. 康复评定技术 ［M］. 北京: 人民卫生出版社, 2016.

[20] 郭华. 常见疾病康复 ［M］. 北京: 人民卫生出版社, 2016.